診断と治療社

よくわかる
新生児マススクリーニング
ガイドブック

島根大学医学部小児科学特任教授　山口清次　編集

診断と治療社

編集者・執筆者一覧

◤ 編　集

山口　清次　*Yamaguchi Seiji*　島根大学医学部小児科学／雲南市立病院小児科

◤ 分担編集（担当項目順）

山口　清次　*Yamaguchi Seiji*　第1章，第2章5，第5章，第7章，appendix

重松　陽介　*Shigematsu Yosuke*　第2章1

新宅　治夫　*Shintaku Haruo*　第2章2

大浦　敏博　*Ohura Toshihiro*　第2章3

深尾　敏幸　*Fukao Toshiyuki*　第2章4

田島　敏広　*Tajima Toshihiro*　第3章1

鹿島田健一　*Kashimada Kenichi*　第3章2

但馬　剛　*Tajima Go*　第4章

福士　勝　*Fukushi Masaru*　第6章

◤ 執　筆（五十音順）

大浦　敏博　*Ohura Toshihiro*　仙台市立病院小児科

大澤　好充　*Osawa Yoshimitsu*　島根大学医学部小児科学

鹿島田健一　*Kashimada Kenichi*　東京医科歯科大学大学院医学系研究科発生発達病態学

菊池　敦生　*Kikuchi Atsuo*　東北大学大学院医学系研究科小児病態学分野

窪田　満　*Kubota Mitsuru*　国立成育医療研究センター総合診療部

呉　繁夫　*Kure Shigeo*　東北大学大学院医学系研究科小児病態学分野

小林　弘典　*Kobayashi Hironori*　島根大学医学部小児科学

坂本　修　*Sakamoto Osamu*　東北大学大学院医学系研究科小児病態学分野

笹井　英雄　*Sasai Hideo*　岐阜大学大学院医学系研究科小児病態学

重松　陽介　*Shigematsu Yosuke*　福井大学医学部看護学科健康科学

新宅　治夫　*Shintaku Haruo*　大阪市立大学大学院医学研究科生殖発達医学講座発達小児医学

但馬　剛　*Tajima Go*　国立成育医療研究センター研究所マススクリーニング研究室

田島　敏広　*Tajima Toshihiro*　自治医科大学とちぎ子ども医療センター小児科

長尾　雅悦　*Nagao Masayoshi*　国立病院機構北海道医療センター小児科

長崎　啓祐　*Nagasaki Keisuke*　新潟大学大学院医歯学総合研究科小児科学

沼倉　周彦　*Numakura Chikahiko*　山形大学医学部医学科小児科学

長谷川有紀　*Hasegawa Yuki*　島根大学医学部医学科小児科学／松江赤十字病院小児科

花井　潤師　*Hanai Junji*　北海道薬剤師会公衆衛生検査センター保健衛生課

深尾　敏幸　*Fukao Toshiyuki*　岐阜大学大学院医学系研究科小児病態学

福士　勝　*Fukushi Masaru*　札幌イムノ・ダイアグノスティック・ラボラトリー

松原　洋一　*Matsubara Yoichi*　国立成育医療研究センター

南谷　幹史　*Minamitani Kanshi*　帝京大学ちば総合医療センター小児科

虫本　雄一　*Mushimoto Yuichi*　九州大学医学部医学科小児科学

山口　清次　*Yamaguchi Seiji*　島根大学医学部小児科学／雲南市立病院小児科

山田　健治　*Yamada Kenji*　島根大学医学部小児科学

湯浅　光織　*Yuasa Miori*　福井大学医学部医学科小児科学

はじめに

　新生児マススクリーニング事業は，小児の障害発生予防を目的として 1977 年から全国実施されています．ガスリー法を中心に始まり，先天性甲状腺機能低下症（1979 年），先天性副腎過形成症（1989 年）などが加わり，従来 6 疾患を対象に行われていました．

　その後タンデムマス法の導入によって対象疾患は飛躍的に拡大しました（2014 年より全国実施．現在 20 疾患対象）．しかし対象疾患の種類は多くなった反面，個々の疾患頻度はきわめて低いため，小児科専門医といえども診断・治療の進め方について戸惑うこともあります．こういった現場からの声にこたえて，2013 年に『タンデムマス・スクリーニングガイドブック』（診断と治療社）を刊行したところ，大変好評をいただきました．

　一方，新生児マススクリーニングでは，タンデムマス対象疾患のみならず，世界的に最も発見頻度の高い先天性甲状腺機能低下症，および先天性副腎過形成症，ガラクトース血症が対象となっています．そこで今回，前書『タンデムマス・スクリーニングガイドブック』の改訂拡大版として，全対象疾患を網羅した『よくわかる新生児マススクリーニングガイドブック』を刊行しました．本書では，新生児スクリーニング対象疾患の診療に役立つ情報，知っておくべき周辺知識などが書かれています．本書が新生児マススクリーニングの医療現場で役立つことを祈念します．

　最後に本書の刊行にあたり，企画，編集等にご協力いただきました診断と治療社の堀江康弘氏，寺町多恵子氏，青山祐太郎氏，さらに執筆に快くご協力いただいた各分野のエキスパートの先生方に心よりお礼申し上げます．

2019 年 10 月

日本マススクリーニング学会理事長
島根大学医学部小児科学特任教授
山口清次

目　次

memo

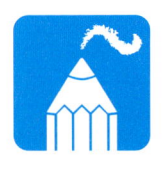

新生児スクリーニングに関する
基本用語解説

アシルカルニチン	有機酸，脂肪酸などのアシル基がカルニチンと結合したもの．アシル基のプロフィールから有機酸・脂肪酸代謝異常症の診断・スクリーニングが行われる．
アニオンギャップ **（anion gap：AG）**	血液電解質と血液ガス測定値から以下の式で算出される． $$AG（mEq/L）＝Na^+ － [Cl^- ＋ HCO_3^-]$$ 正常値は 12〜16 mEq/L であるが，有機酸代謝異常症では急性期に 20 mEq/L 以上になる．
異化	長時間の飢餓でエネルギー補給が不十分になったり，感染症罹患などでエネルギー需要が高まったとき，エネルギーを産生するために体蛋白や脂肪組織が分解され亢進した状態．遊離アミノ酸や遊離脂肪酸が増加して代謝ストレスとなり，代謝異常症では症状が増悪することが多い．
エレクトロスプレーイオン化法 **（electrospray ioniza- tion：ESI）**	質量分析するために粒子（試料中）をイオン化する方法の一つで，タンデムマス・スクリーニングに導入されている方法である．高電圧をかけたキャピラリーの先端から液状の生体試料が霧吹きのように吹き出され，溶媒が蒸発して粒子のイオン化が進む（イオン蒸発）．イオン化された粒子が質量分析室（第 1 マス）に導入されて質量分析される．
拡大スクリーニング	タンデムマスを導入して新生児マススクリーニング対象疾患を増やし，障害予防事業を拡大することを「拡大スクリーニング」とよぶ．
ガスクロマトグラフ質量分析計 **（GC/MS）**	生体試料のような混合物を揮発性物質に変える前処理をして，ガスクロマトグラフ（GC）で分離する．GC カラムの出口にイオン源という小さなチャンバーがあり，ここで GC から出てくる粒子に電子が衝突し，荷電した粒子（イオン化粒子）になる．イオン化された粒子が質量分析計で質量測定，イオン強度による定量が行われる．尿中有機酸分析に応用される．
ガスリー（Guthrie）テスト	枯草菌の培地から測定したいアミノ酸を抜き，代わりに菌の発育阻害薬を入れた寒天培地の上に血液濾紙のディスクを置くと，濾紙中に含まれるアミノ酸の量に応じて枯草菌の増殖輪がみられる．この増殖輪の大きさによってアミノ酸の半定量をするマススクリーニング法である．1 度に多数の検体を非常に安価に検査できる．
カルニチン	カルボン酸類をミトコンドリア内外に運ぶ運搬体である．おもに二つの機能をもつ．①β 酸化の促進：長鎖脂肪酸をアシルカルニチンとしてミトコンドリア内に運搬する．アシルカルニチンはアシル−CoA に変換されて β 酸化の基質となる．②有機酸による細胞毒に対する解毒作用：ミトコンドリアの中に有機酸，脂肪酸が増加するとアシルカルニチンとして細胞外に排出して解毒する．カルニチンが消費されると低カルニチン血症になる．
クレアチンキナーゼ **（creatine kinase：CK）**	筋肉中に多く含まれる酵素．筋ジストロフィーなど筋肉細胞が傷害される疾患では逸脱酵素として細胞外に出るため，血中濃度が高くなる．脂肪酸代謝異常症の増悪期には筋肉障害がおこり，血中 CK 値が高くなることが多い．
ケトン性ジカルボン酸尿症	尿中有機酸分析で，ケトン体の多量排泄（強いケトーシス）とジカルボン酸類の増加した所見をいう．強いケトアシドーシス状態で β 酸化系が抑制された状態を反映する．
ケトン体	炭水化物からのエネルギー供給が低下したとき，糖新生系や脂肪酸 β 酸化系が代替エネルギー産生系として活発になる．β 酸化の最終産物であるアセチル−CoA の一部はアセトアセチル−CoA と反応してケトン体が作られ，全身臓器に運ばれてエネルギー源となる．ケトン体は肝臓以外の臓器で利用される．
再検査	検査測定値に異常の可能性があるとき，最初の検体を使って再度検査をすること．
再採血	測定値に異常の疑いがあるとき，別の時期の検体を採取して検査すること．新生児をもう一度来院させることになるので，家族に精神的ストレスをかけることになる．
質量分析（法） **（マススペクトロメトリー）**	種々の分子（代謝産物，薬物，ペプチド，ホルモンなどを含む）をイオン化して粒子ごとの質量を測定する方法．質量ごとに分けた後，それぞれの粒子のイオン強度によって定量することも可能である．ここで使われる「マス」とは，質量の意味である．
ジカルボン酸尿症	尿中有機酸分析で，ジカルボン酸が増加した状態である．β 酸化が障害されたとき，増加した脂肪酸が ω 酸化を受けてジカルボン酸となる．
生化学診断	生体試料（血液，尿など）を一斉分析して，その代謝プロフィールから代謝障害部位を同定し，診断すること．
精密検査	最終的な診断を行うために複数の検査を行い総合的に判断すること．

選択的スクリーニング	新生児全員を調べるのではなく，あるクライテリアに合致した新生児をスクリーニングすること．たとえば，X連鎖劣性遺伝疾患であれば男児のみをスクリーニングする．
多重反応モニタリング（MRM分析）	タンデムマス分析の際，測定する化合物の二つの質量分析計（MS1とMS2）で得られる化合物の質量数をあらかじめ設定しておき，そのイオンだけの強度を測定する．スキャン（たとえばm/z 50〜500）に比べ測定感度が格段に向上する．一方，設定した化合物以外の情報は得られない．
タンデムマス（タンデム型質量分析計）	質量分析計が直列に二つ並んだ構造をもつ質量分析装置．イオン化された試料は第1質量分析室（第1マス）で粒子（親イオン）の質量が測定される．粒子は第1マスの直後に衝突誘起解離室に入ってアルゴンガス粒子に衝突し，さらに細かい断片となる（断片イオン）．断片イオンは第2質量分析室（第2マス）で質量が測定される．第1マスと第2マスで測定された粒子の質量数の組み合わせによって，代謝産物が同定される．
治療用特殊ミルク	先天代謝異常症の治療のために，特定のアミノ酸などの成分を制限する目的で作られたミルク．特殊ミルクは公的機関（愛育会総合母子保健センター研究開発部特殊ミルク事務局）から提供されるが，保険収載品，登録品，非登録品，市販品などに分類される．
同化	ブドウ糖，アミノ酸，脂肪酸などからATPを使って身体構成成分を作る方向に進むことをいう．一方的に進むと臓器が肥大することになる．安定しているときは異化と同化のバランスがとれている．
ハイリスク・スクリーニング	すでに急性脳症などの症状の出ている患者を対象に，タンデムマスやGC/MSで代謝異常のスクリーニングをするとき使われる．発症後の検査なので，基本的に臨床検査とほぼ同義である．
非ケトン性ジカルボン酸尿症	尿中有機酸分析でケトン体の排泄量が正常であり，かつジカルボン酸類の増加した状態をいう．β酸化の障害を示唆する所見である．バルプロ酸投与中や中鎖トリグリセリド（MCT）ミルク服用中などにもみられる．
マススクリーニング	ここでいう「マス」とは「ひとかたまり」という意味であり，全体を表す．「スクリーニング」とはふるい分けという意味である．「新生児マススクリーニング」とは，生まれた赤ちゃん全員を検査してふるい分けるという意味である．
ミオグロビン尿	ミオグロビンとは筋肉中に含まれる逸脱蛋白である．脂肪酸代謝異常症の増悪期にミオグロビンが増加し，尿中に排出されて褐色尿がみられる．これをミオグロビン尿という．脂肪酸代謝異常症の増悪期のマーカーである．
遊離カルニチン	アシル基の結合していないカルニチン．カルボン酸の運搬体である．有機酸代謝異常症などではミトコンドリア内に蓄積した有機酸がカルニチンと結合して，アシルカルニチンが増える．これにともない相対的に遊離カルニチンが減少し，二次性カルニチン欠乏となる．
β酸化	エネルギーを産生するために，ミトコンドリアで脂肪酸を分解してアセチル-CoAを生成する回路である．脂肪酸がアシル-CoAの形で代謝される．アセチル-CoAとして炭素鎖が二つずつはずれて，脂肪酸の炭素鎖長が短縮される．最後にアセトアセチル-CoAがアセチル-CoA 2分子となって終了する．β炭素に酸素が付加されて一連の反応が始まるのでβ酸化という．1サイクルごとに4段階の代謝反応がある．
ω酸化	β酸化が障害されたとき，脂肪酸のカルボキシル基の反対側（ω位）の炭素に酸素が結合して新たにカルボキシル基が形成される．これをω酸化という．両端にカルボキシル基がついた形の脂肪酸をジカルボン酸という．一般的に，β酸化が抑制されたとき，ω酸化が亢進してジカルボン酸が増加する．
ω-1酸化	β酸化が障害されたとき，脂肪酸のカルボキシル基の反対側（ω位）から一つ内側の炭素が酸化される反応もおこる．これをω-1酸化という．ω-1酸化によって(ω-1)-ヒドロキシ脂肪酸が生成される．たとえば，オクタン酸（炭素鎖8）から7-ヒドロキシオクタン酸，デカン酸（炭素鎖10）から9-ヒドロキシデカン酸が有機酸分析で観察される．ω酸化と同様，β酸化の障害を示す．
一過性甲状腺機能低下症	出生後一時的に甲状腺ホルモン剤により治療を要するが，その後内服を中止できる甲状腺機能低下症を指す．
永続性甲状腺機能低下症	出生後より生涯にわたり，甲状腺ホルモン剤の内服が必要な甲状腺機能低下症を指す．
形成異常	甲状腺の形態異常をさす．無形成，低形成，異所性，半葉低形成などが存在する．ほとんど原因となる遺伝子異常は見つからない．

サブクリニカル甲状腺機能低下症	NBS により TSH のみがカットオフ値より上昇し，臨床的には甲状腺機能低下症の症状を明瞭には認めない状態を指す．
性分化疾患	かつては「半陰陽」という表現があったが，現在は使用せず，性分化疾患と称する．卵巣・精巣や性器の発育が非典型的である状態を指す．
先天性中枢性甲状腺機能低下症	視床下部や下垂体の病変により，TRH や TSH の分泌不全が生じることにより，甲状腺機能低下を生じる状態．視床下部─下垂体の形態学的異常を伴う場合や遺伝子異常によって発症する場合がある．
低 FT_4 血症	血中 FT_4 が低下する状態．先天性中枢性甲状腺機能低下症では TSH の上昇を伴わない低 FT_4 血症を示す．
尿中ステロイドプロフィル	尿中の 63 種のステロイドプロフィルを一括して測定する．NBS で見つかる 21-水酸化酵素欠損症，P450 オキシドレダクターゼ欠損症の診断，その他の先天性副腎過形成症，先天性副腎低形成症の診断に用いることが可能である．
ホルモン合成異常	甲状腺ホルモン産生に必要な酵素，ヨードのトランスポーター，ヨード濃縮，甲状腺濾胞細胞のタンパクであるサイログロブリンの異常などによって発症する．遺伝子異常によって発症し，常染色体劣性遺伝形式を示す．
P450 オキシドレダクターゼ	ミクロゾームに存在する各種のチトクローム P450 酵素に電子伝達を行う補酵素．副腎では CYP21，CYP17 の補酵素である．
17-ヒドロキシプロゲステロン（17-OHP）	17-ヒドロキシプロゲステロン（17-OHP）は，グルココルチコイドと副腎アンドロゲンの合成の過程で産生される 21 個の炭素を持つステロイドホルモンである．CYP17 によりプロゲステロンから変換されるか，3β-ヒドロキシステロイドデヒドロゲナーゼ（3β-HSD）によって 17-ヒドロキシプレグネノロンから変換される．過剰に蓄積する 17-OHP を先天性副腎過形成症の NBS で測定する．
21-デオキシコルチゾール（21-DOF）	17-OHP が 11-水酸化酵素（CYP11B1）により 11 水酸化を受けたステロイド．正常では，ごく微量しか存在しないが，21-水酸化酵素欠損症，P450 オキシドレダクターゼ欠損症では 17-OHP が蓄積するため，17-OHP からの変換により血液中で上昇する．両疾患の診断の参考となる．
ガラクトース-1-リン酸	ガラクトース代謝の第 1 段階であるガラクトキナーゼの作用によって生じる中間体．ガラクトース血症 I 型，III 型で著明高値を示す．
UDP-ガラクトース	ガラクトース代謝の第 2 段階で，ガラクトース-1-リン酸ウリジルトランスフェラーゼの作用によって生じる中間体．糖鎖合成などに利用される．
Leloir 経路	ガラクトースの主な代謝経路の呼称．ガラクトースムタロターゼ，ガラクトキナーゼ，ガラクトース-1-リン酸ウリジルトランスフェラーゼ，UDP-ガラクトース 4'-エピメラーゼによって構成され，ガラクトースはガラクトース-1-リン酸，UDP-ガラクトースを経て UDP-グルコースへと代謝される．
ボイトラー法	ガラクトース血症 I 型のスクリーニング検査法．原因酵素であるガラクトース-1-リン酸ウリジルトランスフェラーゼ（GALT）に続く連鎖反応によって NADPH を生成させ，340 nm 紫外光を照射して蛍光が減弱していれば GALT 活性低下が疑われる．
ペイゲン法	ガラクトース血症のスクリーニング検査法．大腸菌とそのバクテリオファージを含む寒天培地に静置した血液濾紙片に含まれるガラクトース濃度に比例して，ファージによる溶菌が阻止され，菌の発育円が大きくなる．
酵素法	ガラクトース血症のスクリーニング検査法．血液濾紙片にガラクトース脱水素酵素を作用させ，生成する NADH を蛍光強度で定量する．アルカリホスファターゼによる前処理の有無による値の差から，ガラクトースとガラクトース-1-リン酸の各分画濃度を算出できる．
門脈-大循環シャント	ガラクトース血症スクリーニング陽性例で鑑別を要する原因のひとつ．肝内門脈または肝外門脈と下大静脈系血管の間に生じた様々な形態のシャント血流が肝臓を迂回する結果，ガラクトースの血中濃度が上昇する．

（山口清次，田島敏広，但馬　剛）

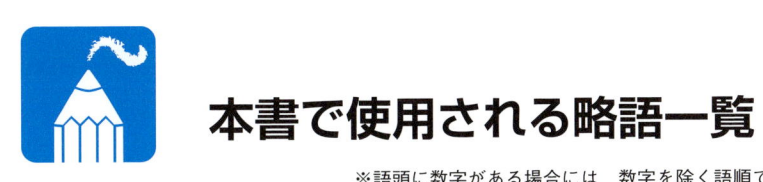

本書で使用される略語一覧

※語頭に数字がある場合には，数字を除く語順で掲載

略　語	日本語	英　語
AC	アシルカルニチン	acylcarnitine
ACC	アセチル-CoA カルボキシラーゼ	acetyl-CoA carboxylase
ACTH	副腎皮質刺激ホルモン	adrenocorticotropic hormone
AD	アシル-CoA 脱水素酵素	acyl-CoA dehydrogenase
ADHD	注意欠陥多動性障害	attention deficit hyperactivity disorder
AG	アニオンギャップ	anion gap
AGC	アスパラギン酸・グルタミン酸輸送体	aspartate-glutamate carrier
AGS	N-アセチルグルタミン酸合成酵素	N-acetylglutamate synthetase
AIDS	後天性免疫不全症候群	acquired immunodeficiency syndrome
ALTE	乳幼児突発性危急事態	apparent life-threatening event
ARG	アルギナーゼ	arginase
Arg	アルギニン	arginine
AS	アシル-CoA 合成酵素	acyl-CoA synthetase
ASA	アルギニノコハク酸	argininosuccinic acid
ASL	アルギニノコハク酸リアーゼ	argininosuccinate lyase
ASS	アルギニノコハク酸合成酵素	argininosuccinate synthetase
BCAA	分枝鎖アミノ酸	branched-chain amino acid
BCKA	分枝鎖αケト酸	branched-chain α-keto acid
BCKADH	分枝鎖αケト酸脱水素酵素	branched chain α-keto acid dehydrogenase
BH$_2$	ジヒドロビオプテリン	dihydrobiopterin
BH$_4$	テトラヒドロビオプテリン	tetrahydrobiopterin
BT	ビオチニダーゼ	biotinidase
CACT	カルニチン・アシルカルニチントランスロカーゼ	carnitine-acylcarnitine translocase
CAH	先天性副腎過形成	congenital adreanl hyperplasia
CAT	カルニチンアセチルトランスフェラーゼ	carnitine acetyltransferase
CBS	シスタチオニンβ合成酵素	cystathionine β-synthase
CDC	アメリカ疾病管理予防センター	Centers for Disease Control and Prevention
CH	先天性甲状腺機能低下症	congenital hypothyroidism
CHDF	持続血液濾過透析	continuous hemodiafiltration
CID	衝突解離	collision induced dissociation
Cit	シトルリン	citrulline
CK	クレアチンキナーゼ	creatine kinase
CPS1	カルバミルリン酸合成酵素-Ⅰ	carbamoyl phosphate synthetase-Ⅰ
CPSS	先天性門脈―体循環シャント	congenital portosystemic shunt
CPT	カルニチンパルミトイルトランスフェラーゼ	carnitine palmitoyltransferase
CPT1	カルニチンパルミトイルトランスフェラーゼ-Ⅰ	carnitine palmitoyltransferase Ⅰ
CPT2	カルニチンパルミトイルトランスフェラーゼ-Ⅱ	carnitine palmitoyltransferase Ⅱ
CTLN1	シトルリン血症Ⅰ型	citrullinemia type Ⅰ
CTLN2	シトルリン血症Ⅱ型	citrullinemia type Ⅱ
CUD	カルニチン吸収障害	carnitine uptake defect
DHPR	ジヒドロプテリジン還元酵素	dihydropteridine reductase

略　語	日本語	英　語
DOC	11-デオキシコルチコステロン	deoxycorticosterone
DSD	性分化疾患	disorder of sex development
EH	エノイル-CoA ヒドラターゼ	enoyl-CoA hydratase
EI	電子衝撃イオン化	electron impact ionization
EMA	エチルマロン酸	ethylmalonic acid
ESI	エレクトロスプレーイオン化	electrospray ionization
ETF	電子伝達フラビン蛋白	electron-transferring-flavoprotein
ETFDH	電子伝達フラビン蛋白（ETF）脱水素酵素	electron-transferring-flavoprotein dehydrogenase
FAA	フマリルアセト酢酸	fumarylacetoacetic acid
FAD	フラビンアデニンジヌクレオチド	flavin adenine dinucleotide
FAH	フマリルアセト酢酸加水分解酵素	fumarylacetoacetate hydrolase
FBPase	フルクトース-1,6-ビスホスファターゼ	fructose-1,6-bisphosphatase
FMN	フラビンモノヌクレオチド	Flavin mononucleotide
G6PD	グルコース-6-リン酸脱水素酵素	glucose-6-phosphate dehydrogenase
GA	グルタル酸	glutaric acid
GA1	グルタル酸血症Ⅰ型	glutaric acidemia type Ⅰ
GA2	グルタル酸血症Ⅱ型	glutaric acidemia type Ⅱ
GABA	γ-アミノ酪酸	γ-aminobutyric acid
Gal	ガラクトース	galactose
GALE	ウリジンニリン酸（UDP-）ガラクトース-4-エピメラーゼ	uridine diphosphate（UDP-）galactose-4-epimerase
GALK	ガラクトキナーゼ	galactokinase
GALM	ガラクトースムタロターゼ	galactose mutarotase
GALT	ガラクトース-1-リン酸ウリジルトランスフェラーゼ	galactose-1-phosphate uridyltransferase
Gal-1-P	ガラクトース-1-リン酸	galactose-1-phosphate
GC	ガスクロマトグラフィー	gas chromatography
GC/MS	ガスクロマトグラフィー質量分析計	gas chromatography/mass spectrometry
GCDH	グルタリル-CoA 脱水素酵素	glutaryl-CoA dehydrogenase
GCS	グリシン開裂酵素系	glycine cleavage system
GDH	グルタミン酸脱水素酵素	glutamate dehydrogenase
GI	グルコース・インスリン	glucose-insulin
GLUT-1	グルコーストランスポーター-1	glucose transporter-1
GLUT-2	グルコーストランスポーター-2	glucose transporter-2
GTP	グアノシン三リン酸	guanosine triphosphate
GTPCHI	グアノシン三リン酸（GTP）シクロヒドロラーゼⅠ	guanosine triphosphate cyclohydrolase Ⅰ
HAD	3-ヒドロキシアシル-CoA 脱水素酵素	3-hydroxyacyl-CoA dehydrogenase
HCS	ホロカルボキシラーゼ合成酵素	holocarboxylase synthetase
HCU	ホモシスチン尿症	homocystinuria
Hcy	ホモシステイン	homocysteine
3HDCA	3-ヒドロキシジカルボン酸	3-hydroxydicarboxylic acid
HG	ヘキサノイルグリシン	hexanoylglycine
2HGA	2-ヒドロキシグルタル酸	2-hydroxyglutaric acid
3HGA	3-ヒドロキシグルタル酸	3-hydroxyglutaric acid
HHH 症候群	高オルニチン血症・高アンモニア血症・ホモシトルリン尿症症候群	hyperornithinemia-hyperammonemia-homoc-itrullinuria syndrome
5HIAA	5-ヒドロキシインドール酢酸	5-hydroxyindoleacetic acid
3HIVA	3-ヒドロキシイソ吉草酸	3-hydroxyisovaleric acid

略　語	日本語	英　語
HMG	3-ヒドロキシ-3-メチルグルタル酸	3-hydroxy-3-methylglutaric acid
HMG-CoA	3-ヒドロキシ-3-メチルグルタリル-CoA	3-hydroxy-3-methylglutaryl-CoA
HMGL	3-ヒドロキシ-3-メチルグルタリル-CoA リアーゼ	3-hydroxy-3-methylglutaryl-CoA lyase
3HPA	3-ヒドロキシプロピオン酸	3-hydroxypropionic acid
HPLC	高速液体クロマトグラフィー	high-performance liquid chromatography
HSD10	17β ヒドロキシステロイド脱水素酵素 10 型	17β-hydroxysteroid dehydrogenase type 10
5-HTP	5-ヒドロキシトリプトファン	5-hydorxytryptophan
HVA	ホモバニリン酸	homovanillic acid
IBD	イソブチリル-CoA 脱水素酵素	isobutyryl-CoA dehydrogenase
Ileu	イソロイシン	isoleucine
IVDH	イソバレリル-CoA 脱水素酵素	isovaleryl-CoA dehydrogenase
IVG	イソバレリルグリシン	isovalerylglycine
2K3MVA	2-ケト-3-メチル吉草酸	2-keto-3-methylvaleric acid
3KAT	3-ケトアシル-CoA チオラーゼ	3-ketoacyl-CoA thiolase
2KICA	2-ケトイソカプロン酸	2-ketoisocaproic acid
2KIVA	2-ケトイソ吉草酸	2-ketoisovaleric acid
LA	乳酸	lactic acid
LC	液体クロマトグラフィー	liquid chromatography
LCEH	長鎖エノイル-CoA ヒドラターゼ	long-chain enoyl-CoA hydratase
LCFA	長鎖脂肪酸	long-chain fatty acid
LCFA-TR	長鎖脂肪酸トランスポーター	long-chain fatty acid transporter
LCHAD	長鎖 3-ヒドロキシアシル-CoA 脱水素酵素	long-chain-3-hydroxyacyl-CoA dehydrogenase
LCKT	長鎖 3-ケトアシル-CoA チオラーゼ	long-chain 3-ketoacyl-CoA thiolase
Leu	ロイシン	leucine
2M3HBA	2-メチル-3-ヒドロキシ酪酸	2-methyl-3-hydroxybutyric acid
2M3HBD	2-メチル-3-ヒドロキシ酪酸-CoA 脱水素酵素	2-methyl-3-hydroxybutyryl-CoA dehydrogenase
MAT	メチオニンアデノシルトランスフェラーゼ	methionine adenosyltransferase
2MBD	2-メチルブチリル-CoA 脱水素酵素	2-methylbutyryl-CoA dehydrogenase
MC	メチルクエン酸	methylcitrate
MCAD	中鎖アシル-CoA 脱水素酵素	medium-chain acyl-CoA dehydrogenase
MCC	3-メチルクロトニル-CoA カルボキシラーゼ	3-methylcrotonyl-CoA carboxylase
MCG	メチルクロトニルグリシン	methylcrotonylglycine
MGC-CoA	3-メチルグルタコニル-CoA	3-methylglutaconyl-CoA
MCKAT	中鎖 3-ケトアシル-CoA チオラーゼ	medium-chain 3-ketoacyl-CoA thiolase
MCM	メチルマロニル-CoA ムターゼ	methylmalonyl-CoA mutase
MCT	中鎖トリグリセリド	medium-chain triglyceride
Met	メチオニン	methionine
MGLA	3-メチルグルタル酸	3-methylglutaric acid
MGCA	3-メチルグルタコン酸	3-methylglutaconic acid
MMA	メチルマロン酸	methylmalonic acid
MRM	多重反応モニタリング	multiple reaction monitoring
MSA	メチルコハク酸	methylsuccinic acid
MSUD	メープルシロップ尿症	maple syrup urine disease
NAD	ニコチンアミドアデニンジヌクレオチド	nicotinamide adenine dinucleotide
NADH	還元型ニコチンアミドアデニンジヌクレオチド	reduced nicotinamide adenine dinucleotide

略　語	日本語	英　語
NBS	新生児スクリーニング	newborn screening
NICCD	シトリン欠損症による新生児肝内胆汁うっ滞	neonatal intrahepatic cholestasis caused by citrin deficiency
NIN	ニンヒドリン	ninhydrin
NK-DCA	非ケトン性ジカルボン酸尿症	non-ketotic dicarboxylic aciduria
NKH	非ケトーシス型高グリシン血症	nonketotic hyperglycinemia
NMDA	N-メチル-D-アスパラギン酸	N-methyl-D-aspartic acid
NTBC	2（2-ニトロ-4-トリフルオロメチルベンゾイル）-1,3-シクロ−ヘキサンジオン	2-(2nitro-4-trifluoro-methylbenzoyl)-1,3-cyclo-hexanedione
OCTN	有機カオチントランスポーター	organic cation transporter
OGC	オキソグルタル酸輸送体	oxoglutarate carrier
21-OHD	21-水酸化酵素欠損症	21-hydroxylase deficiency
17-OHP	17-ヒドロキシプロゲステロン	17-hydroxyprogestrerone
17-OHP5	17-水酸化プレグネノロン	17-hydroxypregnenolone
OPA	オルトフタルアルデヒド	ortho-phthalaldehyde
OTC	オルニチントランスカルバミラーゼ	ornithine transcarbamylase
PAH	フェニルアラニン水酸化酵素	phenylalanine hydroxylase
PC	ピルビン酸カルボキシラーゼ	pyruvate carboxylase
PCC	プロピオニル-CoA カルボキシラーゼ	propionyl-CoA carboxylase
PCCA	プロピオニル-CoA カルボキシラーゼ α サブユニット	propionyl-CoA carboxylase α-subunit
PCCB	プロピオニル-CoA カルボキシラーゼ β サブユニット	propionyl-CoA carboxylase β-subunit
PCD	プテリン-4α-カルビノールアミン脱水素酵素	pterin-4α-carbinolamine dehydrogenase
PG	プロピオニルグリシン	propionylglycine
Phe	フェニルアラニン	phenylalanine
PHPLA	p-ヒドロキシフェニル乳酸	p-hydroxyphenyl lactic acid
PHPPA	p-ヒドロキシフェニルピルビン酸	p-hydroxyphenylpyruvic acid
PHPPD	p-ヒドロキシフェニルピルビン酸ジオキシゲナーゼ	p-hydroxyphenylpyruvate dioxygenase
PKU	フェニルケトン尿症	phenylketonuria
PLA	フェニル乳酸	phenyllactic acid
POR	P450 酸化還元酵素	P450 oxidoreductase
PORD	P450 酸化還元酵素欠損症	P450 oxidoreductase deficiency
PPA	フェニルピルビン酸	phenylpyruvic acid
PA	プロピオン酸	propionic acid
PTPS	6-ピルボイルテトラヒドロプテリン（PTP）合成酵素	6-pyruvoyl-tetrahydropterin synthase
qBH$_2$	キノノイドジヒドロビオプテリン	quinonoid dihydrobiopterin
RXR	レチノイド X 受容体	retinoid X receptor
SAH	S-アデノシルホモシステイン	S-adenosylhomocysteine
SAM	S-アデノシルメチオニン	S-adenosylmethionine
SCA	サクシニルアセトン	succinylacetone
SCAD	短鎖アシル-CoA 脱水素酵素	short-chain acyl-CoA dehydrogenase
SCHAD	短鎖 3-ヒドロキシアシル-CoA 脱水素酵素	short-chain-3-hydroxyacyl-CoA dehydrogenase
SCID	重症複合免疫不全症	sever ecombined immunodeficiency
SCKAT	短鎖 3-ケトアシル-CoA チオラーゼ	short-chain 3-ketoacyl-CoA thiolase
SCOT	サクシニル-CoA：3-ケト酸-CoA トランスフェラーゼ	succinyl-CoA：3-ketoacid-CoA transferase
SG	スベリルグリシン	suberylglycine
SIDS	乳幼児突然死症候群	sudden infant death syndrome

略　語	日本語	英　語
SIM	選択イオンモニタリング	selected ion monitoring
SR	セピアプテリン還元酵素	sepiapterin reductase
T2	ミトコンドリア・アセトアセチル-CoA チオラーゼ	mitochondrial acetoacetyl-CoA thiolase
TAT	チロシンアミノトランスフェラーゼ	tyrosine aminotransferase
TBDMS	tert-ブチリルジメチルシリル（誘導体）	tert-buthyldimethylsilyl (derivative)
TFP	ミトコンドリア三頭酵素	mitochondrial trifunctional protein
Tg	サイログロブリン	thyroglobulin
TG	チグリルグリシン	tiglylglycine
T-Gal	総ガラクトース	total galactose
TH	チロシン水酸化酵素	tyrosine hydroxylase
THF	テトラヒドロ葉酸	tetrahydrofolic acid
TPH	トリプトファン水酸化酵素	tryptophan hydroxylase
TPO	甲状腺ペルオキシダーゼ	thyroid peroxidase
TRH	甲状腺ホルモン放出ホルモン	thyrotropin-releasing hormone
TSH	甲状腺刺激ホルモン	thyroid stimulating hormone
Tyr	チロシン	tyrosine
UDP-Gal	ウリジンニリン酸ガラクトース	uridine diphosphate galactose
Val	バリン	valine
VLCAD	極長鎖アシル-CoA 脱水素酵素	very long-chain acyl-CoA dehydrogenase
VMA	バニリルマンデル酸	vanillylmanderic acid
α-KG	α ケトグルタル酸	α-ketoglutaric acid
17α-OHD	17α-水酸化酵素欠損症	17alpha-hydroxylase deficiency
3β-HSD	3β-水酸化ステロイド脱水素酵素	3β-hydroxysteroid dehydrogenase
11β-OHD	11β-水酸化酵素欠損症	11β-hydroxylase deficieny

第1章

新生児スクリーニングの概要

1）新生児スクリーニングの概念と歴史

Outline and history of newborn screening

● 新生児スクリーニングの概念

新生児スクリーニング（NBS）とは，知らずに放置すると，やがて神経障害などの重大な健康被害が生じるような疾患で，かつ発症前に見つけて治療介入すれば障害から免れるような疾患を，発症前の新生児期に見つけて障害を予防する公衆衛生事業である．

NBS は，新生児期に検査が行われるが，「新生児健診」とは実施目的が異なる．NBS は発症前に発見された後，生涯にわたって患者を支援する事業である．小児期に熱心に治療介入して正常に発達し，大学まで行ったとしても，成人後に治療を中断して障害が出たら，NBS の目的を達成したとはいえない．

● マススクリーニングと臨床検査

健康診断，人間ドックなどを含めて「スクリーニング」という語がよく使われる．「マススクリーニング」，「選択的スクリーニング」，および「ハイリスク・スクリーニング（臨床検査）」の違いを**表 1**に示す．

1．マススクリーニング

「マス」とは，ひとかたまり（全体）という意味である．すなわち，ある地域，あるいは集団を対象に全員の検査をすることをさす．したがって，希望者だけを検査したり，情報を持っている人だけ，費用を支払った人だけ検査するものではない．

2．選択的スクリーニング

家族歴があるなど発生リスクに著しく偏りのあるような疾患を，効率よくスクリーニングする方法である．例えば X 連鎖劣性遺伝疾患は，原則として男児だけに発症するので，男児のみを検査するような場合である．

3．ハイリスク・スクリーニング（臨床検査）

発症後に，一定の検査をルーチンに行うことをさす．たとえば急性脳症に遭遇したとき，有機酸分析やタンデムマス検査をするのは，正確には「スクリーニング」ではなく「臨床検査」である．ハイリスク・スクリーニングと選択的スクリーニングが混同して使われることがある．用語の定義を正しく理解して使うべきである．

● マススクリーニングの歴史

マススクリーニングの歴史的背景を**表 2**に示す．また，おもな出来事を以下に示す．

1．フェニルケトン尿症（PKU）の発見

知的障害児の中に，尿に塩化第二鉄を滴下すると緑色に変色する子どもがいることから発見された．これは，精神発達遅滞に至るまでになんらかの原因物質があることを示した．知的障害の原因に対する科学的アプローチのはじまりである．

2．治療ミルクの開発

フェニルケトンの前駆アミノ酸であるフェニルアラニンを制限したミルクで PKU を治療したところ，知的障害が防止できることが確認された．これは，「遺伝的な病気は治らない」と考えられていた時代背景を考えると画期的なことであり，障害児をもつ家族にとって希望をもたらす大発見であった．

3．ガスリーテストの発明

足底から採取した微量の血液で，非常に安価に短時間のうちに PKU などの代謝異常の有無を判定で

表 1 マススクリーニングと臨床検査

	マススクリーニング	選択的スクリーニング	ハイリスク・スクリーニング（臨床検査）
時期	発症前	発症前	発症後
対象	ある国・地域の集団に属する人を全員	クライテリアに適合する人を全員	すでに症状が出ている人
目的	障害予防	障害予防	治療
例	新生児マススクリーニング	X 連鎖劣性遺伝疾患，異常ヘモグロビン症などのマススクリーニング	救急患者，入院患者

表2　わが国の新生児スクリーニングに関連した歴史

1934 年	フェニルケトン尿症の同定（Forling）
1953 年	フェニルケトン尿症治療ミルクの開発（Bickel）
1958 年	ガスリーテスト開発（Guthrie）
1963 年	米国でガスリーテスト開始（マサチューセッツ，オレゴン，デラウェア）
1964 年	小児代謝研究会（現・日本先天代謝異常学会）
1973 年	代謝異常スクリーニング学会（現・日本マススクリーニング学会）
1977 年	新生児マススクリーニング事業開始（日本，対象 5 疾患）
1979 年	対象疾患に先天性甲状腺機能低下症追加（対象 6 疾患）
1985 年	神経芽細胞腫スクリーニング（日本，VMA テスト〜HPLC）
1989 年	対象疾患に先天性副腎過形成症追加（対象 7 疾患）
1992 年	対象疾患からヒスチジン血症削除（対象 6 疾患）
1990 年代	タンデムマス法開発（アメリカ）
1997 年	福井大学でタンデムマス法の試験研究（日本）
2000 年頃〜	タンデムマス法が世界的に注目
2001 年	神経芽細胞腫スクリーニング休止（日本）
2004 年	厚生労働省タンデムマス・スクリーニング研究班発足（日本）
2011 年	厚生労働省母子保健課長通知（タンデムマス法の導入推進，日本），全国に普及
2014 年	タンデムマス法が全国で導入（ガスリー法は廃止，対象 19 疾患）
2018 年	乳幼児突然死の多い CPT2 欠損症が追加（対象 20 疾患）

VMA：バニリルマンデル酸，HPLC：高速液体クロマトグラフィー

きる方法が発明された．これを契機に，「マススクリーニングによる障害予防」という新しい概念が生まれた．

4. 日本のマススクリーニングの歴史

1960 年代にアメリカでガスリーテストが始まり，日本にもその方法論が導入されて試験研究が行われた．1977 年に厚生省（現・厚生労働省）の決断によって，全国で NBS が開始された．その後，対象疾患に先天性甲状腺機能低下症（旧称：クレチン症）や先天性副腎過形成の追加，およびヒスチジン血症の削除などを経て，最近まで 6 疾患を対象にマススクリーニングが行われてきた．

5. タンデムマス法の普及

1990 年代にアメリカで，質量分析法の一つであるタンデム法が開発され，血液濾紙を使った新生児マススクリーニングに応用できることがわかり，アメリカ，オーストラリアなどでタンデムマス・スクリーニングが始まった．2000 年以降，世界的に注目されるようになり，欧米やアジアを中心に普及している．日本では，2004 年に厚生労働省の研究班が発足し，2011 年に厚生労働省母子保健課長通知が出されて，2014 年には全国自治体に普及した．それに伴い「ガスリー法」は廃止された．

参考文献
・成瀬　浩，他．新生児スクリーニングの 30 年．臨床精神医学 2004；**33**：1453-1460
・Dhondt JL. Neonatal screening：from the 'Guthrie age' to the 'genetic age'. *J Inherit Metab Dis* 2007；**30**：418-422
・McCabe LL, et al. Expanded newborn screening：implications for genomic medicine. *Annu Rev Med* 2008；**59**：163-175
・山口清次．タンデムマス導入による拡大スクリーニングの諸問題．日先天代謝異常会誌 2011；**27**：36-41
・山口清次．テクノロジーの進歩　タンデムマス・スクリーニング．小児科診療 2016；**79**：745-752
・山口清次，他．新生児マススクリーニングの今．日本医事新報 2017；**4838**：25-50
・山口清次．タンデムマス・スクリーニングの新たな展開．小児科 2017；**58**：687-694
・山口清次．タンデムマス法を導入した新生児マススクリーニングの効果と課題．公衆衛生 2018；**82**：1-7

（山口清次）

2）新生児スクリーニング対象疾患とその要件

Criteria for the target diseases in newborn screening

● 新生児スクリーニングにおける対象疾患

タンデムマス法を導入すれば，従来に比べて新生児スクリーニング（NBS）対象疾患の数は飛躍的に増える．しかし，より多くの疾患を発見すればよいというものではない．NBS は障害発生予防事業であり，小児の福祉向上に貢献するものでなければならないからである．一定の基準に基づいて対象疾患の設定される．

● Wilson & Jungner の集団検診の基準

1968 年に提唱された Wilson と Jungner による集団検診のための古典的基準（WHO）がある（**表1**）[1]．対象疾患の設定にあたっては，現在でも基本的にこの基準を参考にされることが多い．以下に簡単に解説する．

1．重大な健康被害

放置するとやがて重大な健康被害をひきおこす可能性のある疾患をさす．

2．治療法

疾患が発見されたとき，障害発生予防のための有効な治療法が用意されている．

3．診断・治療施設

NBS で発見されたとき，診療可能な施設へ容易にアクセスできることが望ましい．少なくとも同じ自治体の中に対応できる施設が整備される必要がある．

4．発症前発見

無症状の時期があり，発症前に発見可能な疾患であることが求められる．

5．適切な検査

NBS は，原則として健康な新生児を検査するものであるので，検査法は非侵襲的で精度の高い検査法が求められる．足底からの濾紙血の採取は許容されるものとされている．

6．社会的合意

発症前に発見され治療法があるとしても，社会的合意が得られるものでなければならない．たとえば

表1 Wilson & Jungner の集団検診のための基準[1]

1. 放置すると重大な健康被害が発生する
2. 確立した治療法がある
3. 診療できる施設が容易に利用可能である
4. 無症状のうちに発見できる
5. 簡便で精度の良い検査法がある
6. 検査が集団に対して受容されている
7. 自然歴が明らかにされている
8. 治療対象者の政策合意がなされている
9. 費用対効果に妥当性がある
10. 発見後の対応が継続的に可能である

後天性免疫不全症候群（AIDS）は，結果によっては家庭の混乱をひきおこす可能性もあり NBS 対象としては社会的合意が得られるとは限らない．一方，現時点では費用対効果が必ずしも妥当でなくても，治療効果が確実で，将来より安価な診断治療技術の開発が期待され，社会的に容認される場合もある．

7．自然歴

発見されても生涯，無症状である可能性の高い疾患もある．対象疾患とするためには，放置した場合の発症時期，発症形態，臨床経過と治療介入したときの予後が明らかにされている必要がある．

8．患者家族の同意（政策合意）

NBS 検査は家族の同意を必要とする．この合意には，「NBS で陽性となったとき，診療を受ける」という合意も含まれる．一方，家族の考えだけで意思表示できない新生児の NBS を受ける権利を容易に放棄することはできない．倫理的判断が必要になることもある．

9．費用対効果

マススクリーニング事業が行政事業である以上，費用便益が良好なことが求められる．疾患によっては，民族によって疾患頻度の違いが大きいことがあり，費用対効果は国によって異なるケースもある．

10．フォローアップ体制

マススクリーニングが公的事業である以上，その事業によって小児が恩恵を受けているかどうかを評価する必要がある．このため，発見された患者につ

いては一定期間，長期予後を追跡する体制が整備されていなければならない．

● タンデムマス法による新生児スクリーニングの一次対象疾患と二次対象疾患

タンデムマス法によって理論的には 20～30 種類の疾患が発見可能である．一方で，NBS 対象疾患の要件に照らし合わせて，一次対象疾患と二次対象疾患，および対象外の疾患が暫定的に設定されている．これは国によって異なる．現在わが国で設定されている対象疾患と発見頻度を表2 に示す[2)3)]．

1. タンデムマス一次対象疾患

一次対象疾患とは，見逃しがきわめて少なく，発見されれば治療効果が優れていると判断される疾患である．しかし，少数例で新生児期に急性経過をとる超重症型の含まれる疾患がある．これらの可能性を念頭においたカウンセリングが必要である．

2. タンデムマス二次対象疾患

二次対象疾患とは，現時点では見逃しが相当数あると思われる疾患，発見された後の確定診断が必ずしも容易でない疾患，あるいは治療効果が不確実な疾患で，引き続き検討する必要がある．

● 世界で行われているさまざまなマススクリーニング

NBS 対象疾患は，疾患頻度，治療効果，国の事情などの要因によって国・地域ごとに異なる[4)]．

グルコース-6-リン酸脱水素酵素（G6PD）欠損症は東南アジアなどでは約 60 人に 1 人の頻度でみられる．嚢胞性線維症は白人で 2,500 人に 1 人と高頻度で，欧米では重要な対象疾患である．しかしこれらは，日本ではきわめてまれな疾患であり，対象疾患になっていない．

📖 文献

1) Wilson JMG, et al. Principles and practice of screening for disease. World Health Organization, Geneva, 1968：163
2) Shibata N, et al. Diversity in the incidence and spectrum of organic acidemias, fatty acid oxidation disorders, and amino acid disorders in Asian countries：selective screening vs. expanded newborn screening. *Mol Genet Met Rep* 2018；**16**：5-10
3) 山口清次．タンデムマスを導入した新生児マススクリーニングの新しい体制，「新生児マススクリーニングの今」．日本医事新報 2017；**4838**：25-34
4) 重松陽介，他．マススクリーニングの現状—世界と日本．小児内科 2012；**44**：1605-1608

（山口清次）

表2 我が国のスクリーニング対象疾患と頻度

	疾患	発見頻度[*1]
タンデムマス一次対象疾患	**アミノ酸代謝異常症**	
	1) フェニルケトン尿症[*2]	1：4.6 万
	2) メープルシロップ尿症	1：84 万
	3) ホモシスチン尿症	1：112 万
	尿素回路異常症	
	4) シトルリン血症Ⅰ型	1：31 万
	5) アルギニノコハク酸血症	1：112 万
	有機酸代謝異常症	
	6) メチルマロン酸血症	1：12 万
	7) プロピオン酸血症	1：4.1 万
	8) イソ吉草酸血症	1：67 万
	9) MCC 欠損症	1：15 万
	10) HMG 血症	－
	11) 複合カルボキシラーゼ欠損症	1：112 万
	12) グルタル酸血症Ⅰ型	1：28 万
	β 酸化異常症	
	13) MCAD 欠損症	1：13 万
	14) VLCAD 欠損症	1：9.3 万
	15) 三頭酵素欠損症	－
	16) CPT1 欠損症	1：42 万
	17) CPT2 欠損症	1：26 万
二次対象疾患	シトリン欠損症	1：9.6 万
	3-ケトチオラーゼ欠損症	－
	CACT 欠損症	－
	全身性カルニチン欠乏症	1：20 万
	グルタル酸血症Ⅱ型	1：48 万
その他	18) ガラクトース血症	
	Ⅰ型（トランスフェラーゼ欠損）	1：90 万
	Ⅱ型（キナーゼ欠損）	1：50 万
	19) 先天性甲状腺機能低下症	1：3 千
	20) 先天性副腎過形成症	1：1.7 万

[*1]：TMS 対象疾患（一次・二次対象疾患）の発見頻度＝1997～2015 年の間に受けた新生児 331 万人のデータである（1997 年～2012 年のパイロット研究を含む）[2)]．そのほかはスクリーニング開始以来の結果
[*2]：高フェニルアラニン血症，BH_4 欠損症を含む
一次・二次対象疾患：定義は本文中に記載されている．
MCC：メチルクロトニル-CoA カルボキシラーゼ，HMG：3-ヒドロキシ-3-メチルグルタル酸，MCAD/VLCAD：中鎖および極長鎖アシル-CoA 脱水素酵素，CPT1/CPT2：カルニチンパルミトイルトランスフェラーゼⅠ/Ⅱ，CACT：カルニチンアシルカルニチントランスロカーゼ

3) 新生児スクリーニングと遺伝倫理

Ethical issues on genetics in newborn screening

新生児スクリーニングの遺伝学的位置づけ

現行の新生児スクリーニング（NBS）の対象疾患は，甲状腺機能低下症の大部分を除き，すべて遺伝性疾患である．また NBS に用いられている検査法は，遺伝子（DNA）そのものを調べるものではないが，代謝産物やホルモンを測定する「生化学的遺伝子検査（biochemical genetic testing）」であり，広義の遺伝子検査に相当する．したがって，NBS は，公衆衛生学的な遺伝医療の実践と位置付けることができる．そのため，これらの疾患の診療に当たっては，遺伝医療としての配慮が必要である．

NBS の目的は，個々人の遺伝情報に基づいて医学的介入を行い，疾患の発症を未然に防止することにある．これは，近年，未来型医療として盛んに喧伝されている「先制医療」に相当する．半世紀以上前から，このような概念に基づいて世界各国で実施されてきたことは驚嘆に値する．

倫理的課題

NBS 特有の倫理的課題としては，原則としてすべての新生児に提供されているという点，遺伝性疾患を対象としている点，公衆衛生学的な観点などが挙げられる．

1. 親権者のインフォームド・コンセント

わが国では，NBS の実施に際して親権者のインフォームド・コンセントを得ることがガイドラインで定められている．もし親権者が検査を拒否した場合には，新生児は治療の機会を逸し，重大な健康被害を被る可能性が残されている．

2. 発見された患児の保険加入の問題

2002 年の日本小児科学会で演題発表された，フェニルケトン尿症および先天性甲状腺機能低下症の患児を対象にした学資保険・生命保険の加入状況調査では，国が運営する郵政事業庁の学資保険において，この 2 疾患の患児は加入を一律に拒否されていたことが判明した．また，民間の保険会社でも，加入拒否や告知義務違反による支払い拒絶があること

が明らかにされた．個人の健康増進を目的として検査された遺伝情報が不適切に利用されていたのである．現在もわが国ではこのような問題に対する法的な制約がない状態が続いている．NBS に限らず，個々人の網羅的遺伝子解析が広く医療に取り入れられようとしているなか，今後の大きな課題といえる．

3. 患児の長期追跡

NBS では，その有効性を検証するためにも発見された患児の予後を把握することが重要である．しかしながら，個人情報保護を盾にして予後追跡のための情報開示に非協力的な自治体も少なからず認められる．自治体における担当者が NBS の意義を十分理解しないまま，しかも短期間で交代していく行政の仕組みに大きな問題があるが，粘り強く説得を続けていく必要があると思われる．

4. 使用済み血液濾紙の扱い

NBS で使用済みの血液濾紙を用いて，スクリーニング手法の精度管理を行う，あるいは別の疾患のスクリーニング法を検討するなどの研究が行われる場合があるが，これは「研究」の範疇に入れられるべきものである．本来のスクリーニングとは区別されるべきである．このような用途に用いられる場合には，あらかじめ親権者からのインフォームド・コンセントを得ておく必要があることはいうまでもない．

遺伝カウンセリングの重要性

遺伝性疾患である NBS 対象疾患の診療に当たっては，遺伝カウンセリングは不可欠である．遺伝カウンセリングの目的は，正しい遺伝学的情報を提供し，それに基づいて両親・家族が適切な理解と判断ができるようにするとともに，心理的な支援を行う事にある．

1. 診断名告知の注意点

わが子の誕生に喜んでいるさなか，青天の霹靂のような疾患の告知は，両親を慌てふためかせることになる．インターネットを通じて得られる断片的な情報には，「遺伝性」疾患という言葉がふくまれており，なおかつ「劣性」遺伝形式という誤解されやす

い用語がある．そのため，正しい理解がないまま，夫婦間の疑心暗鬼，罪悪感，さらには両親の実家である祖父母間の確執にまで発展する可能性もある．時期を失しないうちに遺伝カウンセリングをおこない，誤った理解による両親の離婚などという事態を回避する必要がある．

2. 遺伝カウンセリング

また，次子を考えるにあたっての遺伝カウンセリングも重要である．NBS 対象疾患は原則的に治療法が確立されているものの，食事療法などの家族の負担は大きく，また必ずしも予後良好な疾患とは限らない．そのため，出生前診断（あるいは着床前診断）による非罹患児の挙児を希望する両親も存在する．このような場合，あらかじめ発端者の遺伝子検査をしておくとともに出生前診断の提供施設と緊密な連絡をとっておく必要がある．

遺伝カウンセリングの担当者は，わが国の現状では主治医が兼ねることも多い．しかしながら，忙しい診療の合間に時間をかけ，時に複数回の遺伝カウンセリングを行う事は困難である．また，両親にとってもわが子の治療を担当している主治医には遠慮があり，相談しにくいこともまれではない．信頼できる臨床遺伝専門医あるいは認定遺伝カウンセラーが身近にいる場合には，主治医とは異なる立場で遺伝カウンセリングを依頼することが推奨される．

● DNA 診断による新生児スクリーニングと遺伝倫理

新生児期の早期発見・早期治療が望まれるにもかかわらず，現行のような代謝産物やホルモンの測定による NBS では発見が困難あるいは不可能な疾患が存在する．このような疾患の中で，DNA を解析することによって同定可能なものも少なくない．実際，欧米諸国では先天性免疫不全症や膵嚢胞性線維症が，DNA 診断法によってスクリーニングされている．わが国でも一部の地域や施設で，先天性免疫不全症に対する NBS のパイロット研究が実施されている．

1. 次世代シークエンサーを用いたスクリーニング

さらに，次世代シークエンサーを用いて数多くの遺伝性疾患を網羅的に同定しようとする研究も海外では進められている．ちょうど，代謝産物を個々に

測定するかわりにタンデムマスで一斉分析をすることによって対象疾患が一気に拡大したように，遺伝性疾患を個別に検索するのではなく，網羅的にゲノムを解析することによって一挙に対象疾患を広げることが可能となる．現在のところ，手技の煩雑さや費用の点などのため実用化には至っていないが，これまでと同様の勢いで技術革新と低コスト化が進めば，いずれ現実的なものとなってくるであろう．その時に課題となってくるのが，偶発的所見の取り扱いやインフォームド・コンセントである．

2. 網羅的遺伝子スクリーニングの倫理的問題点

網羅的な遺伝子解析では，個々人のゲノムをあまねく解析することになるため，予期しない遺伝子変異が偶然に同定されることがある．たとえば，成人期遅発性神経難病（ハンチントン病，脊髄小脳変性症など）が発見されるかもしれない．しかし，これらの疾患には治療法や予防法が存在しない．その情報を両親に開示すべきかどうか，さらには本人には伝えるのかどうか，もし伝えるとすれば，いつ，どのように伝えるのかという困難な課題が生じる．

また，家族性乳がん・卵巣がん遺伝子変異の同定は，本人が女児であった場合，将来の発症リスクが極めて高いことを示す．また，患児の母親をはじめとする家系内の血縁者に同じ遺伝子変異があるかどうかを検索することが検討課題となる．遺伝子変異の保因者に対しては，早期発見，早期治療を目的とした定期的な検診が推奨されるとともに，場合によっては乳房などの予防的切除という選択肢が提示されることになる．このような取り扱いが難しい遺伝性疾患を解析しないようにするということも可能であるが，本人や家族に役立つかもしれない重要な情報をフィードバックしないということの非倫理性も問われることになる．

このように，現行の NBS の範疇を超えた新たな課題が生じてくることになるだろう．さらに，このような複雑な課題に対して，インフォームド・コンセントを取ることが実際上可能なのかどうか，という点でも議論が必要になってくるであろう．

（松原洋一）

4）新生児スクリーニング検査の流れ
Japanese system of newborn screening

新生児スクリーニング（NBS）は，通常の「医療」ではない．自治体（都道府県および政令指定都市）の「事業」である．私たちは通常，症状のある患者に対し，疾患を想定して検査を行う．NBS は，それとは全く性質の異なるものであることに留意する必要がある．以下，標準的実施要綱[1]をもとに解説する．

● 検査の申込み

自治体は，出産予定の妊婦に「先天性代謝異常等検査申込書（同意書）」を交付している．採血医療機関は，新生児の保護者になる方に説明のうえ，同意を得て，検査申込書を提出していただく必要がある．多くの自治体で，わかりやすい説明書が準備されていて，スムーズに同意を得られることがほとんどである．「第1章 3）新生児スクリーニングと遺伝倫理」（p.6）にあるような遺伝学的検査でもあり，この部分は非常に重要である．

● 採　血

1．採血時期

採血の時期は，出生日を0日と数え，出生後4～6日の間に行う．

哺乳が悪い新生児の場合でも，出生後4～6日の間に採血し，哺乳状況がよくなってから再採血を行う．また，出生体重が2,000 g未満の低体重児の場合は，可能な限り出生後4～6日の間に採血し，出生後1カ月，または2,500 gに達した時期，または医療施設を退院する時期のうち，いずれか早い時点で再採血を行う．以上の「哺乳不良」「低体重」の場合，検査センターから「不備」と記載された結果が返ってくるため，「採血しなければよかった」と誤解する医師がいるが，この「不備」というのは，決して採血医療機関を責めているわけではないことを理解する．

2．採血方法

哺乳してから1～2時間後に，新生児の踵の外側部分を，注射針ではなくランセットで穿刺して，専用の濾紙に採血する．この標準化された手技によって集められた濾紙血を用いてカットオフ値が決められ

ているため，なるべく手背静脈採血は行わない．

踵を穿刺して出血した血液は，踵から直接，専用の濾紙の点線の円のところに，円を少しはみ出す程度に染みこませる．裏まで血液が染み通るようにする．なお，ヘパリン処理済毛細管を使用すると，ヘパリンが検査結果に影響するので，用いない．

3．濾紙の乾燥

採血後の濾紙は，直射日光を避け，比較的湿度の少ない涼しいところで水平に静置し，十分に自然乾燥させる．濾紙を水平に保つことのできる乾燥台が検査機関から配付されることが多い．

4．濾紙の送付

完全に乾燥させた濾紙血は，検査申込書と共に郵送用封筒に入れ，速やかに検査機関へ郵送する．どうしても即日郵送ができず，まとめて数日分郵送する場合は，冷蔵庫に保存する．ただし，冷蔵庫内で長時間経過すると，濾紙血中のアシルカルニチンが低下することに留意しなければならない．

● 検査の実施

1．測定項目，測定方法，判定基準

これらに関しては，この後の各論を参照されたい．検査結果は，その検査施設で定めたカットオフ値未満の場合は正常，カットオフ値を超える場合は陽性となる（C0 と FT_4 だけは，カットオフ値よりも低い値が陽性となる）．

2．再採血の依頼

検査機関は，前述の陽性となった検体以外にも，濾紙がミルクなどで汚染されていた場合，採血から検査まで時間がたっていた場合，採血量が少ない場合は，速やかに当該採血医療機関に検体の再採血依頼を電話連絡により行う．

そして，採血医療機関は，当該新生児の再採血を速やかに行い，検査機関に郵送する．再採血の連絡が来ても1カ月健診時に再採血を行う医療機関があるが，緊急を要する疾患もNBS対象疾患には多く含まれていることに留意する．

● 新生児マススクリーニング陰性者（正常）への対応

採血医療機関に，全ての項目に「正常」と記載されている報告書が郵送された場合は，NBS 陰性となり，対象疾患はこの時点で疑われないことになる．しかし，軽症例や遅発例は新生児期に診断されないこともあるため，乳児期以降に先天代謝異常症を疑わせるような症状を呈した場合，NBS が陰性だったからと言って対象疾患を否定することはできない．その場合は，発症時に必ず NBS の項目を再検査する必要がある．

● 新生児マススクリーニング陽性者への対応

1. 通知方法

初回検査や再採血検査で精密検査が必要とされた場合（精密検査に設定されたカットオフ値を超えた場合），速やかに電話で要精密検査であることが採血医療機関に伝えられる．これは，後述する精査医療機関での生存確認と同じ意味も合わせ持つ．

ここから先の陽性者への連絡方法は，自治体によって様々である．最も多いのが，採血医療機関が陽性者に連絡し，指定された精密検査医療機関も教えるパターンであるが，保健センターや精密検査医療機関の専門医が陽性者に連絡する自治体もある．

2. 精密検査

精密検査医療機関は，要精密検査の通知がきたら，可及的速やかに当該患児の診察を行う．最も重要なことは，陽性者の生存確認である．前述の通り，NBS 対象疾患には緊急性の高い疾患も含まれており，英国では 24 時間以内の face-to-face のコンタクトが決められている[2]．

そのため，すべての陽性者に対して，疾患を問わず，バイタルサインのチェック，体重増加不良の有無のチェックが必要である．出生前後の状況の聴取も重要で，保育器に入ったか，初期の哺乳の状況はどうだったか，原因不明のアシドーシスなどはなかったかなどを確認する．家族歴で兄弟の突然死などがあれば，より慎重に対応する．そして，丁寧な身体診察で，患児の全身状態を把握する．

次に一般採血検査を行う．加えて陽性となった項目以外の NBS 検査結果にも注意を払う．アミノ酸高値で陽性でガラクトースがやや高値であれば，シトリン欠損症なども鑑別診断の候補に挙がるからである．

以上の結果，少しでも異常があれば，入院として全身管理を行いながら，さらに精密検査を進める．全く問題ない場合のみ，外来での精密検査とする．

3. 結果説明の注意点

NBS 対象疾患は非常にまれな疾患であり，病名を聞いた瞬間の保護者の不安は想像を絶するものがある．なかには精密検査医療機関を受診するまでにインターネットなどで検索して重症疾患と知り泣きながら受診する保護者もいる．

これが再採血のための採血医療機関への受診であれば，初回検査で再採血になった児が再検の結果偽陽性のことが多いので「現在元気ですし，念のための採血とお考えください」でよい．逆にこの段階で焦って精密検査を行ってしまう医療機関からまれに相談を受けるが，あくまでも初回スクリーニング陽性による再採血であり，速やかに再採血をすればよい．疾患を強く疑う異常であれば，再採血をせず精密検査になっているはずである．

一方，これが精密検査に受診された場合は，かなり真の疾患である可能性が高く，安易な発言は厳禁である．「おそらくこの疾患で間違いないと思いますが，重症度は患者さんによってさまざまです．しっかりと診断と重症度の把握を行いたいと思います．必要であればすぐに治療します」と，見通しをきちんと伝えて，医学的に正しいことをお話しすることが重要である．

📖 文　献
1) 竹原健二. 新生児マススクリーニング・システムの標準的実施要綱の試案. 平成 20，21 年度厚生労働科学研究費補助金（子ども家庭総合研究事業）山口班研究報告書 21-35，2010
2) MCADD Clinical Management Protocol 2nd Ed. NHS Newborn Blood Spot Screening. Programme, 2010.

（窪田　満）

第2章

タンデムマス・スクリーニング
対象疾患

1） タンデムマス検査の概要

Outline of newborn screening by tandem mass spectrometer

● タンデムマス法の原理

1. 安定同位体の内部標準

　タンデムマス法による新生児スクリーニング（NBS）における定量には，測定対象物質分子中の水素や炭素が^{2}H（重水素）や^{13}Cといった安定同位体（崩壊による放射線を出さない）で置き換えられた"安定同位体標識体"が内部標準として使用される．安定同位体標識体は，質量数が異なるがその他の分析上の特性は近似することを利用したものである．内部標準物質を含むメタノール溶液に濾紙血片を浸し，抽出されるアミノ酸とアシルカルニチンを測定する．

2. タンデムマス分析

　図のように，抽出液はエレクトロスプレーイオン化装置を通り，アミノ酸やアシルカルニチンが脱溶媒・イオン化されて高真空状態の質量分析計内に導入され，衝突誘起解離室で断片化される．タンデムマス法では，特定のアミノ酸，アシルカルニチンに対して，第一質量分析室で壊れる前の分子イオンの質量と第二質量分析室での断片イオンの質量を連結して設定し，断片イオンの量を検出して測定する．これを多重反応モニタリング（multiple reaction monitoring：MRM）分析と呼び，高感度で特異性の高い分析が可能となっている．MRM分析にあたっては適切な断片イオンの選択や断片化エネルギーなどの最適化が必要であり，この際の断片イオンの観察にはプロダクトイオンスキャンモード（第一質量分析室の分子イオンの質量を固定し，第二質量分析室で断片イオンをスキャン分析する）分析が，またアシルカルニチンの一斉測定にはプリカーサーイオンス

キャンモード（第一質量分析室の分子イオンをスキャンし，第二質量分析室で断片イオンを固定しておく）分析が行われることがある．

● 多項目の一斉分析

　従来の検査法では，1検査項目につき1つの濾紙血片が必要であったが（1テスト1項目検査），タンデムマス法は，20以上の検査項目を1つの濾紙血片で一斉に分析する1テスト多項目検査である．ただし，分析対象物質それぞれに安定同位体標識の内部標準物質が必要である．

　内部標準96人分の濾紙血を3 mm径の円形に打ち抜いて，それぞれ96ウェル検査用プレートの1つのウェル内に置き，内部標準を一定量含有するメタノール液を加えて，約30分振盪する．溶液を別の検査用プレートに移し，HPLC自動注入装置のラックに複数プレートをセットしてコンピュータ制御で測定する．タンデムマス法では，サンプルの質量分析計導入前にカラムを使ったクロマト分離は行わない（フローインジェクションという）．このため1検体の分析時間は2分以内であり，1台のタンデムマス機器で大量検体処理（年間約10万検体分析）が可能である．

● スクリーニング検査の精度管理

　タンデムマス法による臨床検体の分析に際しては，機器に特化した精度管理が必要である．すなわち，測定に際しては内部標準キットを使用する必要があり，また専門技師による機器の取り扱いと機器メーカーによる点検整備も必要である．これらの対応によってもなお，機器ごとに測定値が変動する現象がみられるため，NBSの事業主体である地方自治

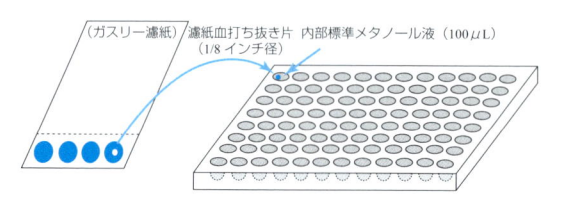

図 タンデムマス法による検査方法

体の委託を受けて「NBS 精度管理合同委員会」が組織され，タンデムマス法の精度管理・精度保証がおこなわれている．

その活動内容は，内部精度管理データの収集・解析と助言，外部精度管理事業（PT 試験，QC 試験），検査技師などに対する教育研修（多数の対象疾患の病態や治療に関する啓蒙を含む）などであり，自治体から検査施設への検査委託費の一部と精度管理委託費が活動に使われている．

● 対象疾患の選択

拡大スクリーニングの対象疾患については，各論で詳述されている．

厚生労働省科学研究班の試験研究では多くの候補対象疾患の研究が行われていたが，NBS へのタンデムマス法の採用が推奨された 2011 年の厚生労働省母子保健課長通知では，対象疾患は旧来の 3 種のアミノ酸代謝異常症を含めて 16 疾患に絞られ，"一次対象疾患" と呼ばれている．これ以外の試験研究中候補対象疾患は "二次対象疾患" と呼ばれている．

1.　一次対象疾患と二次対象疾患

スクリーニング精度が高く（見逃しがほとんど無く，偽陽性率が充分低い），適切な治療法がある疾患である．これらの条件を満たさない "二次対象疾患" の中には，対象疾患とすべきではない疾患や，検査指標を工夫すれば有意義なスクリーニングとなる疾患などが混在している．例えば，高チロシン血症は，有効な治療法は存在するが，わが国では疾患頻度が極めて低く，スクリーニング精度が低い（見逃しがないようにチロシン濃度のカットオフ値を設定すると再検査率が極めて高くなる）こと，高アルギニン血症は，疾患頻度が極めて低く，効果的な治療法が存在しないことから，"二次対象疾患" からも外すことが推奨された．一方，CPT2 欠損症は，古典的な

スクリーニング指標のスクリーニング精度が低かったが，突然死例の多発という実態調査結果を受けて新しいスクリーニング指標が開発され，厚生労働省からの勧奨を受けて，2018 年度から "一次対象疾患" に採用された．

今後の "一次対象疾患" 昇格の候補として以下の疾患があげられる．全身性カルニチン欠乏症とメチオニン低値を特徴とするホモシスチン尿症 II 型・III 型，シトリン欠損症，β-ケトチオラーゼ欠損症，グルタル酸血症 II 型，近年発見された HSD10 病や FAD 欠損症などがある．

"二次対象疾患" となっている疾患のなかにも，自治体の判断でスクリーニング対象疾患とされている疾患があるが，発見された患児については関係学会の診断・治療指針に基づいた医学的対応が必要であり，当該自治体では患者追跡調査や見逃し例調査においてもスクリーニング事業の一環として責任を持つことが求められる．

2.　その他

厚労省班研究の中で，既に対象疾患から外された主な疾患として，短鎖アシル CoA 脱水素酵素（SCAD）欠損症，HAD（SCHAD）欠損症，マロン酸尿症，オルニチントランスカルバミラーゼ（OTC）欠損症などがある．SCAD 欠損症は，まれな最終症例を除き病状を発症しないことが世界的にも報告され，研究班でも確認された．HAD（SCHAD）欠損症は，試験研究中に 1 例発見されたが，スクリーニング指標とカットオフ値の設定が困難であり，疾患頻度も極めて低い．マロン酸血症も我が国では極めてまれであり，スクリーニング指標の設定が困難で，また有効な治療法もないため，あえて対象疾患とされていない．

（重松陽介）

2) タンデムマス分析とその結果のみかた

Evaluation of the results in newborn screening by tandem mass spectrometer

タンデムマス分析によるアミノ酸やアシルカルニチンは表に示すような略字で表記される．タンデムマス分析では異性体を区別できないので，アミノ酸ではロイシンとイソロイシンは「Leu＋Ile」と表記し，アシルカルニチンではアシル基の炭素数を示す略字で表記し，例えば「C5」で3種の異性体をまとめて表記する．また，不飽和結合のあるアシル基を持つアシルカルニチンは「C5：1」水酸基があると「C5-OH」，カルボキシル基があると「C5-DC」のように表記する（巻末の MRM 分析イオン一覧参照）．以下，表に基づき，結果の見方の注意点を解説する．

1. フェニルアラニン（Phe）

カットオフ値を 2 mg/dL と低く設定していると，最軽症型フェニルアラニン水酸化酵素異常症が陽性になるが，Phe 上昇が軽度である BH_4 欠損症を見逃さない様に精密検査を実施するのが肝要である．

2. ロイシン＋イソロイシン（Leu＋Ile），バリン（Val）

母乳栄養を強力に推進すると哺乳量不足による飢餓状態の新生児がしばしば経験される．これらの分枝鎖アミノ酸は飢餓による異化亢進で増加し，メープルシロップ尿症の陽性判定になりがちである．異化亢進の場合 C2 の著しい上昇がみられる．精密検査としてアロイソロイシン濃度を測定する必要がある．アロイソロイシン濃度は LSI メディエンスや福井大学小児科代謝検査部門で測定可能である．

3. メチオニン（Met）

メチオニン上昇でスクリーニングするのは，ホモシスチン尿症とメチオニンアデノシルトランスフェラーゼ欠損症である．前者は尿中ホモシスチン排泄増加，あるいは血中総ホモシステイン上昇を伴う．

メチオニン低下を示すホモシスチン尿症Ⅱ・Ⅲ型があるが，一次対象疾患として扱われていない．乾燥濾紙血中メチオニンは室温放置により1，2週間で減少傾向が見られること，ホモシスチン尿症Ⅱ型でメチオニン低下がみられない例がある．ホモシスチン尿症Ⅱ型では，C3/Met 比がよいスクリーニング

指標となりコバラミン治療が有効である．ホモシスチン尿症Ⅲ型はベタイン治療が有効である．頻度は低いものの米国ではこれらをスクリーニング対象とすることが推奨されている．

4. シトルリン（Cit）

軽度のシトルリン上昇の場合の鑑別疾患は，①軽症型高シトルリン血症Ⅰ型，②アルギニノコハク酸尿症，③シトリン欠損症がある．①③は遺伝子解析，②は血中アルギニノコハク酸測定が必要．③はメチオニンやチロシンなどの複数のアミノ酸上昇を認めることが多いが，シトルリンのみ上昇のこともある．胆汁酸上昇などの臨床検査と合わせて診断する．

シトルリン低値は高アンモニア血症で発症しているオルニチントランスカルバミラーゼ欠損症，カルバミルリン酸合成酵素1欠損症でみられることがあるが，急性発症していない児では必ずしも低値ではない．

5. チロシン（Tyr）

高チロシン血症Ⅰ型は疾患頻度が低く一次対象疾患ではないが，治療薬がある．チロシン上昇で精密検査とする場合には尿・血中サクシニルアセトンを測定する必要がある．

6. 遊離カルニチン（C0）

遊離カルニチン低下をきたすのは，①カルニチントランスポータ異常症（全身性カルニチン欠乏症），②早産児（肝での産生不足），③有機酸代謝異常症，④カルニチンパルミトイルトランスフェラーゼ2（CPT2）欠損症など一部の脂肪酸酸化異常症，⑤ケトアシドーシス（増加したアセチルカルニチンによる消費），⑥薬剤性，⑦母体の代謝異常，などである．

全身性カルニチン欠乏症は現在一次対象疾患ではないが，C0 低下があると脂肪酸酸化異常症のスクリーニング指標値がカットオフ値を下回ることがあるので，C0 低下時は指標の異常の程度を勘案して，脂肪酸酸化異常症の精密検査（血清アシルカルニチン分析）とするのが見逃しを防ぐうえで肝要である．

表 タンデムマスの検査項目

分類	物質記号	物質名	疑われる疾患や状況	鑑別検査
アミノ酸	Phe	フェニルアラニン	フェニルケトン尿症，シトリン欠損症（シトルリンも上昇）	BH₄ 負荷試験 血中アミノ酸分析
	Leu＋Ile Val	ロイシン，イソロイシン バリン	メープルシロップ尿症，ケトアシドーシス（異化亢進）	血中アロイソロイシン測定
	Met	メチオニン	ホモシスチン尿症，MAT 欠損症，シトリン欠損症（シトルリンも上昇）	尿ホモシスチン分析 血中総ホモシステイン分析
		メチオニン（低下）	ホモシスチン尿症Ⅲ型（cblG, MTHFR 欠損症）	血中総ホモシステイン分析
	Cit	シトルリン	シトルリン血症 1 型，アルギニノコハク酸尿症，シトリン欠損症	血中アンモニア測定 血中アミノ酸分析
		シトルリン（低下）	OTC 欠損症，CPS1 欠損症	血中アンモニア測定 尿有機酸（オロット酸）分析
	Tyr	チロシン	高チロシン血症 1 型，肝障害，シトリン欠損症（シトルリンも上昇）	血中サクシニルアセトン分析 尿有機酸分析
アシルカルニチン	C0	遊離カルニチン（低下）	全身性カルニチン欠乏症，二次性カルニチン欠乏	カルニチンクリアランス
		遊離カルニチン	CPT1 欠損症（C0/(C16＋C18) 比上昇），組織障害（重症仮死），シトリン欠損症	
	C2	アセチルカルニチン	ケトアシドーシス（異化亢進）	尿有機酸分析
		アセチルカルニチン（低下）	（脂肪酸酸化異常症全般）	
	C3	プロピオニルカルニチン	メチルマロン酸血症，プロピオン酸血症	尿有機酸分析 血中総ホモシステイン分析
	C4〜C18	ブチリルカルニチン〜パルミトイルカルニチン	グルタル酸血症 2 型	尿有機酸分析
	C5	イソバレリルカルニチン 2-メチルブチリルカルニチン ピバロイルカルニチン	イソ吉草酸血症，短鎖分枝鎖アシル CoA-脱水素酵素欠損症，ピボキシル抗生剤服用などの薬剤性変化	尿有機酸分析 LC–MS/MS 2 次分析
	C5:1	チグリルカルニチン	3 ケトチオラーゼ欠損症	尿有機酸分析
	C5-DC	グルタリルカルニチン	グルタル酸血症 1 型，ケトアシドーシス	尿有機酸分析
	C5-OH	3-ヒドロキシイソバレリルカルニチン 3-ヒドロキシ-2-メチルブチリルーカルニチン	複合カルボキシラーゼ欠損症，ビオチン欠乏，メチルクロトニルグリシン尿症，HMG 血症，3 ケトチオラーゼ欠損症，HSD10 病	尿有機酸分析
	C8	オクタノイルカルニチン	MCAD 欠損症（C8＞C10）	血清アシルカルニチン分析
	C10 C12	デカノイルカルニチン， ドデカノイルカルニチン	ケトアシドーシス，グルタル酸血症 2 型（C2 上昇なし）	尿有機酸分析
	C14:1	テトラデセノイルカルニチン	VLCAD 欠損症，ケトアシドーシス	血清アシルカルニチン分析
	C14	テトラデカノイルカルニチン	CPT2 欠損症/CACT 欠損症	血清アシルカルニチン分析
	C16	パルミトイルカルニチン	CPT2 欠損症/CACT 欠損症，VLCAD 欠損症，ケトアシドーシス	血清アシルカルニチン分析
	C18	ステアリルカルニチン		
	C18:1	オクタデセノイルカルニチン		
	C16-OH	ヒドロキシヘキサデカノイルカルニチン	三頭酵素欠損症/LCHAD 欠損症	血清アシルカルニチン分析 尿有機酸分析
	C18:1-OH	ヒドロキシオクタデセノイルカルニチン		

また，C0 低下を契機に発見される母の疾患としては，全身性カルニチン欠乏症，グルタル酸血症 I 型，メチルクロトニルグリシン尿症が報告されている．

7．アセチルカルニチン（C2）

哺乳不足の異化亢進時に増加する．脂肪酸酸化異常症では通常 C2 の上昇は見られないとされているが，軽症型などでは上昇することがある．上昇した C2 上昇はアミノ酸の異化にも由来する．

8．プロピオニルカルニチン（C3）

C3 と C3/C2 を指標とするメチルマロン酸血症，プロピオン酸血症のスクリーニングは特異度が不充分であることが世界的に指摘されている．C3 の上昇はメチルマロン酸血症で比較的軽度のことが多く，プロピオン酸血症では最軽症型でも比較的高値となるとされているが，急性発症するプロピオン酸血症でもカットオフ値をわずかに下回った例が報告されている．ビタミン B_{12} 反応型メチルマロン酸血症やビタミン B_{12} 欠乏症でも陰性判定になる例が知られている．一方，新生児濾紙血での C3 上昇は高ビリルビン血症でも見られることがある．

対策としては，カットオフ値を下げる，新たな指標（C3/Met など）の追加，"あるいは"条件にして指標を適用するなどが検討されるべきである．この場合，陽性率上昇を考慮して，LC-MS/MS 2 次検査（メチルマロン酸，総ホモシステイン測定）の実施が不可欠であろう．

9．C5

C5 アシルカルニチンには 4 種の異性体がある．そのうち疾患関連の 3 種を表に示した．ピバロイルカルニチンは抗生剤以外の薬剤使用時にも上昇する．当該薬剤を汎用している分娩医療機関には使用を控えるよう情報提供すべきである．

これらは尿中有機酸分析で鑑別可能であるので，緊急対応すべきである．

10．C5-DC

C2 上昇を伴った C5-DC の陽性例は異化亢進状態である可能性がある．C0 低下を伴っている場合はグルタル酸血症 I 型であっても C5-DC がカットオフ値を下回る可能性がある．両者とも再採血による濾紙血検査とすべきである．

11．C5-OH

C5-OH 上昇の陽性例は，再採血による濾紙血分析を行わず，すべて尿有機酸分析による精密検査とすべきである．低出生体重児で，2 回目の検査で陽性となった場合も，軽度のビオチン欠乏を考慮し，尿有機酸分析を実施すべきである．

12．C8

C8/C10 の指標は，C8 上昇例について適用するのであり，単独で陽性判定してはいけない．陽性例は血清アシルカルニチン分析による精密検査とする．

13．C14:1

C14:1/C2 の指標はカットオフ値の設定が難しいので，C14:1 上昇例については C14:1＞C10，C14:1＞C12 を用いて陽性判定を行うべきである．C14:1 は異化亢進時に上昇するが，C10 や C12 の方がさらに上昇の程度が大きい．

14．C16, C18:1

CPT2 欠損症は（C16＋C18:1）/C2 と C14/C3 の指標でスクリーニングするが，新生児濾紙血では C16 は軽度であれ上昇していることが多い．ただし，2 つの比の指標は，C2 や C3 が低値であると CPT2 欠損症患者でなくても陽性になりうる．

CPT2 欠損症では C0 低値を示すことが多い．C0 低値が著しいと（C16＋C18:1）/C2 や C14/C2 の指標も低下し偽陰性となる危険性がある．今後の検証が必要であるが，当面，C0 低値が著しい場合は，C2 上昇がなければ，（C16＋C18:1）/C2 や C14/C2 のカットオフ値を少し低くして陽性判定を行い，精密検査対象をとるのが望ましい．

（重松陽介，湯浅光織）

3）タンデムマスによる２次検査

Second-tier tests using tandem mass spectrometer

新生児スクリーニング（NBS）でのタンデム分析では異性体を区別できない．このため，LC-MS/MS分析により異性体を分別定量する．表にLC-MS/MS分析による精密検査例を示した．

1．LC-MS/MS分析

アシルカルニチンとアミノ酸のLC-MS/MS分析には確立した方法があり，アシルグリシンも測定できる．有機酸のLC-MS/MS分析法は改良が行われている．NBSのタンデム分析と同時にLC-MS/MS分析を行うには，それぞれ専用の質量分析計を用いる必要がある．

メチルマロン酸血症，プロピオン酸血症の鑑別のためのLC-MS/MS分析が世界的に注目され実施さ

れている．ビタミン B_{12} 反応性メチルマロン酸血症ではC3やC3/C2比の上昇の特異性が不充分であり，メチオニン低値を追加指標とする．このLC-MS/MS分析では濾紙血中のメチルマロン酸と総ホモシステイン（Hcy）を同時測定する．総Hcyを定量するには特殊なサンプル調整処理が必要である．同時測定にはケースによって質量分析法での工夫が必要である．現在C3，C3/C2，C3/Met，Metの指標の陽性者に対してLC-MS/MS分析でメチルマロン酸，総Hcyを定量し，ビタミン B_{12} 反応性を含むメチルマロン酸血症，ホモシスチン尿症Ⅰ～Ⅲ型を診断するプロジェクトも進められている．

（重松陽介，湯浅光織）

表 ▶ LC-MS/MS分析による初回濾紙血を用いた二次検査

陽性項目	対象疾患	LC-MS/MS分析物質と異常	診断名
Leu＋Ile	メープルシロップ尿症	アロイソロイシン上昇	メープルシロップ尿症
		アロイソロイシン上昇なし	異化亢進状態
Met	ホモシスチン尿症	メチオニンが上昇し総ホモシステインも上昇	ホモシスチン尿症（CBS欠損症）
		メチオニンが低下し総ホモシステインが上昇	cblG，MTHFR欠損症
Cit	高シトルリン血症Ⅰ型，アルギニノコハク酸尿症	アルギニノコハク酸が上昇	アルギニノコハク酸尿症
C5	イソ吉草酸血症	ピバロイルカルニチン上昇	抗生剤服用などの薬剤性変化
		イソバレリルカルニチン上昇	イソ吉草酸血症
		2メチルブチリルカルニチン上昇	短鎖分枝鎖アシルCoA脱水素酵素欠損症
C3 C3/C2 C3/Met	メチルマロン酸血症，プロピオン酸血症	3ヒドロキシプロピオン酸のみ上昇	プロピオン酸血症
		メチルマロン酸と3ヒドロキシプロピオン酸が上昇	メチルマロン酸血症，cblAなど
		メチルマロン酸と総ホモシステインが上昇	ビタミン B_{12} 欠乏，cblCなど
C5-DC	グルタル酸血症Ⅰ型	3ヒドロキシグルタル酸上昇	グルタル酸血症1型
		3ヒドロキシグルタル酸の上昇なし	異化亢進状態
C5-OH	複合カルボキシラーゼ欠損症，メチルクロトニルグリシン尿症，HMG血症（ビオチン欠乏）	3HIVA（3ヒドロキシイソ吉草酸）のみ上昇	ビオチン欠乏，メチルクロトニルグリシン尿症
		3HIVAとプロピオニルグリシンが上昇	複合カルボキシラーゼ欠損症
		3HIVAと3メチルクロトニルグリシンが上昇	メチルクロトニルグリシン尿症
		3HIVAと3ヒドロキシ3メチルグルタル酸が上昇	HMG血症
		3HIVAとチグリルグリシン，2メチルアセトアセチルカルニチンが上昇	βケトチオラーゼ欠損症
		3HIVAとチグリルグリシンのみ上昇	HSD10病

4）検査に影響する因子
Factors affecting tandem-mass analysis

タンデムマス分析では，種々の要因でアシルカルニチン値やアミノ酸測定値が変動し，結果を見誤る可能性がある[1]．特に新生児期のタンデムマス分析で認められやすい変動因子について以下に述べる．

● 検体の保存環境

濾紙血中のアシルカルニチンは時間とともに遊離カルニチンとアシル基に加水分解される[2]．アシル基の炭素数が短いほど安定性に乏しく，更に高温・多湿では加水分解が早まる．つまり，夏場に常温で放置された濾紙血では，短鎖アシルカルニチンが容易に分解され，結果的に C2，C3，C4 などはみかけ上低値となり，逆に C0 値は高値を示す可能性がある．また，アミノ酸も，特にメチオニンは高温多湿な環境で速やかに分解され1週間で半値になるという報告がある[3]．したがって，濾紙血は乾燥後，速やかに検査機関へ送付すべきである．濾紙血を長期保存する場合には，乾燥剤入りのジッパー付きビニール袋などで密封のうえ，冷凍保存した方がよい．

● 経静脈栄養の影響

経静脈栄養剤には多種のアミノ酸が含まれており，過剰栄養によって汎アミノ酸血症を呈することがある．一部には C8 や C12 に類似したコンポーネントが含まれているものがあり，中鎖アシル-CoA脱水素酵素（MCAD）欠損症などと見誤る可能性がある[4]．このような場合の鑑別には，アミノ酸比（Phe/Tyr，Met/Phe，Leu/Ala など）をみることが重要であるが，2次検査をしなければ鑑別出来ない症例もある．可能な限り，経静脈栄養を始める前に検体を採取すべきである．

また，経静脈栄養剤にはカルニチンが含まれていないため，長期間，経静脈栄養だけを受けている児では2次性カルニチン欠乏になることがある．

● MCT ミルク（オイル）の影響

MCT ミルク（オイル）には中鎖脂肪酸が含まれており，C6〜C12 が上昇しやすい．MCAD 欠損症との鑑別には，C8/C10 比などを見ることが重要である．尿中有機酸分析が鑑別に有用な症例も多い．

● 薬剤の影響

ピボキシル基含有抗菌薬（CFPN-PI，CDTR-PI，CFTM-PI など）によって C5（ピバロイルカルニチン）が上昇することはよく知られている．母体が内服していた場合でも児の C5 が上昇することがある．また，シベレスタット（エラスポール®）投与でも C5 は上昇する[5]．このような症例の鑑別には尿中有機酸分析が有用である．

● 母の疾患

児の検体での異常をきっかけに，母体の疾患が発見されることがある．例えば全身性カルニチン欠乏症，メチルクロトニルグリシン尿症，グルタル酸血症Ⅰ型，イソ吉草酸血症，ビタミン B_{12} 欠乏症（メチルマロン酸血症類似）である．母親が菜食主義者などでカルニチン欠乏状態であると，児の遊離カルニチンも低下する．

● その他

哺乳不良で異化が亢進したり，胆汁うっ滞があると，特定のアシルカルニチンが上昇することがある．多臓器不全など全身状態の悪化しているときにも種々のアミノ酸，アシルカルニチンが上昇し正確な判定が困難なことが多い．早産児や低出生体重における検査値への影響もはっきりしていない．

📖 文献

1）Gray L Hoffman, et al. Newborn screening by tandem mass spectrometry：approved guideline. CLSI, 2010：30

2）Fingerhut R, et al：Stability of acylcarnitines and free carnitine in dried blood samples：implications for retrospective diagnosis of inborn errors of metabolism and neonatal screening for carnitine transporter deficiency. *Anal Chem* 2009：**81**：3571-3575

3）篠塚直樹，他．乾燥濾紙血中のアミノ酸，フリーカルニチン，アシルカルニチンの安定性の検討　保存温度・湿度・保存期間による影響．日マススクリーニング会誌 2013：**23**：288-293

4）Magera MJ, et al. Dextrose-an artifact detectable by newborn screening as a butylated acylcarnitine. *J Inherit Metab Dis* 2005：**28**（Suppl. 1）：1

5）Yamada K, et al：Elevation of pivaloylcarnitine by sivelestat sodium in two children. *Mol Genet Metab* 2015：**116**：192-194

（山田健治）

memo1　患者追跡項目の例

　新生児スクリーニングで発見された小児の患者登録，長期フォローアップ体制はきわめて重要である．理由として，①患者家族の QOL 向上，②診療技術向上，③診療状況のチェックを含む精度管理，④一般社会への啓発，⑤政策的事業評価などがあげられる．さらに，対象疾患の自然歴が明らかになることで，より適切なカウンセリングや家族支援ができ，新薬などが発売されるときにはより迅速に情報共有が可能になる．年 1～2 回記入すべき患者追跡チェック項目の例を図に示す．

追跡用	患者フォローアップ調査票（例）		
記載日	年　　　月　　　日	医師名	
施設名			
E-mail adress			
電話番号		FAX	

患者情報　（疾患名：　　　　　　　　　　　　　　　　　）

氏名（イニシャル）	（姓）　　　　（名）	性　別	□男　　　　□女
生年月日	年　　　月　　　日		
自宅住所	都道府県　　　　　市町村		
通学・就職状況（記載時点）	□自宅生活　□保育園/幼稚園　□小学校　□中学校　□高等学校　□大学 □養護学校（初等部　中等部　高等部　）　□施設入所　□就職		

発育・発達（直近の測定値）	身長　　　　cm　　体重　　　　kg　（　　年　　月）
	□正常発育・発達
	□知的発達は正常、しかし成長障害
	□軽度発達障害　（ADLは自立している）
	□中等度発達障害（ADLは一部介助が必要）
	□重度発達障害　（ADLは全て介助が必要）
	□死亡　　ア）死亡年月(年齢)　　　年　　　月（　　歳　　ヶ月） 　　　　　イ）死亡理由：原疾患の増悪　・　感染症　・　治療副作用 　　　　　　　　　その他（　　　　　　　　　　　　　　　）

記載時の治療内容（複数チェック可）※具体的記載は下の自由記載欄へ	
□治療なし、生活上の注意のみ	□食事制限（蛋白制限、脂質制限など）
□カルニチン投与	□アミノ酸投与
□ビタミン投与	□透析
□薬物投与	□その他

〈その他自由記載：最近の治療経過の補足、検査データ、エピソードなど〉

図▶　患者フォローアップ調査票（例）

（山口清次）

1）アミノ酸代謝異常症のスクリーニング概要

Outline of screening for amino acid metabolism disorder

● 概略（歴史的背景）

1. フェニルケトン尿症スクリーニングの歴史

1）治療法の発見

アミノ酸代謝異常症のなかでフェニルケトン尿症（PKU）は，1952 年西ドイツの Bickel により食事療法により障害をまぬがれることが世界で初めて報告された．しかもその治療効果は早期に始めるほどよいことが明らかにされ，早期発見と早期治療という現在の新生児スクリーニング（NBS）が始まる契機となった．

2）スクリーニング法の発見

当初 PKU は尿中のフェニルケトン体により診断されていたが，乳児期前半には不安定で感度も悪く見逃されることもあった．1961 年米国の Guthrie が，細菌の変異株を使って血中フェニルアラニンのバイオアッセイに成功し，これにより NBS が可能となった．Guthrie は，少量の血液を濾紙にしみこませて乾燥させた血液濾紙（ガスリー濾紙）を開発し，遠隔地から検査センターへ郵送することで全国的な NBS が実施できることを明らかにした．

3）日本の NBS

1977 年に日本でも PKU とメープルシロップ尿症（MSUD），ホモシスチン尿症（HCU）の 3 つのアミノ酸代謝異常症で，全国的な NBS が始まった．

2. スクリーニング法の進歩

アミノ酸代謝異常症のスクリーニング法として**表1**に示すような方法がある．

1）ガスリーテスト

①原理：フェニルアラニンの入っていない培地では枯草菌は増殖することができないが，培地の上に血液濾紙のディスクをおくと，血液濾紙に含まれているフェニルアラニンの量に応じてその周囲で枯草菌が増殖する．この原理を利用してフェニルアラニンの血中濃度の高い新生児を発見することができる（**図**）．同様にフェニルアラニンをロイシンやメチオニンに置き換えればロイシン高値となる MSUD や

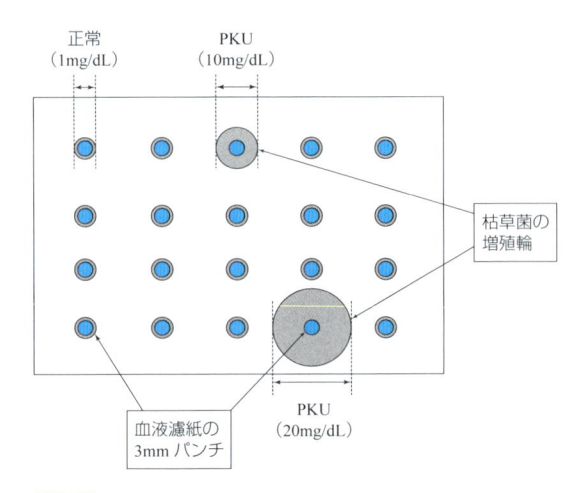

正常（1mg/dL）　PKU（10mg/dL）　枯草菌の増殖輪　血液濾紙の 3mm パンチ　PKU（20mg/dL）

図 ガスリーテストの原理

血液ろ紙の 3 mm パンチをフェニルアラニン無しの寒天培地にのせると濾紙血のフェニルアラニン濃度に比例して枯草菌の増殖輪が大きくなる．一つのプレートに 20 個の 3 mm パンチを乗せて検査をすると増殖輪の大きな PKU はすぐに判定できる．実際には 50 個の検体を 1 つのプレートに乗せるため，20 枚のプレートで 1000 人のスクリーニングが可能である．

メチオニン高値となる HCU をスクリーニングできる．実際には測定したいアミノ酸を抜き，その代わりに PKU ではフェニルアラニンの代わりに β-チェニルアラニン，MSUD ではロイシンの代わりに 4-アザロイシン，ホモシスチン尿症ではメチオニンの代わりに L-メチオニン-スルホキシミンを加えた培地を作る．これをバイオアッセイと呼び，枯草菌の増殖輪の直径によって半定量する．

②利点：1つのプレートで 50 検体を一度に判定できるため，1,000 人のスクリーニングもプレート 20 枚程度で迅速に判定できる．また，安価である．

③短所：半定量によるスクリーニングであるので，偽陽性，偽陰性も少なからずあり，抗生剤で治療されている新生児の濾紙血では枯草菌の増殖も抗生剤の影響を受けることがある．

2）高速液体クロマトグラフィー（HPLC）法

①利点：多くのアミノ酸を同時に精度よく測定できる．

②短所：本来対象としていなかった疾患も同時に

表1　ガスリー法・HPLC法・タンデムマス法の比較

	ガスリー法	HPLC法	タンデムマス法
測定精度	半定量 （バイオアッセイ）	高い （クロマトピーク面積）	高い （多重反応モニタリング）
分析項目数	1テスト1疾患*	1テスト複数疾患** （アミノ酸のみ）	1テスト複数疾患 （アミノ酸のみならず アシルカルニチン）
分析時間	16〜17時間培養	1件約15分	1件約2分
1日分析検体数	500以上可能	約100	約400
抗生剤の影響	あり （偽陰性）	なし	一部にあり （疑陽性）
検査費用 （試薬実費）	非常に安価 （約100円）	高くない （数百円）	高くない （数百円）
検査結果の記録・保存	手入力	自動記録・保存	自動記録・保存

＊：one test one disease, ＊＊：one test multiple disease, ともいわれる

発見される．NBSは本来家族の同意を得て行われる検査で，同意書に記載のない対象外の疾患が偶然発見されたときに（具体的にはフェニルアラニンのすぐ後にピークの出るチロシンが高値の場合，高チロシン血症として発見することができる）これを家族に伝えることの是非について議論がある．

3）タンデムマス法

①利点：濾紙血中の微量で多種類の代謝物を短時間で測定することができる．ガスリー法と異なり，アミノ酸以外の代謝物を測定できるため，対象疾患の種類が格段に増えた．多項目が測定でき，目的とする項目をセットして測定できる．

②短所：分析装置が高価で精度管理が厳しくなる．

● アミノ酸代謝異常症の診断指標と確定診断[1]（表2）

タンデムマス法で発見可能な疾患一覧を**表2〜表4**に示している．

1．PKU

フェニルアラニン水酸化酵素（PAH）をコードする*PAH*遺伝子の変異により高フェニルアラニン血症をきたすため，血中フェニルアラニン値（血中Phe値）でスクリーニングし，血中Phe値が2mg/dL以上の場合に高フェニルアラニン血症と診断して精密検査を実施する．精密検査ではPAHの補酵素テトラヒドロビオプテリン（BH$_4$）依存性の高フェニルアラニン血症を鑑別する．この鑑別には血液や尿の補酵素の測定（プテリジン分析）と乾燥濾紙血でジヒ

ドロプテリジン還元酵素（DHPR）活性を測定する．

両者が正常であればBH$_4$欠損症は否定され，PAHの異常による高フェニルアラニン血症と診断される．高フェニルアラニン血症は，治療前の血中Phe値が2mg以上10mg/dL未満の場合に軽症高フェニルアラニン血症，10mg/dL以上20mg/dL未満の場合に軽症PKU，20mg/dL以上の場合は古典的PKUと診断される．さらにPAH欠損症の亜型としてBH$_4$に反応するBH$_4$反応性PAH欠損症の診断はBH$_4$投与前後の血中Phe値の低下率で診断するが，BH$_4$・1回負荷試験で20%以上，BH$_4$・1週間投与試験で30%以上の低下率を認めればBH$_4$反応性PAH欠損症と診断できる（フェニルケトン尿症の項目参照）．

2．BH$_4$欠損症

BH$_4$欠損症はBH$_4$を生合成または再生する酵素をコードする遺伝子の変異により発症するが，BH$_4$の代謝産物であるプテリジン分析により診断できる．BH$_4$は，GTPからGTPシクロヒドロラーゼI（GTPCH）によりジヒドロネオプテリン三リン酸が合成され，さらに6-ピルボイルテトラヒドロプテリン合成酵素（PTPS）とセピアプテリン還元酵素（SR）によりBH$_4$が合成される．この最初のGTPCHが欠損するとネオプテリン（N）もビオプテリン（B）も合成されないため，プテリジン分析ではN値とB値の両方が低下することになる．第2の反応を触媒するPTPSの欠損症ではN値が著明に増加し，B値が著明に低下することになり，N/B比は著増する．次のSRに

21

表2 アミノ酸代謝異常症の診断指標と確定診断[1]

疾患	指標	カットオフ nmol/mL （mg/dL）	確定診断
フェニルケトン尿症	Phe	＞1200（20）	*PAH* 遺伝子変異
高フェニルアラニン血症	Phe	＞120（2）	*PAH* 遺伝子変異 BH_4 の 1 週間投与試験
BH_4 欠損症	Phe	＞120（2）	プテリジン分析，DHPR 活性，BH_4 の 1 回負荷試験
メープルシロップ尿症	Leu＋Ile	＞350（4.5） Val＞250（2.9）	尿中分枝鎖αケト酸
ホモシスチン尿症	Met	＞50-80 （0.75〜1.2）	血中ホモシステイン 尿中ホモシスチン
MAT 欠損症	Met	＞134（2）	*MAT1* 遺伝子変異
高チロシン血症 I 型	Tyr，SCA	＞200（3.6）	血中・尿中サクシニルアセトン

PAH：フェニルアラニン水酸化酵素，BH_4：テトラヒドロビオプテリン，DHPR：ジヒドロプテリジン還元酵素，MAT：メチオニンアデノシルトランスフェラーゼ，*MAT1*：MAT 遺伝子，SCA：サクシニルアセトン

表3 頻度と臨床経過

疾患	頻度	臨床症状
フェニルケトン尿症	1：5 万	精神遅滞，赤毛，色白
高フェニルアラニン血症		無症状〜BH_4反応性
BH_4 欠損症	1：170 万	重度精神遅滞
メープルシロップ尿症	1：50 万	ケトアシドーシスで急性発症
ホモシスチン尿症	1：80 万	水晶体亜脱臼，骨格系の異常，血管系異常
MAT 欠損症	1：10 万	無症状
高チロシン血症 I 型	日本で数例	肝障害，肝硬変，尿細管障害

表4 治療と予後

疾患	治療方針	予後
フェニルケトン尿症	食事療法，PALYNZIQ®（pegvaliase−pqpz）*	良好
高フェニルアラニン血症	軽症は無治療，BH_4反応性は BH_4，一部食事療法	良好
BH_4欠損症	BH_4投与（一部食事療法と併用），および L-DOPA，5-ヒドロキシトリプトファン投与	良好
メープルシロップ尿症	食事療法，一部サイアミン反応性の病型あり，肝移植	良好
ホモシスチン尿症	食事療法，ベタイン，一部ピリドキシン反応性の病型あり	良好
MAT 欠損症	無治療（高メチオニン血症のみ）	良好
高チロシン血症 I 型	ニチノシン投与，肝移植	良好

*：既存療法で血中フェニルアラニン濃度がコントロールできない成人のフェニルケトン尿症患者に対し，2018 年米国にて承認（わが国未承認）

より BH_4 が合成されるが，この酵素の欠損では高フェニルアラニン血症が起こらないため NBS では発見されない．

プテリジン分析では BH_4，qBH_2，BH_2，B を区別せずに総和として測定することが一般的でこの場合 DHPR 欠損症と PKU を区別することが難しくなる．

このため DHPR 欠損症は乾燥濾紙血で DHPR 活性を直接測定し確定診断する〔BH_4欠損症（p.26）参照〕．

3. MSUD

分枝鎖アミノ酸の代謝異常症で 5 つの臨床病型に分類され，4 つの遺伝子のいずれかの変異によりロイシン（Leu），イソロイシン（Ile），バリン（Val）

の3つの分枝鎖アミノ酸の異化が障害され高値となるが，タンデムマスでは Leu と Ile は区別されず Leu + Ile として高値（＞350）の結果がでる．これに Val の高値（＞250）を認めれば精密検査となる．精密検査では血液と尿のアミノ酸分析，尿中有機酸分析を実施し，必要に応じて酵素活性の測定による確定診断を行う．

4. HCU

シスタチオニン β 合成酵素をコードする遺伝子の変異が原因でホモシステイン（Hcy）が蓄積するが，メチオニン値でスクリーニングするため他の原因の高メチオニン血症〔メチオニンアデノシルトランスフェラーゼ（MAT）欠損症〕と鑑別が必要で，精密検査では血中 Hcy 値を測定し 60 μmol/L 以上であれば HCU と診断できる．

5. MAT 欠損症

NBS において上記 HCU 以外の持続性高メチオニン血症の大部分は MAT 欠損症である．血中メチオニン値が 134 μmol/L（2 mg/dL）以上で血中総 Hcy 値が 60 μmol/L 未満であれば *MAT1A* 遺伝子解析で確定診断する．AD 型であれば一方のアレルにのみ R264H 変異を認め，AR 型であれば両方のアレルに病因変異を認める．

6. 高チロシン血症

血中チロシン値（血中 Tyr 値）が 200 μmol/L（3.6 mg/dL）以上で高チロシン血症として精密検査を実施する．高チロシン血症は3つの病型があり血中アミノ酸分析は必須の検査であるが，血中 Tyr 値は I 型では一番低く 200 μmol/L 程度以上，II 型が一番高く 1,000 μmol/L（18 mg/dL）程度以上，III 型はその中間で 500 μmol/L（9.0 mg/dL）程度以上になることが多い．尿中有機酸分析では，サクシニルアセトンの上昇を認めれば I 型と診断できる．II 型と III 型では 4-ヒドロキシフェニルピルビン酸，4-ヒドロキシフェニル乳酸，4-ヒドロキシフェニル酢酸が上昇するため，確定診断には酵素活性の測定や遺伝子解析を実施する．

● アミノ酸代謝異常症の臨床所見（表3）

1. PKU

芳香族アミノ酸（AAA）の一種のフェニルアラニンの代謝異常で，AAA は神経伝達物質の合成に重要な役割がありその代謝異常は中枢神経症状の原因となる．

2. MSUD

分枝鎖アミノ酸（BCAA）の Val，Leu，Ile の代謝異常で，BCAA はエネルギー産生に重要な役割が有りその代謝の異常は低血糖やアシドーシスの原因となる．

3. HCU

含硫アミノ酸の代謝異常で，メチオニンの上昇よりもホモシステイン（Hcy）の上昇が血栓形成や動脈硬化の原因となり，システインの低下は結合組織の脆弱性の原因となる．

● 治療と予後（表4）

NBS で発見されるアミノ酸代謝異常症の治療は，食事治療が原則で蛋白質の制限と不足するアミノ酸を治療用粉乳で補充する必要がある．これらの食事治療は指定難病の重症度分類で重症に指定されている大変困難な治療法でこれに代わる新しい治療法が求められてきた．BH_4，ベタイン，ニチノシンなどはオーファンドラッグとして保険収載され予後の改善に寄与している．これらの治療の効果が十分でない場合は肝移植が実施される．これらの治療を組み合わせることにより予後は良好である．また古典的 PKU の治療にフェニルアラニンを分解する注射薬（PEG-PAL）の治験が日本でも始まり，さらに米国では遺伝子治療も開発が進んでいる．

文 献

1) 日本先天代謝異常学会（編）．新生児マススクリーニング対象疾患等診断ガイドライン 2015．診断と治療社，2015
2) 遠藤文夫（編）．先天代謝異常症ハンドブック．中山書店，2013

（新宅治夫）

2) フェニルケトン尿症（高フェニルアラニン血症）

Phenylketonuria（Hyper phenylalaninemia）

● 疾患概念

フェニルケトン尿症（PKU）[1]は，フェニルアラニン（Phe）をチロシン（Tyr）に変換するフェニルアラニン水酸化酵素（PAH）をコードする遺伝子（*PAH*）の変異により発症する先天代謝異常症で，常染色体劣性遺伝形式をとる．新生児スクリーニング（NBS）では血中 Phe 値が 2 mg/dL 以上で高フェニルアラニン血症（高 Phe 血症）と診断する．血中 Phe 値が 20 mg/dL 前後の高 Phe 血症は，PKU として厳しい食事治療が必要な症例であるが，普通食でも血中 Phe 値が 10 mg/dL 未満の高 Phe 血症は，軽症高 Phe 血症として無治療もしくは一定の年齢で食事療法が中止できるとされてきた．しかし，現在では診断時の血中 Phe 値により，①古典的 PKU（20 mg/dL 以上），②軽症 PKU（10 mg/dL 以上 20 mg/dL 未満），③軽症高 Phe 血症（10 mg/dL 未満），に分類し，いずれの病型でも年齢や妊娠にかかわらず，普通食で血中 Phe 値が 6 mg/dL を越えないように，食事あるいは薬物による治療を生涯実施する必要があるとされている．

1. PKU

PKU は無治療の場合，Phe の蓄積により発育期の脳の髄鞘化に異常をきたし知的障害を発症する．また Tyr の低下によりメラニン産生障害をきたし，皮膚や毛髪の色素低下なども認められる．本症は過剰な Phe が代謝されてできるフェニルピルビン酸などのケトン体が尿に排泄されることから，PKU の病名がつけられた．

2. 高フェニルアラニン血症

PKU（PAH 欠損症）でも軽症高 Phe 血症のような PAH の部分欠損症の場合には，PAH の補酵素であるテトラヒドロビオプテリン（BH$_4$）の大量投与で血中 Phe 値が低下する例がある．これを BH$_4$反応性高 Phe 血症とよんでいるが，本稿では BH$_4$反応性 PKU と略す．

BH$_4$反応性 PKU は，BH$_4$欠損症ではなく *PAH* 遺伝子の変異に基づく PKU であるが，その一方の遺伝子に軽症型の変異を持つ場合が多い．しかし遺伝子型だけでは診断は難しく，実際には BH$_4$を経口投与し血中 Phe 値の低下率で判定する．現在日本では BH$_4$・1 回負荷試験（BH$_4$：10 mg/kg）で 20% 以上の低下あるいは BH$_4$・1 週間投与（BH$_4$：20 mg/kg）で 30% 以上の低下を示した場合に BH$_4$反応性 PKU と診断し，BH$_4$による薬物治療を始めることができる．

わが国の PKU の頻度は欧米に比べ低く，PKU は約 11 万人に 1 人，高 Phe 血症は約 18 万人に 1 人で，両者を合わせると PAH の異常による高 Phe 血症は 7 万人に 1 人である．BH$_4$反応性 PKU は高 Phe 血症全体の 25～40% 程度と推定される．

● 臨床病型（自然歴）

PKU は生後数カ月間は無症状で経過するため，新生児期に治療を開始すれば正常な発達が期待できる．無治療の場合，精神遅滞，脳波異常，けいれん，情緒障害などの中枢神経症状を認めるが歩行は可能で，IQ は 40 以下に低下する．また，過剰な Phe が代謝されてできるフェニルピルビン酸などのケトン体や Tyr の低下によるメラニン産生障害で色白・赤毛などの色素欠乏，ネズミ尿様尿臭，湿疹などが認

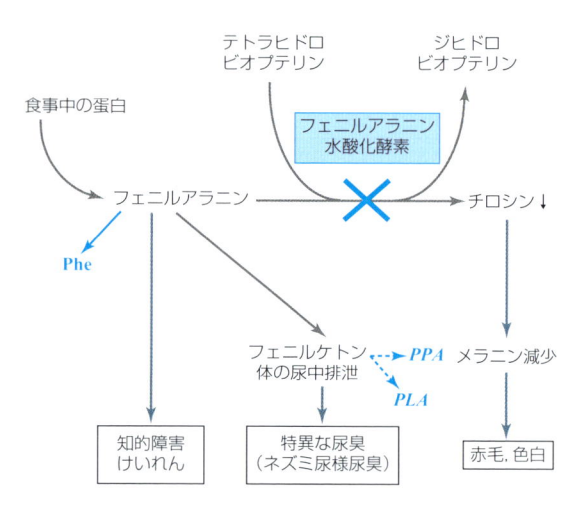

図 フェニルケトン尿症の代謝経路と臨床症状

PPA：フェニルピルビン酸，PLA：フェニル乳酸，青文字：異常代謝産物，*斜体*：有機酸分析所見，---▶：GC/MS で検出，──▶：タンデムマスで検出，✖：代謝障害部位

められる（図）.

マターナル PKU は PKU 患者が妊娠したときに血中 Phe 値が胎児に影響し，胎児がPKUでなくても死産や流産，あるいは小頭症や心奇形などがおこる疾患であるが，妊娠前から血中 Phe 値をコントロール（2〜6 mg/dL）することで予防が可能である.

● 急性期の臨床症状

Phe は急性毒性がなく，高 Phe 血症による急性期の臨床症状はとくに認めない.

● 一般検査所見

肝機能，腎機能などの一般検査所見に異常を認めない.

● 治療と予後

1. 食事治療

食事からの Phe を制限し，体内の Phe とその代謝産物の蓄積を改善する．しかし Phe は必須アミノ酸のため，血中 Phe 値が低くなりすぎないように注意する．また PKU では，Tyr は必須アミノ酸と同様の意味をもつため，補充には十分な注意が必要である．Phe 除去ミルクと母乳または一般調製粉乳とを適当な割合で投与する．2014 年に米国の科学レビュー会議から発表された，妊婦を含む全年齢で血中 Phe 濃度 2〜6 mg/dL を目標として治療を行う[2]．また食事は，欧米の小児の蛋白所要量を満たすようにすること．治療用ミルクの投与量の目安は，乳児期 60〜150 g/日，幼児期 150〜200 g/日，学童期以降 200〜300 g/日とすることとし，血中 Phe 値が 6 mg/dL を超える場合は，原則として食事療法を生涯続けることが必要である.

2. BH4反応性 PKU の治療

BH4反応性 PKU は BH4代謝異常症ではないが，食事療法に代わって薬物療法（BH4投与）が可能である．普通に食事をしながら BH4（ビオプテン® 顆粒）を最大で 1 日 20 mg/kg を 2 回に分けて経口投与し，血中 Phe 値の維持範囲（2〜6 mg/dL）を指標に，投与量を漸減する[3][4].

3. 予後

早期に適切な治療を行えば予後は良好である.

● アミノ酸の所見

血中 Phe 値の上昇と血中 Tyr 値の低下を認める.

● 確定診断の手順

臨床症状と検査所見により診断するが，NBS で発見される場合は臨床症状を認めないため，検査値のみで診断する.

まず，体液中プテリジン分析と乾燥濾紙血中ジヒドロプテリジン還元酵素（DHPR）活性の測定により BH4欠損症の鑑別診断を行う．この鑑別に必須の検査ではないが，血中 Phe 値が 6 mg/dL 以上の場合には BH4・1 回負荷試験を行う．BH4代謝に異常がない場合，次に BH4反応性 PKU の鑑別を行う．BH4・1 回負荷試験で 24 時間以内に血中 Phe 値が負荷前値から 20% 以上低下した場合には BH4反応性 PKU と診断できる[2]が，一般に BH4反応性 PKU の鑑別診断は日本先天代謝異常学会の BH4専門委員会に申請し，BH4・1 週間投与試験により行う．BH4・1 週間投与試験で血中 Phe 値が負荷前値から 30% 以上低下した場合には，BH4反応性 PKU と診断される[3].

● 家族への説明のポイント

①生後早期より血中 Phe 値をコントロールすれば正常に発育発達する.

②治療は生涯継続する必要があるが，女児の場合はマターナルPKUの予防のため，治療の継続はとくに重要である.

③乳児期は脳の発育に重要な血中 Phe 値を頻回に測定する必要がある.

文献

1）新宅治夫，他．フェニルケトン脳症．遠藤文雄（総編集）．最新ガイドライン準拠 小児科診断・治療指針 改訂第 2 版．中山書店，2017：296-299
2）Camp KM, et al. Phenylketonuria seientific review conference：state of the science and future research needs. *Mol Genet Metab* 2014；**112**：87-122
3）大浦敏博，他．テトラヒドロビオプテリン（BH4）反応性高フェニルアラニン血症に対する天然型 BH4製剤塩酸サプロプテリンの適正使用に関する暫定指針．日児誌 2009；**113**：649-653
4）Shintaku H, et al. Sapropterin is safe and effective in patients less than 4-years-old with BH4-responsive phenylalanine hydrolase deficiency. *J Pediatr* 2014；**165**：1241-1244

（新宅治夫）

3）BH₄欠損症（悪性高フェニルアラニン血症）
Tetrahydrobiopterin（BH₄）deficiency（Malignant hyperphenylalaninemia）

● 概　念

テトラヒドロビオプテリン（BH₄）[1]は，3種の芳香族アミノ酸水酸化酵素に共通の補酵素で，フェニルアラニン水酸化酵素（PAH）と同時に，チロシン水酸化酵素（TH）とトリプトファン水酸化酵素（TPH）の補酵素として働く．HVA の欠乏によって高 Phe 血症，チロシンとトリプトファンから合成される神経伝達物質（カテコールアミンとセロトニン）の欠乏による重篤な中枢神経症状をきたす（図）．異型フェニルケトン尿症（PKU），悪性 PKU あるいは悪性高フェニルアラニン（Phe）血症とよばれていたが，早期治療により予後良好であることから，現在では「BH₄欠損症」とよんでいる．BH₄欠損症は古典的 PKU と治療法が異なるため早期に鑑別診断することが重要である．

常染色体劣性遺伝形式をとり（表）[2]，頻度は約170万人に1人で，NBS で発見される高 Phe 血症の約 3% 程度である．

● 臨床症状（自然歴）

BH₄欠損症では生後早期より嚥下困難を認めることもあるが，3 カ月頃までは神経症状の異常には気づかれないことが多い．4 カ月頃に定頸の遅いこと，5 カ月頃より体幹の筋緊張低下と四肢の鉛管状硬直，さらに甲高い鳴き声や時には短いけいれんが出現し，著明な精神発達遅滞が認められることで気づかれる．放置すると難治性けいれんのため呼吸不全や感染症により死亡する．

● 急性期の臨床症状

ドパミン作動性神経系の症状が主体で，脱力，眠気，嚥下困難，流涎などを認める．L-DOPA の投与量の不足や飲み忘れ，怠薬などでも認められる．

● 一般検査所見

一般生化学検査に異常なく，カテコラミンやセロトニンの代謝産物〔ホモバニリン酸（HVA），5-ヒドロキシインドール酢酸（5HIAA）〕も新生児期には正常なことが多い．

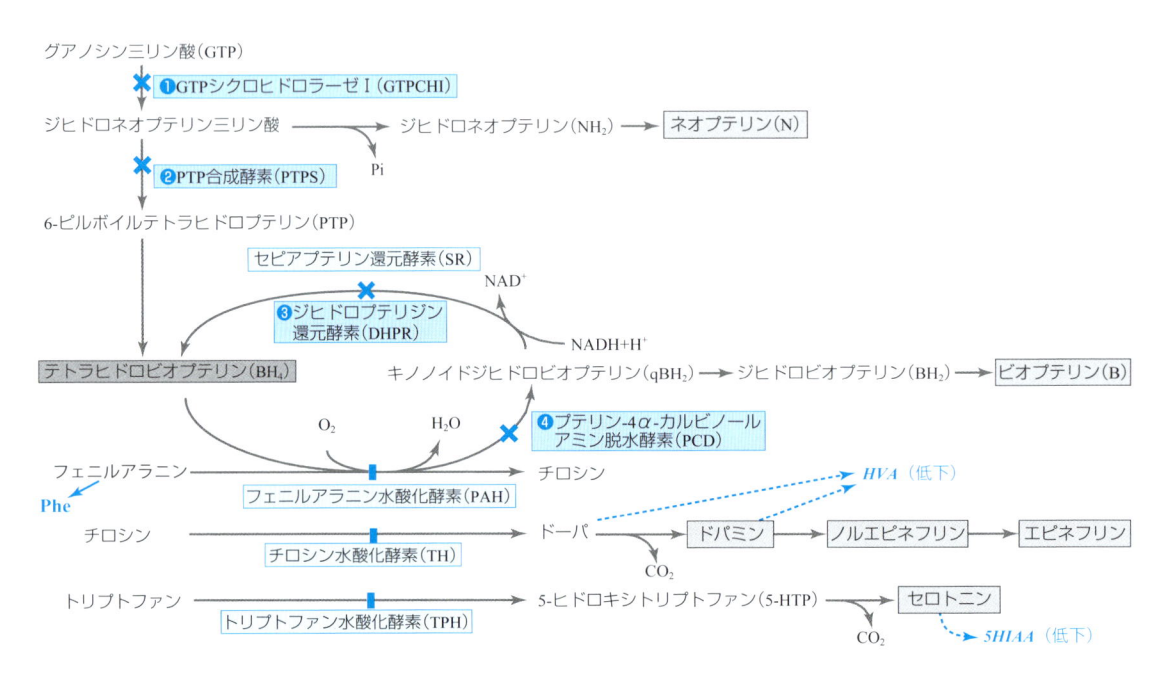

図　BH₄欠損症と芳香族アミノ酸水酸化反応

HVA：ホモバニリン酸，5HIAA：5-ヒドロキシインドール酢酸，青文字：異常代謝産物，斜体：低下する代謝産物，⟶：タンデムマスで検出，⇢：HPLC，GC/MS などで測定，✖：代謝障害部位

表　BH₄欠損症のプテリジン代謝と遺伝子

図の番号	酵素記号	酵素番号	遺伝子記号	遺伝子座	ネオプテリン（N）	ビオプテリン（B）	N/B 比
❶	GTPCHI	3.5.4.16	*GCH1*	14q22.1-22.2	低下	低下	正常
❷	PTPS	4.6.1.10	*PTS*	11q22.3-23.3	上昇	低下	著増
❸	DHPR	1.6.99.7	*QDPR*	4p15.3	やや上昇	上昇	低下
❹	PCD	4.2.1.96	*PCBD*	10q22	やや上昇	7-B の上昇	やや低下

（新宅治夫．バイオプテリンと小児神経疾患．脳と発達 2009；**41**：5-10 より引用，一部改変）

● 治療と予後

BH₄欠損症の治療は BH₄投与と神経伝達物質の補充療法が重要である．

1. BH₄投与

BH₄はわが国では第一三共（株）からビオプテン® として販売されており，薬価収載されている．BH₄ の投与量は 3～10 mg/kg/日である．

2. 神経伝達物質補充

①L-DOPA：L-DOPA は一般に，末梢のアミノ酸脱炭酸酵素の阻害薬であるカルビドパと併用して使用されるが，この合剤を使用する場合の L-DOPA の投与量は 5～15 mg/kg/日[1]である．

②5-HTP：5-ヒドロキシトリプトファン（5-HTP）は 4～10 mg/kg/日[1]が標準的な投与量であるが，5-HTP は国内で薬価収載されていないため，アメリカで販売されているサプリメントを用いる（いずれも 1 日 3～4 分割）．投与量・投与時刻は年齢や症例により異なる．

③治療評価：臨床症状，血中 Phe 値，髄液中 HVA，5HIAA の濃度により適宜変更する必要がある．また，血中プロラクチン濃度は脳内ドパミン濃度と逆相関があるため，L-DOPA の投与量の目安となる[2]．

3. その他

BH₄欠損症のうちジヒドロプテリジン還元酵素（DHPR）欠損症ではしばしば葉酸の低下がおこることが知られており，活性型の葉酸（folinic acid：10～20 mg/kg）の投与が有効であると報告されている．

● アミノ酸・有機酸の所見

血中 Phe 値の上昇と血中チロシン（Tyr）値の低下を認める．髄液中の BH₄，HVA，5HIAA の値については，新生児期は正常でも生後 2 カ月頃から低下することが多い[3]．有機酸は特異的な異常を認めない．

● 確定診断の手順

NBS で発見されたすべての高 Phe 血症について，BH₄欠損症の鑑別診断が必要である．BH₄欠損症の診断には，体液中プテリジン分析と乾燥濾紙血 DHPR 活性の測定が必要である．BH₄・1 回負荷試験は必須の検査ではないが，血中 Phe 値が 6 mg/dL 以上の場合は行われている．

1. 体液中プテリジン分析

血液または尿のプテリジン分析を行う（**表**）[2]．DHPR 欠損症の診断には乾燥濾紙血 DHPR 活性の測定が必要である．BH₄欠損症と診断されれば，髄液のプテリジン分析と HVA，5HIAA の測定を行う．

2. 乾燥濾紙血 DHPR 活性の測定

乾燥濾紙血で DHPR 活性を測定し，DHPR 欠損症を診断する．

3. BH₄・1 回負荷試験[4]

血中 Phe 値が 6 mg/dL 以上の場合には BH₄・1 回負荷試験を行う．DHPR 欠損症以外では，血中 Phe 値は負荷後 4～8 時間で正常範囲（2 mg/dL 以下）まで低下する．DHPR 欠損症ではあまり変化がないか，低下があっても一過性である．

● 家族への説明のポイント

①乳幼児期に適切な治療を行えば発育発達はまったく正常であるが，治療は生涯にわたって必要である．

②薬の飲み忘れや怠薬により急激な筋力低下を発症し，時に生命の危険があることを説明する．

📖 文　献

1) Shintaku H. Disorders of tetrahydrobiopterin metabolism and their treatment. *Curr Drug Metab* 2002；**3**：123-131
2) 新宅治夫．バイオプテリンと小児神経疾患．脳と発達 2009；**41**：5-10
3) Shintaku H, et al. Diagnosis and treatment of 6-pyruvoyl-tetrahydropterin synthase deficiency. *Brain Dev* 2000；**22**：S118-121
4) 新宅治夫．テトラヒドロビオプテリン負荷試験．小児内科 2006；**38**：1326-1332

（新宅治夫）

4) マターナル PKU

Maternal PKU

● 疾患概念

　母体の高フェニルアラニン血症は胎児にも高フェニルアラニン血症を引き起こし，胎児がフェニルケトン尿症（PKU）でなくても知的障害や小頭症，心奇形を発生する．これをマターナル PKU と呼ぶ．マターナル PKU を予防するには，受胎前より厳重なフェニルアラニン制限食によって全妊娠期間を通じて血漿フェニルアラニン値をコントロールすることが必要で，女性 PKU 患者の場合小児期より継続した治療と教育が望まれる．

● 背　景

　新生児スクリーニング（NBS）で発見され，新生児期より治療を開始し，乳幼児期，小児期，思春期を通じて適切な治療を受けてきた PKU の女性は身体的にも知的にも発達は正常で，結婚して妊娠・出産することも多くなり，マターナル PKU が注目されるようになってきた．

● 病　因

　PKU の女性患者が食事治療をせずに妊娠した場合，母胎の血中フェニルアラニン濃度が高ければ，胎児も高フェニルアラニン血症の子宮内環境におかれ，胎児の心奇形や小頭症，発達遅滞や子宮内発育不全などを引き起こす．これらの催奇形は血中フェニルアラニン値の高さと妊娠の時期や期間に関係があることが報告されている（**表 1**）[1]．一般に母体の血中フェニルアラニン値が妊娠 0〜8 週に高値の場合は心奇形が多く，妊娠 8〜12 週では脳や胎児および生後の発育不全が多くみられるといわれる．Koch らのマターナル PKU 共同研究では，妊娠してから食事治療を始めても妊娠 8 週までに血中フェニルアラニン値をコントロールできれば心奇形は起こらないが，妊娠 10 週までに血中フェニルアラニン値をコントロールできなければ 12% の胎児に心奇形が発生すると報告している[2]．

● 治療と予後

　マターナル PKU の発生は，母胎の血中フェニルアラニン濃度に依存していることから，妊娠を考えている PKU 女性患者に対しては，受胎前（理想的には受胎を試みる数カ月以上前）に厳重なフェニルアラニン制限食を開始し，血漿フェニルアラニン値を 120〜360 μmol/L（2〜6 mg/dL）にコントロールすることが勧められている[1〜5]．

　米国では 2014 年から妊婦を含むすべての年齢で血中フェニルアラニン値を 120〜360 μmol/L（2〜6 mg/dL）にコントロールすることを推奨している[3]．日本とヨーロッパでは 12 歳以上の血中フェニルアラニン値の推奨維持範囲は 120〜600 μmol/L（2〜10 mg/dL）[1,4]である．しかし，予期しない妊娠の場合にはマターナル PKU のリスクが高くなることが予測されるため日本でも米国と同様の厳しい基準に変

表1 食事療法を行っていない PKU および高フェニルアラニン血症女子患者の妊娠における胎児障害の頻度（155 例の高フェニルアラニン血症女子における 524 回の妊娠）

合併症の頻度（%）（報告例の母数）*	母親の血中フェニルアラニン値（mg/dL）				健常妊娠での頻度（%）*
	20 以上	16〜19	11〜15	3〜10	
自然流産	24%（297）	30%（66）	0%（33）	8%（48）	16〜20%
知的障害	92%（172）	73%（37）	22%（23）	21%（29）	5.0%
小頭症	73%（138）	68%（44）	35%（23）	21%（21）	4.8%
先天性心奇形	12%（225）	15%（46）	6%（3）	0%（44）	0.8%
低出生体重児	40%（89）	52%（33）	56%（9）	13%（16）	9.6%

*この研究の協力施設のデータ，即ち 1970〜1980 年代における成績
（Koch R, et al. The international collaborative study of maternal phenylketonuria：status report 1998. *Eur J Pediatr* 2000；159（Suppl. 2）：S156-160）

表2 マターナル PKU における栄養素摂取の目安

	準備期・初期	妊娠中期	妊娠後期
フェニルアラニン摂取量 （mg/日）	500	750	1,000
代替物を含めた 蛋白摂取量（g/日）	50	60	75
自然蛋白摂取量（g/日）	10	15	20
蛋白質代替物 （PKU 治療用ミルク及び低フェ ニルアラニンペプチド由来）	40	45	55
エネルギー摂取量* （kcal/日）：19〜29 歳	2,000	2,200	2,400
エネルギー摂取量* （kcal/日）：30〜49 歳	2,050	2,250	2,450

*エネルギー摂取量は身体活動レベルⅡを表示
（Koch R, et al. The International Collaborative Study of Maternal Phenylketon-
uria：status report 1998. *Eur J Pediatr* 2000；159（Suppl. 2）：S156-160）

更することとなった.

またPKUで妊娠した女性は，フェニルアラニン制限食のために蛋白質の摂取制限を行う一方で，適切な蛋白，脂肪，炭水化物のバランスを含む十分なエネルギー量を摂取することも重要である．胎児の成長に最適な状態を提供するために，正常な体重増加を達成するようにしなければならないが，特に妊娠中期以後は胎児発育に伴うフェニルアラニン必要量も増えるため，厳しい蛋白制限が子宮内発育不全や流産を招くこともあり注意が必要である．「食事療法ガイドブック」[1]に記載されている，PKU 患者の妊娠に伴う栄養摂取目標量を目安に治療を行う（**表2**）.

PKU の薬物治療法としてテトラヒドロビオプテリン（BH$_4$）の経口投与が行われ，BH$_4$反応性 PKU では食事治療に代わる新しい治療法として定着しつつあるが，妊婦への使用についてはまだ十分な知見が得られていない．しかし，BH$_4$反応性 PKU の女性が妊娠した場合に BH$_4$の継続投与を行い，副作用なく無事に健常は児を出産したという報告は散見されている[5]．もし BH$_4$そのものが胎児に直接影響しない場合は，妊婦は普通食でも血中フェニルアラニン値を120〜360 μmol/L（2〜6 mg/dL）にコントロールできるだけでなく，自然タンパクを十分に摂取で

き，栄養学的に正常な胎内環境が維持され胎児の子宮内環境は著明に改善されるため，胎内で良好な発育発達が期待できると考えられる.

PKU 女性はその知的能力が低かったり精神的に不安定であったり，社会的なつながりとその援助が少ないことなどによって，出産前後の食事やケア，新生児へのケアをうまく行うことができないことがある．受胎前からサポートを開始し出産後も続けることが重要である．PKU 親の会などのサポートも大切である.

📖 文　献

1) 北川照男, 他：マターナル PKU の治療. 特殊ミルク共同安全開発委員会（編）. 2016 年度改訂 食事療法ガイドブック アミノ酸代謝異常症・有機酸代謝異常症のために フェニルケトン尿症（PKU）の食事療法. 恩師財団母子愛育会, 2016：17-22

2) Koch R, et al. The International Collaborative Study of Maternal Phenylketonuria：status report 1998. *Eur J Pediatr* 2000；**159**（Suppl. 2）：S156-160

3) Camp KM, et al. Phenylketonuria Scientific Review Conference：state of the science and future research needs. *Mol Genet Metab* 2014；**112**：87-122

4) van Spronsen FJ, et al. Key European guidelines for the diagnosis and management of patients with phenylketonuria. *Lancet Diabetes Endocrinol* 2017；**5**：743-756

5) Sakamoto O, et al. Successful control of maternal phenylketonuria by tetrahydrobiopterin. *Pediatr Int* 2018；**60**：985-986

（新宅治夫）

5) メープルシロップ尿症

Maple syrup urine disease

● 疾患概念

メープルシロップ尿症（MSUD）は分枝鎖 α-ケト酸脱水素酵素（BCKADH）複合体をコードする遺伝子の変異により分枝鎖アミノ酸〔BCAA：ロイシン（Leu），イソロイシン（Ile），バリン（Val）〕および，これらに由来する α-ケト酸が上昇するまれな先天代謝異常症で，常染色体劣性遺伝形式をとる．頻度は約 50 万人に 1 人の比較的まれな疾患である．

BCAA は筋肉などの諸臓器でアミノトランスフェラーゼの作用により分枝鎖 α-ケト酸（BCKA）となり，肝臓に運ばれミトコンドリア内で BCKADH 複合体の作用を受け，各アシル CoA-エステルが生成される（図）．

この BCKADH 複合体は，①E1（BCKADH），②E2（ジヒドロリポアミド分枝鎖トランスアシラーゼ），③E3（ジヒドロリポアミド脱水素酵素），の 3 種のコンポーネントからなり，E1 はさらに E1α，E1β のサブユニットに分けられる（表）[1]．

新生児期に発症する古典型とそれ以後に発症する中間型や間歇型などの病型があるが，いずれも哺乳不良，嘔吐，けいれん，意識障害，呼吸障害で発症し，死に至ることもある[2]．

● 臨床病型（自然歴）

臨床症状は病型によって異なり以下の五つの病型

に分類されるが，遺伝子型と臨床分類とは必ずしも相関しない（表）[1]．

1. 古典型

新生児期に発症し，BCAA はつねに著明高値で，ケトアシドーシス，けいれん，意識障害，筋緊張低下をきたす．

2. 中間型

BCAA がつねに高値で，明らかなケトアシドーシスはないが発達障害をきたす．

3. 間歇型

無症状時の BCAA は正常で初期の発達も正常であるが，ケトアシドーシス発作後に増悪し，時に失調症をきたすこともある．

4. チアミン反応型

チアミン投与（50～300 mg/日）が有効な病型である．

5. E3 欠損症

上記の四つの病型と異なり，α-ケトグルタル酸と乳酸の増加を伴い，治療は困難である[1]．

● 急性期の臨床症状

生後数日で哺乳不良，嘔吐などの症状が出現し，さらにけいれんから昏睡に至り，治療が遅れれば重篤な中枢神経の後遺症を残すか，あるいは死亡する．

● 一般検査所見

ケトアシドーシスと低ナトリウム血症に注意す

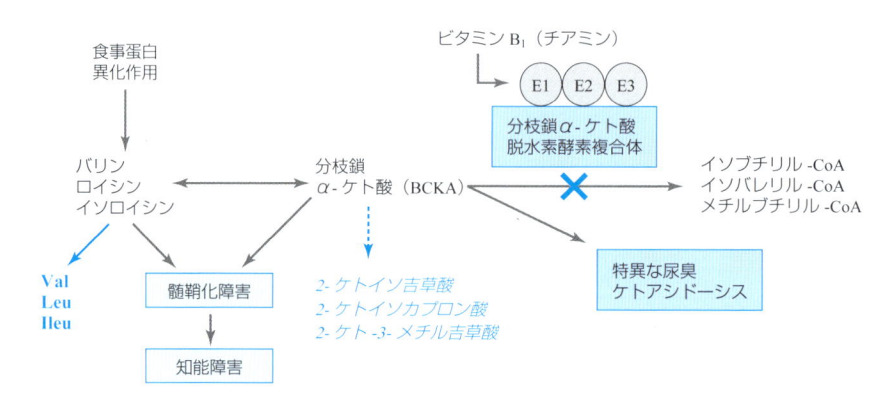

図 ▶ メープルシロップ尿症の代謝経路
青文字：異常代謝産物，*斜体*：有機酸分析所見，- - ▶：GC/MS で検出，──▶：タンデムマスで検出，✖：代謝障害部位

表 ▶ メープルシロップ尿症の臨床的分類

病　型	おもな症状	血中 Leu 値	残存活性[*]（%）	遺伝子型	異常酵素
古典型	生後1～2週間で発症する重症のケトアシドーシス，哺乳不良，嘔吐，無呼吸で発症し，けいれん，意識障害，筋緊張低下で無治療の場合，死亡する	常時異常高値（65.6 mg/dL 以上）	0～2	ⅠA型 ⅠB型 Ⅱ型	E1α E1β E2
中間型	軽度の発達障害を認めるが，明らかなケトアシドーシスはない	常時高値（～23.2 mg/dL）	3～30	ⅠA型	E1α
間歇型	通常は無症状．感染症，蛋白質の過剰摂取時にケトアシドーシス発作あるいは間歇的な運動失調を呈する	無症状時は正常（～65.6 mg/dL 以上）	5～20	Ⅱ型	E2
チアミン反応型	中間型と同様で軽度の発達障害を認めるが，明らかなケトアシドーシスはない	常時高値（～23.2 mg/dL）チアミン投与で低下	2～40	Ⅱ型	E2
E3欠損型	ケトアシドーシスを伴った筋緊張低下と意識障害．精神遅滞．α-ケトグルタル酸と乳酸の増加を伴う	やや高値（～7.9 mg/dL）	0～25	Ⅲ型	E3

*：白血球，培養皮膚線維芽細胞の分子ケト酸脱炭酸能（健常者に対する%）

〔Chuang DT, et al. Maple syrup urine disease（Branched-chain ketoaciduria）. In：Scriver C, et al（eds），The Metabolic & Molecular Bases of Inherited Disease. 8th ed, McGraw-Hill Professional, 2000；1971-2005 より引用，一部改変〕

る．乳酸の上昇を認める場合は E3 欠損症を疑う．

● 治療と予後

1. 治　療

①急性期：蓄積した毒性代謝産物の除去（血液透析など）と適切な熱量投与（ブドウ糖の輸液など）による体蛋白の異化抑制が不可欠である[3]．

②安定期・間歇型：適切な BCAA 摂取制限と適切な熱量投与が治療の原則である[4]．血中 Leu 濃度を指標に，蛋白制限食の治療を行う[5]．

③病型が判明するまで，チアミン 50～300 mg/日を投与する．

2. 予　後

わが国では 82％ が生存し生命予後はそれほど悪くないが，そのうち 46％ に神経学的後遺症がある．神経学的予後因子として，遺伝的に規定された重症度が大きいと考えられる[4]．

● アミノ酸・有機酸の所見

アミノ酸分析で Leu 以外の BCAA（Ile, Val）も同時に上昇している．E3 欠損症では α-ケトグルタル酸の上昇を伴う．尿中有機酸分析では，BCKA および分枝鎖 α-ヒドロキシ酸排泄が増加する．

● 確定診断の手順

血清アミノ酸定量で 3 種の BCAA 高値，尿の BCKA および分枝鎖 α-ヒドロキシ酸排泄増加で診断できる．E3 は α ケトグルタル酸やピルビン酸の脱水素酵素複合体にも共通なため，E3 欠損症では α-ケトグルタル酸と乳酸の増加を伴う[5]．

● 家族への説明のポイント

①発育発達を良好に保つためにはケトアシドーシスを予防することが重要であることを説明する．

②発熱や胃腸炎でも早期に受診し，予防的にブドウ糖液を点滴する必要があることを記載した，救急担当医宛の紹介状などをもっておいてもらう．

📖 文　献

1）Chuang DT, et al. Maple syrup urine disease（Branched-chain ketoaciduria）. In：Scriver C, et al（eds），The Metabolic & Molecular Bases of Inherited Disease. 8th ed, McGraw-Hill Professional, 2000；1971-2005

2）Kenneson A, et al. Natural history of children and adults with maple syrup urine disease in the NBS-MSUD Connect registry. *Mol Genet Metab Rep* 2018；**15**：22-27

3）渡邊順子．新生児マススクリーニングでロイシン高値を指摘された新生児例．日本先天代謝異常学会（編）．症例から学ぶ先天代謝異常症．診断と治療社，**2009**：52-55

4）伊藤道徳．メープルシロップ尿症．加藤忠明（監），柳澤正義（編），小児慢性疾患診療マニュアル．診断と治療社，2006；376-377

5）特殊ミルク共同安全事業安全開発委員会．メープルシロップ尿症（MSUD）．改訂 2008 食事療法ガイドブック—アミノ酸代謝異常症・有機酸代謝異常症のために．（社）恩賜財団母子愛育会，2008；14-16

（新宅治夫）

6）ホモシスチン尿症（シスタチオニンβ合成酵素欠損症）
Homocystinuria（cystathionine β-synthase deficiency）

● 疾患概要

ホモシスチン尿症はメチオニンの代謝産物であるホモシステインが血中に蓄積することにより発症する．ホモシステイン（Hcy）の重合体がホモシスチンであり，血管内皮細胞障害や血栓症の原因となる[1]．常染色体劣性遺伝を示し，わが国での本症の発症頻度は約80万人に1人とされる．

ホモシスチン尿症の多くはシスタチオニンβ合成酵素（CBS）欠損症によるI型である．このほか，メチルコバラミン合成障害（II型），メチレンテトラヒドロ葉酸還元酵素欠損（III型）がある（図）．III型はHcyのもう一つの代謝径路である再メチル化によるメチオニン合成障害である．メチオニンは増加せずホモシスチンのみ増加する．II型ではメチルマロン血症を伴いタンデムマス・スクリーニングで発見される．

CBS欠損症には補酵素であるビタミンB$_6$の大量投与により血中メチオニン，Hcyが低下するビタミンB$_6$反応型があるが，日本人ではまれである．

● 臨床病型（自然歴）

生後しばらく症状を認めないが，3歳過ぎから眼症状が出現し，6歳頃には水晶体脱臼を約半数に認める．知的障害はそれほど重度ではないが痙攣を約20％に認める．またMarfan症候群様の骨格異常や骨粗鬆症がみられる．血栓症は一般に思春期以降に起こり，生命予後を規定する因子となる．

● 一般臨床所見

血液・尿検査において特徴的な所見を認めない．中枢神経系の異常として知的障害，てんかん，精神症状（パーソナリティ障害，不安，抑うつなど）がみられるが，これに加えて骨粗鬆症や高身長・クモ状指・側弯症・鳩胸・凹足・外反膝（Marfan症候群様体型）のような外表的な骨格異常が本疾患を臨床的に最も特徴づける．

その他に水晶体亜脱臼に起因する近視（無治療の場合には，10歳までに80％以上の症例で水晶体亜脱臼を呈する），緑内障などの眼症状がある．冠動脈血栓症，肺塞栓，脳血栓塞栓症などの血管系障害が生命予後に最も影響する．

● 確定診断法

①血中メチオニン高値：1.2 mg/dL（80 μmol/L）以上，および②血中総Hcy：60 μmol/L以上を満たせば，CBS欠損症と確定診断される．通常陰性である尿中ホモシスチンの検出は重要な所見であるが，検体保存状態により陰性となるので注意を要する．CBS酵素活性測定やCBS遺伝子の変異解析も確定診断の一助となる[2]．

高メチオニン血症をきたす疾患が鑑別診断の対象となる．メチオニンアデノシル転移酵素（MAT）欠損症がNBSでしばしば陽性となるが，血中Hcyは正常から軽度高値（60 μmol/L以下）にとどまる．シトリン欠損症，新生児肝炎の肝機能異常などで血中メチオニン高値がみられる．

● 異常代謝産物の所見

①血中メチオニン高値：1.2 mg/dL（80 μmol/L）以上〔基準値：0.3～0.6 mg/dL（20～40 μmol/L）〕

②高Hcy血症：60 μmol/L以上（基準値：15 μmol/L以下）

③尿中ホモシスチン排泄を認める（基準値：検出されない）

● 治療と予後

1. 食事療法（メチオニン制限食とL-シスチン補充）

メチオニン摂取制限により血中メチオニン濃度を1 mg/dL（67 μmol/L）以下に保ち，血中Hcyを低下させる．血中Hcy値は，50 μmol/L以下でやや良好，20 μmol/L以下で良好と判断する．新生児・乳児期には不足となるカロリー・窒素源は治療乳〔雪印メチオニン除去粉乳（S26）〕から補給する．幼年期以降の献立は「食事療法ガイドブック（特殊ミルク共同安全開発委員会編）」を参考にする[3]．上述の雪印メチオニン除去粉乳（S26）にはL-シスチンが添加されていてミルク量の調整により補充可能である．L-シスチンの各種市販品を使用することもある．メ

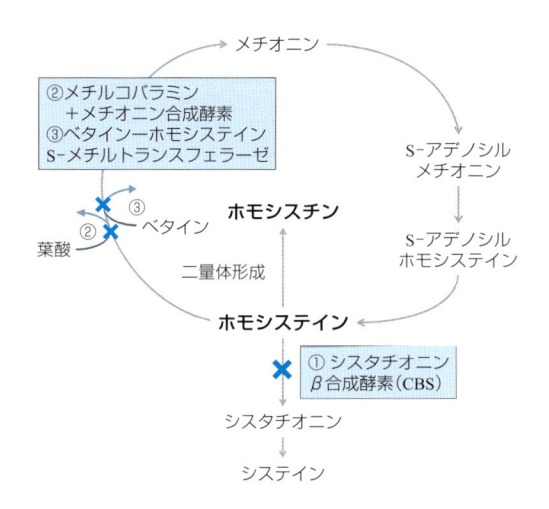

図 ホモシスチン尿症の代謝経路
①〜③はそれぞれホモシスチン尿症Ⅰ〜Ⅲ型の欠損酵素.
✕：代謝障害部位

表 ホモシスチン尿症の暫定治療指針[3]

年齢	メチオニン（mg/kg/日）	シスチン（mg/kg/日）
0〜6カ月	40	150
6カ月〜1歳	20	150
1歳以後	10〜15	150

療指標としてコントロールをする. 多くの症例で食事療法の併用が必要である. ベタイン療法中に高メチオニン血症が原因となる脳浮腫をきたした症例が報告されていて[5], メチオニン値は 15 mg/dL（1000 μmol/L）以下に維持する.

4. 血中葉酸，ビタミン B_{12}

血中濃度が低い場合には，適宜補充する.

● **家族への説明のポイント・その他**

①治療は一生涯を通じて行う必要がある.

②年齢により治療維持目標値が変わらない.

③マススクリーニングすり抜け例があり，学童・思春期以降に上述の症状から診断されることもある.

④成人女性において妊娠，出産は血栓症発症のリスクが高く血栓予防が提案されている.

チオニンとシスチンの適切な摂取量に関する暫定治療指針を参照し治療を進める（表）[3].

2. ピリドキシン

ビタミン B_6 反応型の鑑別は，生後6カ月時に普通食に戻した後，ピリドキシン 40 mg/kg/日を 10 日間経口投与し，血中メチオニン，ホモシスチン値の低下を検討する. 反応があれば有効な最小必要量を継続投与する. 反応がなければ食事療法を再開し，体重が 12.5 kg に達する 2〜3 歳時に再度ピリドキシン 500 mg/日の経口投与を 10 日間試みる. 一般に反応型ではピリドキシン大量投与（30〜40 mg/kg/日）で，食事療法の緩和が期待できる. 長期大量投与例で末梢神経障害の報告があり，1,000 mg/日以上（成人）ではそのリスクが高い.

3. ベタイン（サイスタダン®）

ベタインは Hcy の再メチル化を促進し，Hcy が低下する[4]. 年長児において併用されることが多く，11 歳以上には 1 回 3 g，11 歳未満には 1 回 50 mg/kg を 1 日 2 回経口投与し，適宜増減する. Hcy 値を治

文献

1) Mudd SH. Hypermethioninemias of genetic and non-genetic origin：A review. *Am J Med Genet C Semin Med Genet* 2011；**157**：3-32
2) 勝島史夫，他. 日本人におけるシスタチオニンβ合成酵素欠損症の遺伝子解析. 日本小児科学会雑誌 2005；**109**：1205-1210
3) 特殊ミルク共同安全開発委員会. ホモシスチン尿症（HCU）. 改定 2008 食事療法ガイドブック. 恩賜財団母子愛育会，2008：16-17
4) Wilcken DE, et al. Homocystinuria–the effects of betaine in the treatment of patients not responsive to pyridoxine. *N Engl J Med* 1983；**309**：448-453
5) Yaghmai R, et al. Progressive cerebral edema associated with high methionine levels and betaine therapy in a patient with cystathionine beta-synthase（CBS）deficiency. *Am J Med Genet* 2002；**108**：57-63

（長尾雅悦）

7) 高メチオニン血症（MAT 欠損症）

Hypermethioninemia（Methionine adenosyltransferase deficiency）

● 疾患概要

ホモシスチン尿症以外にも様々な原因による高メチオニン血症がある．その多くがメチオニン単独の持続的な上昇を示すメチオニンアデノシルトランスフェラーゼ（MAT）の欠損症である（図）．

MAT には 3 種類のアイソザイム（I, II, III）が知られている．このうち肝臓には MAT I と MAT III がある．一方，MAT II は胎児肝，腎臓，脳，リンパ球，皮膚線維芽細胞などに発現している．

MAT 欠損症の大部分はメチオニン高値のみで無症状である．ごく一部の症例で肝機能異常，中枢神経系異常を呈する．

MAT I/III はメチオニンと ATP より活性型の S-アデノシルメチオニン（SAMe）が合成されるが，中枢神経系のミエリン蛋白の合成に重要な役割を果たしている．このため SAMe の合成低下が本症の中枢神経の病態に関与していると考えられる[2]．

わが国における頻度は，およそ 10 万人に 1 人と推定される．

● 自然歴（発症病態，病型）

MAT 欠損症は遺伝形式により大きく 2 つに分けられる．

1. 常染色体優性（AD）型

新生児スクリーニング（NBS）でのメチオニンの初回検査値は 134〜670 μmol/L（2〜10 mg/dL）である．その後も血中メチオニン値はおおむね 670 μmol/L（10 mg/dL）以下で，無症候に経過することが多い．大部分が *MAT1A* 遺伝子の一方のアレルに R264H 変異を有するヘテロ接合体であり，ドミナントネガティブ効果により常染色体優性遺伝する．したがって両親や同胞の検索により同じ病因による高メチオニン血症を発見することが多い．成人期になると血中メチオニン値が正常上限から 134〜201 μmol/L（2〜3 mg/dL）程度に低下する．

2. 常染色体劣性（AR）型

AD 型に比べ初回から高度のメチオニン上昇を示し，670 μmol/L（10 mg/dL）以上であることが多い．

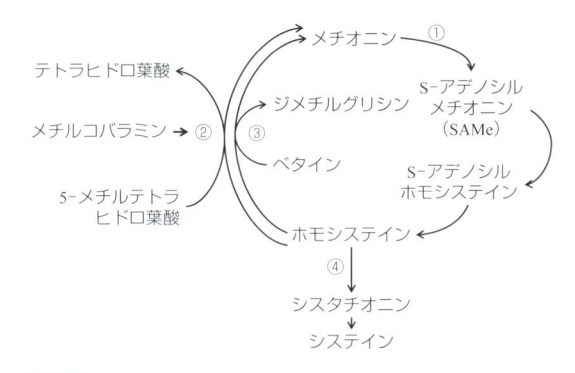

図 含硫アミノ酸代謝経路
①：MAT，②：5-メチルテトラヒドロ葉酸-ホモシステインメチルトランスフェラーゼ，③：ベタイン-ホモシステインメチルトランスフェラーゼ，④：シスタチオニン β-シンターゼ

乳児期に軽度の肝機能障害，葉酸の高値，一過性に体重増加不良や筋トーヌスの亢進を認めることがある．さらに MRI でミエリン形成の遅延も報告されている．重症例では 1,340 μmol/L（20 mg/dL）以上の高メチオニン血症が持続し中枢神経症状を合併することがある．*MAT1A* 遺伝子の両方のアレルに変異を認め，R264H 以外の変異のホモあるいは複合ヘテロ接合体である[3]．常染色体劣性遺伝し，一般に両親の血中メチオニン値は正常である．

● 一般臨床所見

ジメチルスルフィドによる特異な呼気臭に気づかれることがある．一般血液・尿検査において特徴的な所見を認めない．AR 型において MRI により大脳白質に脱随所見を認めることがある．

● 確定診断

メチオニン単独の上昇が唯一特徴的な所見であり，最終的には *MAT1A* 遺伝子の解析により確定診断される．鑑別疾患としてはシトリン欠損症，新生児肝炎候群，ホモシスチン尿症がある（表）．

● 異常代謝産物の所見

①血中メチオニン高値の持続：134 μmol/L（2 mg/dL）以上．

②血中総ホモシステインは正常あるいは軽度の上昇に留まる：10〜59 μmol/L（基準値：15 μmol/L 以下）

1. **ホモシスチン尿症（BCBS 欠損症）**
   血中ホモシステインの上昇
   尿中ホモシスチンの出現
2. **MAT 欠損症**
   メチオニン単独上昇
3. **その他（シトリン欠損症，新生児肝炎症候群など）**
   メチオニンを含む複数のアミノ酸の上昇を認めることが多い

③尿中ホモシスチンはごく微量しか検出されない（基準値：検出されない）．

● 代謝マップ（図）

MAT I/III の欠損のため，基質であるメチオニンが上昇し産物となる SAMe が低下する．また SAMe はシスタチオニンβ合成酵素の活性化因子であるため，その低下がホモシステインの軽度上昇に繋がると予想されている．

● 治療と予後

1. 急性発作で発症した場合の診療

2,000 μmol/L 以上の急激なメチオニン上昇は脳浮腫を起こす危険性があるため注意が必要である．脳浮腫に対する対症療法を行う．メチオニン制限食を行うことが推奨される．

2. 慢性期の管理

①食事療法（メチオニン制限食）

乳児期に 670 μmol/L（10 mg/dL）以上の高値が持続し，肝機能障害や髄鞘化遅延が見られる場合，低メチオニンミルク（雪印メチオニン除去粉乳 S-26）を使用し，その後もメチオニン制限食により血中メチオニン値を 670 μmol/L（10 mg/dL）以下に維持する．その結果，MRI 画像上の髄鞘化や発達遅滞などの中枢神経症状の改善がみられる．基質であるメチオニンの制限は残存酵素による SAMe 合成を低下させる可能性も指摘されていて，SAMe の併用（次項）も検討する．

②薬物療法（SAMe）

SAMe の投与により脱髄や神経症状の改善が報告されている[4]．S-adenosyl-L-methionine（SAMe, Source Naturals Inc, USA）400～800 mg を 1 日 2 回に分けて投与している．国内で認可された製剤がないため輸入品のサプリメントを用いている．投与量や投与期間は今後の課題である．

3. 長期予後

NBS で発見された症例の長期予後はまだ確定したものがない．

● 家族への説明のポイント・その他

①経過観察：乳児期は 1～2 カ月に 1 回以上，それ以後は 3～6 カ月に 1 回の頻度で発育発達をチェックし，血液一般，肝機能を含む生化学検査と血中メチオニン値（血漿アミノ酸分析）を測定する．

②神経学的評価：1～2 歳で脳 MRI による髄鞘化の評価を行う．血中メチオニンの高値が持続する重症例では中枢神経合併症に注意し，定期的な脳 MRI 検査により脱髄の有無を確認する．てんかん合併症例では定期的な脳波検査を行う．

③成人期の脱髄や神経症状の出現した患者：食事療法や SAMe 補充療法を継続し，MRI 画像の評価を行いながら生涯に渡り経過観察する．

④妊娠に際して：血中メチオニン値のモニタリングを行い妊婦に神経症状の出現や胎児への影響がないかを観察する．

⑤遺伝カウンセリング：本疾患が常染色体優性遺伝か常染色体劣性遺伝のいずれかの遺伝形式に従うことに留意する．

📖 文　献

1) Mudd SH, et al. Isolated persistent hypermethioninemia. *Am J Hum Genet* 1995；**57**：882-892
2) Chamberlin ME, et al. Demyelination of the brain is associated with methionine adenosyltransferase I/III deficiency. *J Clin Invest* 1996；**98**：1021-1027
3) Nagao M, et al. Spectrum of mutations associated with methionine adenosyltransferase I/III deficiency among individuals identified during newborn screening in Japan. *Mol Genet Metab* 2013；**110**：460-464
4) Furujo M, et al. Methionine adenosyltransferase I/III deficiency：Neurological manifestations and relevance of S-adenosylmethionine. *Mol Genet Metab* 2012；**107**：253-256

（長尾雅悦）

8) 高チロシン血症 I 型

Tyrosinemia type I

● 疾患概念

高チロシン血症[1]は現在，三つの酵素異常から I 型，II 型，III 型が知られている（表）[2].

高チロシン血症 I 型はチロシン血症，遺伝性高チロシン血症，肝腎チロシン血症ともよばれ，図に示すように，フマリルアセト酢酸加水分解酵素（FAH）の異常によりサクシニルアセト酢酸とサクシニルアセトンが蓄積する．またフマリルアセト酢酸（FAA）は細胞毒性が強く，上流の 4-ヒドロキシフェニルピルビン酸酸化酵素（PHPPD）を阻害するため，4-ヒドロキシフェニルピルビン酸（PHPPA）と 4-ヒドロキシフェニル乳酸（PHPLA）の増加，および血中チロシンの軽度上昇を認める．II 型は Richner-Hanhart 症候群あるいは目皮膚チロシン血症とよばれ，皮膚科や眼科から紹介される場合もある．III 型は PHPPD の欠損により，精神発達遅滞やけいれん，間歇性運動失調，自傷行為などの神経症状を呈する．

I 型の頻度は地域や人種により異なるが，世界的にはおおむね 10 万～12 万人に 1 人といわれ，フランス系民族に比較的多い．一方日本人ではこれまで報告されている I 型患者は 10 例以下である．

● 臨床病型（自然歴）

I 型は急性型と慢性型に大別される．進行する肝障害と腎尿細管障害が特徴的である．急性型では酵素活性の障害が強く，下痢，嘔吐，黄疸，キャベツ様臭気を伴い，成長障害をきたす．無治療であれば肝不全をきたし，生後数カ月で死亡する．慢性型は急性型に比べてより軽症で，肝障害の進行は緩やかである．腎臓では尿細管機能障害によって Fanconi 症候群，低リン血症性くる病，ビタミン D 抵抗性くる病などが認められる．肝細胞がんを合併しやすく，10 歳頃までに死亡することが多い．

II 型では，角膜潰瘍，手掌および足底の角化は通常，生後 1 カ月頃までに出現するが，肝臓および腎臓の障害は伴わない．

III 型では，これまでに失調，けいれん，軽度の精神発達遅滞などが報告されている．

● 急性期の臨床症状

I 型では感染症やストレスによる異化の亢進により，肝不全徴候や神経症状が急激に出現することがある．肝不全徴候は易刺激性で重症感があり，しばしば発熱とゆでたキャベツ臭を伴う．肝腫大の程度はさまざまで，出血傾向を認める．神経症状は末梢神経麻痺を伴い，痛みを伴う感覚異常と高血圧，頻拍，イレウスなどの自律神経徴候を認め，時に進行性の麻痺がおこる．

● 一般検査所見

I 型では肝機能障害による血液凝固因子の低下，α フェトプロテインやトランスアミナーゼの上昇のほか，腎尿細管障害による低リン血症や糖尿，蛋白尿などを認める．

● 治療と予後

I 型の治療には肝移植が行われることがある[1][4].急性発作の治療には，PHPPD 阻害作用のあるニチシ

表 高チロシン血症の分類

病　型	遺伝形式	血中チロシン値	欠損酵素	主要症状
I 型	常劣	軽度上昇（>5 mg/dL）	フマリルアセト酢酸加水分解酵素（FAH）	肝障害，腎尿細管障害，ガラクトース血症，神経症状，肝細胞がん
II 型	常劣	高度上昇（>30 mg/dL）	チロシンアミノ基トランスフェラーゼ（TAT）	精神発達遅滞，皮膚の異常角化，角膜びらん，角膜潰瘍
III 型	常劣	中等度上昇（>20 mg/dL）	4-ヒドロキシフェニルピルビン酸酸化酵素（PHPPD）	失調，けいれん，軽度の精神発達遅滞

〔中村公俊，他．遺伝性高チロシン血症 I 型．新領域別症候群シリーズ No19．先天代謝異常症候群（第 2 版）上．日本臨牀．2012；159-161 より引用，一部改変〕

ノン（NTBC）の投与が有効であり，また進行を遅らせる効果もある[1〜4]．また，NTBC はチロシン低下作用はないので低フェニルアラニン・低チロシンの食事療法も併用する．予後は，NTBC の効果を認めれば期待できる．

Ⅱ型とⅢ型の治療は制限食が主体であるが，チロシンだけでなくフェニルアラニンも同時に制限する必要がある．

● アミノ酸・有機酸の所見

アミノ酸分析では，血液中のチロシンだけでなくメチオニン，セリン，スレオニンなど複数のアミノ酸の上昇を認め，尿では腎尿細管障害による汎アミノ酸尿を認める．尿中有機酸分析では，PHPPA，PHPLA，サクシニルアセトン，サクシニルアセト酢酸，N-アセチルチロシンの増加がみられる．

● 確定診断の手順

高チロシン血症Ⅰ型が疑われたときには，血液と尿でチロシンの中間代謝産物であるサクシニルアセト酢酸やサクシニルアセトンの測定を行う（図）．

1. Ⅰ　型

尿中有機酸分析でサクシニルアセト酢酸とサクシニルアセトンの増加と，血中チロシン濃度の軽度の上昇により確定診断できる．必要な場合は血球，肝組織の FAH 活性測定を行う．

2. Ⅱ　型

血中チロシンの著明高値，ならびに皮膚と角膜に潰瘍をきたす特徴的な症状を呈する．血中も尿中でもサクシニルアセトンはみられない．

3. Ⅲ　型

確定診断は血中チロシン濃度の中等度の上昇と尿中の PHPPA，および PHPLA の増加がみられる．必要な場合は肝の PHPPD 活性測定を行う．

● 家族への説明のポイント

高チロシン血症は早期診断が可能な疾患であるが，治療の効果については病型によって異なることを説明する．とくにⅠ型についてはNTBCと食事療

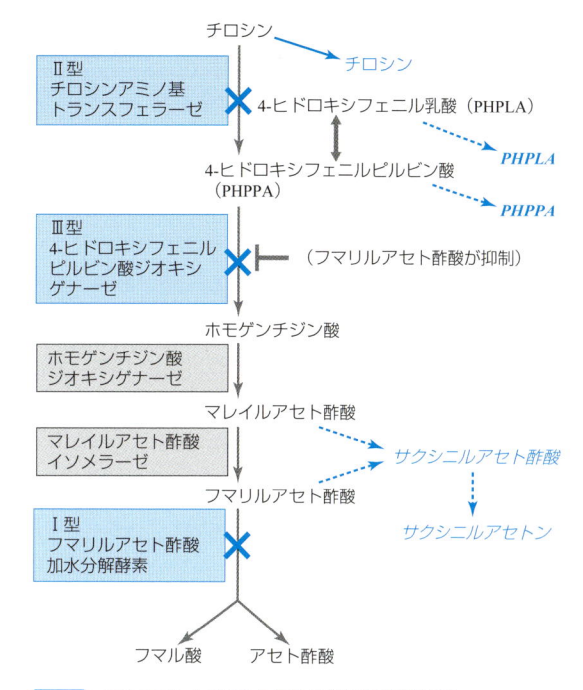

図　高チロシン血症Ⅰ型における代謝経路
青文字：異常代謝産物，*斜体*：有機酸分析所見，┅►：GC/MS で検出，──►：タンデムマスで検出，✖：代謝障害部位

法が有効であるが，成人期に肝細胞がんの予防が持続するかどうかはまだ不明である[5]．

📖 文　献

1) Michell GA, et al. Hypertyrosinemia. In：Scriver C, et al（eds），The Metabolic & Molecular Bases of Inhehirited Disease. 8th ed, McGraw-Hill Professional, 2000；1777-1805
2) 中村公俊，他．遺伝性高チロシン血症Ⅰ型．新領域別症候群シリーズ No19．先天代謝異常症候群（第2版）．日本臨牀．2012；159-161
3) 伊藤道徳．チロシン血症，白皮症．加藤忠明（監），柳澤正義（編），小児慢性疾患診療マニュアル．診断と治療社，2006；373-374
4) Larochelle J, et al. Effect of nitisinone（NTBC）treatment on the clinical course of hepatorenal tyrosinemiai in Québec. *Mol Genet Metab* 2012；**107**：49-54
5) Chinsky JM, et al. Diagnosis and treatment of tyrosinemia type I：a US and Canadian consensus group review and recommendations. *Genet Med* 2017；**19**, published online

（新宅治夫）

1）尿素回路異常症のスクリーニング概要
Outline of screening for urea cycle disorders

● 概　略

　尿素回路は体内で産生された有害なアンモニアを解毒し，尿素として体外に排出する経路である．尿素回路異常症ではこの過程の遺伝的障害により高アンモニア血症を発症し，神経症状などをきたす．図に代謝経路と酵素欠損部位を示す．関与する酵素は，N-アセチルグルタミン酸合成酵素（NAGS），カルバミルリン酸合成酵素I（CPS1），オルニチントランスカルバミラーゼ（OTC），アルギニノコハク酸合成酵素（ASS），アルギニノコハク酸リアーゼ（ASL），アルギナーゼI（ARG1）の6種類である．また，シトリン欠損症で障害を受けるシトリン（アスパラギン酸・グルタミン酸輸送体）も図中に示した．

　尿素回路異常症の発症頻度は全体で8,000〜44,000人に1人と考えられている．わが国での疾患ごとの頻度は，CPS1欠損症1/80万人，OTC欠損症1/8万人，ASS欠損症（シトルリン血症I型）1/53万人，ASL欠損症（アルギニノコハク酸尿症）1/7万人，ARG1欠損症（アルギニン血症）1/220万人との報告がある．OTC欠損症はX染色体連鎖性遺伝形式で，その他は常染色体劣性遺伝である．

● 症　状

　尿素回路異常症の症状のほとんどは高アンモニア血症によって生じるものである．また同一疾患でも残存酵素活性の違いにより軽症型から重症型まで幅がある．血中アンモニア値がコントロールされていてもアルギニノコハク酸尿症では精神発達遅延が，アルギニン血症では痙性対麻痺などの神経症状が進行することが知られている．発症の時期により新生児型と遅発型に分けられる．

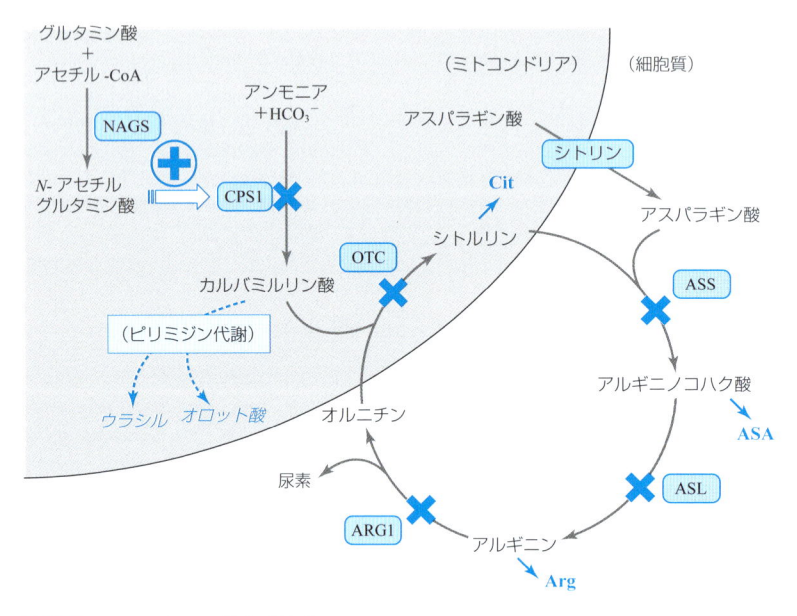

図　尿素回路と異常代謝産物

青文字：体液中で増加する異常代謝産物，*斜体*：尿有機酸分析で検出される物質，--▶：GC/MSで検出，➡：タンデムマスで検出，⊕：活性化，✖：代謝障害部位，NAGS：N-アセチルグルタミン酸合成酵素，CPS1：カルバミルリン酸合成酵素I，OTC：オルニチントランスカルバミラーゼ，ARG1：アルギナーゼI，ASL：アルギニノコハク酸リアーゼ，ASS：アルギニノコハク酸合成酵素，ASA：アルギニノコハク酸，Cit：シトルリン，Arg：アルギニン

表▶ 尿素回路異常症の主症状と生化学的特徴

疾患名	主症状	NBS の指標	アミノ酸所見	尿中有機酸所見
NAGS 欠損症	高アンモニア血症	―	(血中) Gln↑, Cit↓	―
CPS1 欠損症	高アンモニア血症	―	(血中) Gln↑, Cit↓, Arg↓	―
OTC 欠損症	高アンモニア血症	―	(血中) Gln↑, Cit↓, Arg↓	オロット酸↑
シトルリン血症Ⅰ型	高アンモニア血症	Cit	(血中) Cit↑↑, Arg↓	オロット酸↑
アルギニノコハク酸尿症	高アンモニア血症 肝腫大, 肝障害 毛髪異常	Cit	(血中) Cit↑, ASA↑ (尿中) ASA↑↑	オロット酸↑
アルギニン血症	高アンモニア血症 痙性対麻痺	Arg	(血中) Arg↑ (尿中) Arg↑, Lys↑, Orn↑, Cys↑	オロット酸↑
シトリン欠損症	黄疸, 胆汁うっ滞 肝障害 ガラクトース血症	Cit, Cit/Ser 比	(血中) Thr↑, Cit↑, Met↑, Tyr↑, Lys↑, Arg↑	PHPLA↑, PHPPA↑

NAGS：N-アセチルグルタミン酸合成酵素，CPS：カルバミルリン酸合成酵素，OTC：オルニチントランスカルバミラーゼ，NBS：新生児スクリーニング，Gln：グルタミン，Cit：シトルリン，Arg：アルギニン，ASA：アルギニノコハク酸，Lys：リジン，Orn：オルニチン，Cys：シスチン，Thr：スレオニン，Met：メチオニン，Tyr：チロシン，PHPLA：4-ヒドロキシフェニル乳酸，PHPPA：4-ヒドロキシフェニルピルビン酸

1. 新生児型

通常正常分娩で生下時は無症状であるが，哺乳開始後数日以内に哺乳不良，嗜眠などのいわゆる not doing well の症状が出現し，さらに低体温，けいれん，昏睡へと進行する．早期に診断・治療されないと脳障害を残し，死亡することも多い．新生児スクリーニング（NBS）の対象疾患であるシトルリン血症Ⅰ型，アルギニノコハク酸尿症の重症型では NBS の結果が判明する前に重篤な症状で発症することが多いので注意が必要である．

2. 遅発型

生後数カ月以降に発症する症例であるが，中には成人期に発症する症例も報告されている．蛋白質の過剰摂取や感染，飢餓，妊娠などのストレスが発症の契機となり，嘔吐，意識障害，興奮，けいれんなどの神経症状を呈する．発育遅延がみられることが多い．

● **治　療**

1. 急性期治療

新生児期発症例や感染などに伴う急性増悪による高アンモニア血症では脳障害を防ぐため速やかにアンモニアの低下を図る．高張糖液の投与，安息香酸ナトリウムやアルギニンの経静脈的投与が行われるが，改善が見られない場合は速やかに血液浄化療法

を行う．

2. 慢性期治療

尿素回路異常症（シトリン欠損症を除く）の慢性期治療の基本は低蛋白・高カロリー食事療法と薬物療法である．アルギニン血症以外ではアルギニン（アルギ U® 顆粒）を投与するが，OTC 欠損症，CPS1 欠損症ではシトルリン投与が望ましい．シトルリンは日本先天代謝異常学会シトルリン供給事務局（担当：熊本大学小児科）から入手可能（有料）．残余窒素の排泄を促進させる安息香酸ナトリウムやフェニル酪酸ナトリウム（ブフェニール®）も併用する．内科的治療を行っても高アンモニア血症を繰り返す場合は肝移植も考慮する．NAGS 欠損症では N-アセチルグルタミン酸の構造類似体であるカルグルミン酸（カーバグル®）を投与することで CPS1 が活性化され，血中アンモニアが低下する．

● **マススクリーニングと生化学的所見**

NAGS 欠損症，CPS1 欠損症，OTC 欠損症では測定可能な特定のアミノ酸上昇がないため，NBS の対象疾患になっていない．OTC 欠損症では上流のカルバミルリン酸が増加し，その代謝産物であるオロット酸，ウラシルが尿中有機酸分析で検出される．尿中オロット酸の増加の有無は CPS1 欠損症と OTC 欠損症の鑑別診断に有用である．

NBSではシトルリン血症I型とアルギニノコハク酸尿症が一次対象疾患，シトリン欠損症とアルギニン血症が二次対象疾患となっている．シトリン欠損症以外の疾患は高アンモニア血症を呈する．アルギニン血症はアルギニン，その他3疾患はシトルリンがNBSの診断指標となっている．表に各疾患の特徴と血中・尿中代謝産物をまとめた．

1. シトルリン血症I型

ASSの欠損によりシトルリンが上昇し，アルギニンが低下する．典型例では1,000μmol/L以上となるが，シトルリン値100〜150μmol/Lで高アンモニア血症を認めない軽症例も存在する．尿中有機酸分析ではオロット酸，ウラシルの排泄が増加する．

2. アルギニノコハク酸尿症

ASLの欠損により尿中にアルギニノコハク酸（ASA）が大量に排泄される．血中ではASA，シトルリンの上昇，アルギニンの低下を認める．肝障害もしばしば認められる．シトルリンの上昇は軽度〜中等度（50〜300μmol/L）である．尿中オロット酸，ウラシルの異常排泄が認められることもある．血中ASAは福井大学医学部小児科タンデムマス・スクリーニング部門で分析可能（http://www.med.u-fukui.ac.jp/SHOUNI/tandem-mass/）．

3. アルギニン血症

ARG1の欠損により血中アルギニンが上昇するが，アンモニアの上昇は正常の4〜5倍程度である．尿中ではアルギニン，リジン，シスチン，オルニチンの排泄が増加，オロット酸の異常排泄を認める．

4. シトリン欠損症

ミトコンドリア内膜に存在するアスパラギン酸・グルタミン酸輸送体（シトリン）の欠損により生じる．NBSではシトルリン，メチオニンやガラクトースが陽性となり，受診することが多い．検査上肝障害，凝固能異常，胆汁酸の上昇を認める．尿中有機酸分析では肝障害を反映して4-ヒドロキシフェニル乳酸，4-ヒドロキシフェニルピルビン酸の増加をみることが多い．

● 予　後

尿素回路異常症の予後は，大幅に改善している．理由としては専門施設で治療が行われる様になったことや血液浄化療法の積極的導入が考えられる．高アンモニア血症が持続すると中枢神経系の障害が不可逆的に生じ，高アンモニア血症が改善してもてんかん，精神運動発達遅延などの後遺症を残す．血中アンモニア値が600μg/dLを超える症例では死亡例や後遺症を残す例が多い．予後の改善は高アンモニア血症の期間をいかに短縮するかに係っており，重症例では速やかに血液浄化療法を実施すべきである．

📖 参考文献

・中村公俊．尿素サイクル異常症．小児疾患診療のための病態生理3　改訂5版．小児内科2016；**48**（Suppl）；74-79
・日本先天代謝異常学会．新生児マススクリーニング対象疾患等診療ガイドライン2015．診断と治療社，2015：41-49
・チョッケ＆ホフマン．尿素サイクル異常症と遺伝性高アンモニア血症．松原洋一（監訳）．小児代謝疾患マニュアル　改訂第2版．診断と治療社，2013：8-12，78-83

（大浦敏博）

memo2　タンデムマス・スクリーニングで発見される軽症型シトルリン血症（mild citrullinemia）

　NBS にタンデムマス・スクリーニングが導入されて以降，ASS 遺伝子に変異を有し，シトルリン血症を呈するが高アンモニア血症を認めない軽症型シトルリン血症が数多く報告される様になった．Sander ら[1]は 61 万人をスクリーニングした結果，古典型シトルリン血症 4 例に加え，8 例の軽症型シトルリン血症を発見したと報告している．スクリーニング時のシトルリン値は 150〜400 μmol/L で，全例高アンモニア血症は認めていない．また，Häberle ら[2]は NBS で発見された 15 例を含む 21 例の軽症型シトルリン血症を報告している．NBS で発見された 15 例の初回シトルリン値の平均は 405 μmol/L（範囲 97〜750）で，フォロー中の 21 例の血中シトルリンのピーク値の平均は 1,023 μmol/L（範囲 152〜3,360）と高値であったが，症候性の高アンモニア血症は認めなかったと報告している．NBS でシトルリン血症を呈する疾患ごとのおおよそのシトルリン値を表に示した．

　軽症型シトルリン血症の長期予後は不明で，いまだ治療・フォローアップ指針は確立されていない．報告された症例においても無治療経過観察，低蛋白食事療法，薬物療法など様々な対応が行われている．蛋白摂取量の増加や感染，飢餓などの異化亢進状態，さらには妊娠などを契機に高アンモニア血症発作を生じる危険性があり慎重なフォローアップが求められる[3]．　　　　　　　　　　　　　　　（大浦敏博）

文献

1）Sander J, et al. Neonatal screening for citrullinemia. *Eur J Pediatr* 2003；**162**：417-420

2）Häberle J, et al. Mild citrullinemia in Caucasians is an allelic variant of argininosuccinate synthetase deficiency（citrullinemia type 1）. *Mol Genet Metab* 2003；**80**：302-306

3）Berning C, et al. Investigation of citrullinemia type I variants by in vitro expression studies. *Hum Mutat* 2008；**29**：1222-1227

表　シトルリン血症を呈する疾患のシトルリン値と症状

疾患名	血中シトルリン（μmol/L）	症状
シトルリン血症 I 型（古典型）	1,000〜2,000 以上	高アンモニア血症
シトルリン血症 I 型（軽症型）	100〜1,000	無症状
アルギニノコハク酸尿症	100〜300	高アンモニア血症 血中・尿中アルギニノコハク酸増加
シトリン欠損症	100〜1,400	一過性シトルリン血症 ガラクトース血症，肝障害，胆汁うっ滞

2）シトルリン血症Ⅰ型
Citrullinemia type Ⅰ

● 疾患概念

シトルリン血症Ⅰ型（CTLN1）は，アルギニノコハク酸合成酵素（ASS）の欠損により高アンモニア血症をきたす常染色体劣性遺伝疾患である[1]．

ASS は尿素回路の3番目のステップであるシトルリンとアスパラギン酸からアルギニノコハク酸を合成する反応を司る（図）．血中シトルリン高値が特徴的だが，シトルリン自体の臨床症状への関与は小さいと考えられている．また，尿素回路の下流に位置するアルギニンは欠乏する．

● 臨床病型・自然歴

新生児期発症のものから成人期発症のものまで，臨床的な症状の幅が広い．高アンモニア血症が遷延すると重篤な中枢神経後遺症を残す．その一方で，近年の拡大新生児スクリーニング（NBS）により，極軽症例（シトルリンの上昇は極軽度であり，高アンモニア血症を認めない）も発見されている[2]．

● 急性期の臨床症状

新生児発症例は生後数日以内に異常興奮，哺乳不良，多呼吸，嘔吐などで発症し，けいれん，呼吸不全，意識障害などをきたす．成人例においては，妊娠中あるいは分娩後に高アンモニア血症による意識障害で発症することもある．

● 一般検査所見

高アンモニア血症が診断の契機となる．食事療法などでアンモニア値がコントロールされていても，血中シトルリン値は高値を呈する．肝機能障害なども認められる．

● 治療と予後

1. 急性期の治療

CTLN1 と診断されるまでは，高アンモニア血症をきたすほかの尿素回路異常症や有機酸代謝異常症などを念頭において治療を開始する．

1）高濃度のブドウ糖液（10% 以上）

100 kcal/kg/日以上を目標にする．必要に応じてインスリン（0.05 単位/kg/時）の併用を考慮する．

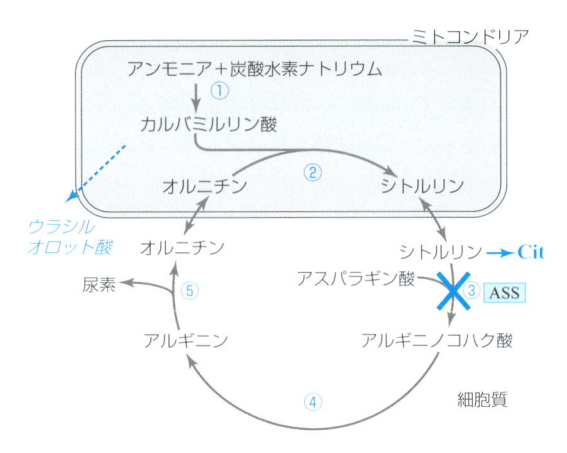

図　シトルリン血症Ⅰ型の代謝経路（尿素回路）

シトルリン血症Ⅰ型は，尿素回路の3番目のステップであるアルギニノコハク酸合成酵素（ASS，③）の欠損を原因とする
青文字：異常代謝産物，*斜体*：有機酸分析所見，- - →：GC/MS で検出，→：タンデムマスで検出，✖：代謝障害部位，①カルバミルリン酸合成酵素Ⅰ，②オルニチントランスカルバミラーゼ，④アルギニノコハク酸リアーゼ酵素，⑤アルギナーゼ

2）残余窒素排泄促進薬（尿素回路以外の窒素排泄系の賦活薬）

安息香酸ナトリウム（局方品・試薬から院内で注射薬として調剤）250 mg/kg を 90 分で投与したのち，同量を 1 日量として持続投与する．

3）アルギニン

アルギU® 点滴静注が入手できないときは成長ホルモン分泌刺激試験用の塩酸アルギニンを使用する．200 mg/kg を 90 分かけて投与したのち，同量を 1 日量として持続投与する．CTLN1 と診断された場合には 600 mg/kg/日に増量する．

4）D-マンニトール

脳浮腫に対して使用する．

5）カルニチン

30〜50 mg/kg/日で投与する．

6）血液浄化療法〔持続血液濾過透析（CHDF）など〕

血中アンモニア値が 500 μmol/L（850 μg/dL）以上の場合，上記の治療で数時間以内にアンモニアの低下を認めない場合，意識障害が遷延する場合など

に実施する.

2. 慢性期の治療

1）低蛋白食事療法

蛋白除去粉乳（雪印 S-23）を使用するなどして蛋白を 0.8〜1.5 g/kg/日に制限する．血中イソロイシンが 25 μmol/L 以下の場合は過剰制限と考えられる．

2）安息香酸ナトリウム（局方品・試薬）

安息香酸ナトリウム（局方品・試薬から院内で注射薬として調剤）250 mg/kg/日（体重 20 kg 以上の場合には 5.5 g/m^2/日）を投与する．なお，フェニル酪酸ナトリウム（ブフェニール®）は，0.25 g/kg/日で開始し，0.5 g/kg/日まで増量する．

3）アルギニン

アルギ U® 配合顆粒 600 mg/kg/日（体重 20 kg 以上の場合には 12 g/m^2/日）投与．

4）肝移植

高アンモニア血症の発作を頻回に繰り返すときには肝移植も考慮される[3]．

3. 予　後

前述のように，高アンモニア血症が遷延した場合には中枢神経後遺症を残す．

● タンデムマス所見

シトルリンが高値を呈する．典型例では 1,000 μmol/L 以上となる（タンデムマスでのカットオフの代表値は 50 μmol/L）．シトルリン値が 100〜150 μmol/L 程度の軽症例も発見されている．

● 有機酸，アミノ酸などの所見

シトルリンが高値を呈するとともに，尿素回路の下流の産物であるアルギニンは低値を示す．ガスクロマトグラフ質量分析計（GC/MS）による尿中有機酸分析では，オロット酸，ウラシルなどの異常排泄を認めることもある．

● 確定診断の手順

1. 血中アミノ酸分析

前述のように，血中シトルリンの著明高値，アルギニンの低値を確認する．

2. 酵素診断

培養線維芽細胞や肝組織を用いて測定する．

3. 遺伝子診断

日本人症例においては IVS6-2A＞G，c.910C＞T

（p.R304W）の頻度が高い[4]．

4. 鑑別診断

1）シトリン欠損症

乳児期に一過性高シトルリン血症を認めうる．シトリン欠損症の新生児期の病態はシトリン欠損による新生児肝内胆汁うっ滞症（NICCD）と称されるように，胆汁うっ滞による高ビリルビン血症を呈する．また思春期以降には，突然の見当識障害，異常行動などシトルリン血症Ⅱ型（CTLN2）の病態へと移行する．この場合も CTLN1 成人発症例との鑑別を要する．シトリン欠損症の診断は遺伝子診断による．詳細は「シトリン欠損症」（*p.48*）を参照のこと．

2）アルギニノコハク酸尿症

血中シトルリンが高値を呈する．CTLN1 ではアルギニノコハク酸が認められないことより鑑別できる．しかしながら，アルギニノコハク酸はアミノ酸分析の報告書には通常，記載されない物質であるため，アミノ酸分析のチャートの確認を要する．詳細は「アルギニノコハク酸尿症」（*p.44*）を参照のこと．

● 家族への説明のポイント

①高アンモニア血症をコントロールするため，蛋白制限が必要となる．

②感染など異化の亢進を契機に高アンモニア血症を繰り返す可能性がある．食欲不振の際には早めに医療機関を受診する必要がある．

③高アンモニア血症が遷延した場合には中枢神経後遺症を残す．

文　献

1) Quinonez SC, et al. Citrullinemia Type Ⅰ. In：Adam MP, et al（eds），GeneReviews™［Internet］. University of Washington, 2016（http://www.ncbi.nlm.nih.gov/books/NBK1458/）

2) Häberle J, et al. Mild citrullinemia in Caucasians is an allelic variant of argininosuccinate synthetase deficiency（citrullinemia type 1）. *Mol Genet Metab* 2003；**80**：302-306

3) Ban K, et al. A pediatric patient with classical citrullinemia who underwent living-related partial liver transplantation. *Transplantation* 2001；**71**：1495-1497

4) Gao HZ, et al. Identification of of 16 novel mutations in the argininosuccinate synthetase gene and genotype-phenotype correlation in 38 classical citrullinemia patients. *Hum Mutat* 2003；**22**：24-34

（呉　繁夫，坂本　修）

3) アルギニノコハク酸尿症

Argininosuccinic aciduria

● 疾患概念

アルギニノコハク酸尿症は，アルギニノコハク酸リアーゼ（ASL）の欠損により高アンモニア血症をきたす常染色体劣性遺伝疾患である[1)2)].

ASL は尿素回路の 4 番目のステップであるアルギニノコハク酸をアルギニンとフマル酸に分解する反応を司る酵素である（図）．本症では血中アルギニノコハク酸（ASA）が高値であることが特徴的である．また，下流のアルギニンは欠乏する．尿素回路異常症のうち，オルニチントランスカルバミラーゼ欠損症（図-②の障害）に次いで頻度が高い．

● 臨床病型（自然歴）

臨床病型は，発症時期によって大きく新生児型と遅発型とに分けられる．ASA は不用窒素産物として尿中に排出されるため，アルギニノコハク酸尿症は尿素回路異常症の中では高アンモニア血症の症状が軽いとされている．一方，他の尿素回路異常症に比して精神発達遅滞などの神経学的障害の頻度が高いことが知られている[1)3)]．高アンモニア血症の遷延時間や程度と神経学的障害との関連が低いことから，ASA の毒性によるものと推察されている．そのほか，肝機能障害，肝線維症，肝硬変の合併もほかの尿素回路異常症に比して本症で高い[1)4)].

新生児スクリーニング（NBS）で発見された症例では，経過観察中に高アンモニア血症や神経症状を呈さない例が多い[5)]．これは，NBS では発症に至らないような軽症例も発見されているためと考えられる．

● 急性期の臨床症状

新生児発症例は興奮，哺乳不良，多呼吸，嘔吐などが生後数日以内に出現し，けいれん，呼吸不全，意識障害などに及ぶ．遅発例においては，感染に関連しておこる間歇的な高アンモニア血症（嘔吐，傾眠傾向，興奮）や学習障害，注意欠陥多動性障害（ADHD）様症状などで気づかれる．

● 一般検査所見

高アンモニア血症以外，一般検査では特徴的な所見はない．肝機能障害を合併することが多い．

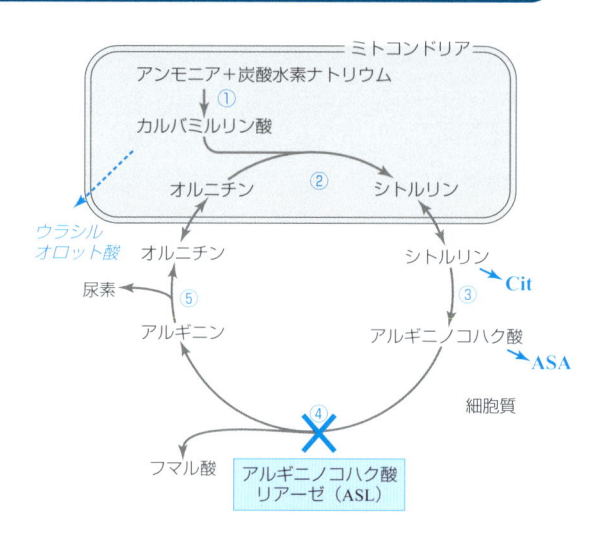

図 ▶ アルギニノコハク酸尿症の代謝経路（尿素回路）

アルギニノコハク酸尿症は，尿素回路の 4 番目のステップであるアルギニノコハク酸リアーゼ（ASL，④）の欠損を原因とする．ASA：アルギニノコハク酸，青文字：異常代謝産物，斜体：有機酸分析所見，--▶：GC/MS で検出，—▶：タンデムマスで検出，✖：代謝障害部位，①カルバミルリン酸合成酵素 I，②オルニチントランスカルバミラーゼ，③アルギニノコハク酸合成酵素，⑤アルギナーゼ

● 治療と予後

1. 急性期の治療

ASA と診断されるまでは高アンモニア血症をきたすほかの尿素回路異常症や有機酸代謝異常症などを念頭において治療を開始する．

1）高濃度のブドウ糖液（10% 以上）

100 kcal/kg/日以上を目標にする．必要に応じてインスリン（0.05 単位/kg/時）を併用する．

2）残余窒素排泄促進薬（尿素回路以外の窒素排泄系の賦活薬）

安息香酸ナトリウム（局方品・試薬から院内で注射薬として調剤）250 mg/kg を 90 分で投与したのち，同量を 1 日量として持続投与する．

3）アルギニン

アルギ U® 点滴静注が入手できないときは成長ホルモン分泌刺激試験用の塩酸アルギニンを使用する．200 mg/kg を 90 分で投与したのち，同量を 1 日量として持続投与する．アルギニノコハク酸尿症と

診断された場合には 600 mg/kg/日に増量する.

4）D-マンニトール

脳浮腫に対して使用する.

5）カルニチン

30〜50 mg/kg/日で投与する.

6）血液浄化療法〔持続血液濾過透析（CHDF）など〕

アンモニア値が 500 μmol/L（850 μg/dL）以上の場合，上記の治療で数時間以内に有意のアンモニアの低下を認めない場合，意識障害が遷延する場合に実施する.

2. 慢性期の治療
1）低蛋白食事療法（0.8〜1.5 g/kg/日）

シトルリン血症I型と同様である.

2）安息香酸ナトリウム（局方品・試薬）

250 mg/kg/日（体重 20 kg 以上の場合には 5.5 g/m²/日）．なお，フェニル酪酸ナトリウム（ブフェニール®）は，0.25 g/kg/日で開始し，0.5 g/kg/日まで増量する.

3）アルギニン

アルギ U® 配合顆粒 600 mg/kg/日（体重 20 kg 以上の場合には 12 g/m²/日）投与.

4）肝移植

高アンモニア血症を繰り返すときや肝硬変への進行例では肝移植が考慮される[4].

3. 予 後

高アンモニア血症の程度に関係なく，神経症状，肝機能障害が進行する．神経学的予後は悪い.

● タンデムマス所見

血中シトルリン濃度が軽〜中等度上昇する（50〜300 nmol/mL，タンデムマスでのカットオフの代表値は 50 nmol/mL）.

● 有機酸，アミノ酸などの所見

アミノ酸分析〔高速液体クロマトグラフ（HPLC）法〕で，ASA の増加が認められる．通常，ASA はアミノ酸分析の報告書には記載されない物質であるため，アミノ酸分析のチャートでASAに相当するピークの有無を確認する必要がある．シトルリンは軽度高値であり，尿素回路の下流の産物であるアルギニンは低値を示す．ガスクロマトグラフ質量分析計（GC/MS）による尿中有機酸分析でオロット酸，ウラシルなどの異常排泄が認められることもある.

● 確定診断の手順

1. 血中アミノ酸分析

アミノ酸分析で ASA 高値，シトルリン高値（軽〜中等度），アルギニン低値を認める.

2. 酵素診断

赤血球，培養線維芽細胞や肝組織を用いて測定する.

3. 遺伝子診断

高頻度変異は存在しない.

4. 鑑別診断

シトルリン血症I型，シトリン欠損症などが鑑別にあがる.

● 家族への説明のポイント

①高アンモニア血症をコントロールするため，蛋白制限が必要となる.

②感染など異化の亢進を契機に高アンモニア血症を繰り返す可能性がある．食欲不振の際には早めに医療機関を受診する必要がある.

③高アンモニア血症のコントロールがよくとも，神経症状，肝機能障害が進行する可能性がある.

📖 文 献

1) Erez A, et al. Argininosuccinate lyase deficiency–argininosuccinic aciduria and beyond. *Am J Med Genet C Semin Med Genet* 2011；**157**：45-53
2) Nagamani SCS, et al. Argininosuccinate Lyase Deficiency. In：Pagon RA, et al（eds），GeneReviews™ [Internet]. University of Washington, 2011（http://www.ncbi.nlm.nih.gov/books/NBK51784/）
3) Tuchman M, et al. A Urea Cycle Disorders Consortium of the Rare Diseases Clinical Research Network. Cross-sectional multicenter study of patients with urea cycle disorders in the United States. *Mol Genet Metab* 2008；**94**：397-402
4) Marble M, et al. Living related liver transplant in a patient with argininosuccinic aciduria and cirrhosis：metabolic follow-up. *J Pediatr Gastroenterol Nutr* 2008；**46**：453-456
5) Ficicioglu C, et al. Argininosuccinate lyase deficiency：longterm outcome of 13 patients detected by newborn screening. *Mol Genet Metab* 2009；**98**：273-277

（呉 繁夫，坂本 修）

4) アルギニン血症

Argininemia

● 疾患概念

アルギニン血症は尿素回路異常症の一つで，痙性四肢麻痺や難治性けいれんなどの神経症状を特徴とし，常染色体劣性遺伝をとる[1)2)]．新生児スクリーニングでは血中アルギニン濃度の上昇で診断される．病因はアルギニンから尿素を外し，オルニチンに転換するアルギナーゼの遺伝的欠損にある（図1）．

アルギナーゼには二つのアイソザイムが存在し，それぞれ別の遺伝子（*ARG1*，*ARG2*）によりコードされている．*ARG1* によりコードされるアルギナーゼ I（細胞質型）は肝臓や赤血球の細胞質に発現し，*ARG2* にコードされるアルギナーゼ II（ミトコンドリア型）は肝臓や腎臓のミトコンドリアに発現する．本症はアルギナーゼ I の欠損症で[2)]，尿素回路異常症のなかでは，もっとも発生頻度が低い．

● 自然歴

他の尿素回路異常症と症状は異なり，新生児期はほぼ無症状である．アルギニン血症55症例をまとめた報告では，55例中52例は新生児期，乳児期早期ともに無症状であった[4)]．発症時期は2〜4歳が多く，成長障害，ミルク摂取後の意識混濁，易過敏性などで発症する．その後，運動におけるぎこちなさや退行が目立ちはじめ，未治療の場合，精神運動発達が停止し，痙性四肢麻痺（とくに下肢）を呈する．高アンモニア血症によらないけいれんを示す症例は多く，大部分は全身間代性けいれんで，運動失調型やアテトーゼ型の場合もある．小頭症の合併症例の報告もある．

● 一般検査所見

血中アンモニア濃度は正常の4〜5倍程度の高値を示すが，他の尿素回路異常症のように6倍を超えることはまれである．尿素窒素は一般に低値であるが，他の尿素回路異常症ほどには低下しない．

● 治療と予後

他の尿素回路異常症と異なり急激な血中アンモニア値の上昇がないため比較的管理しやすく，早期診断・早期治療によりある程度の予後の改善が期待できる[3)4)]．

治療は，①アルギニン制限，②必須アミノ酸の補充，③アンモニア排泄の促進，の三つが基本になる．アルギニン制限は蛋白質の摂取を低く抑え，アルギニン以外の必須アミノ酸を投与することによる．アンモニア排泄の促進には，安息香酸ナトリウムやフェニル酪酸ナトリウム（ブフェニール®）が用いら

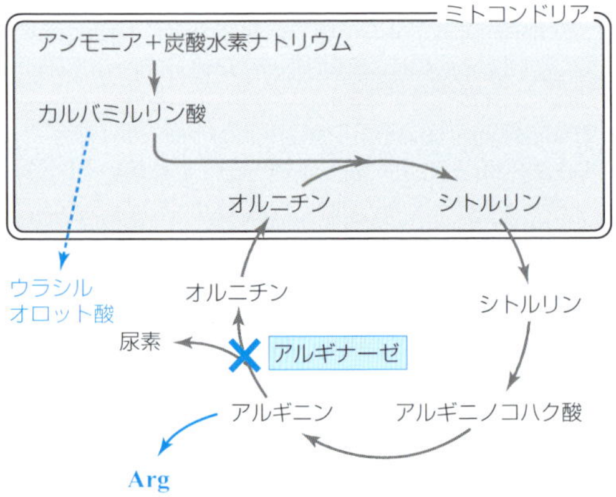

図1 アルギニン血症の代謝経路（尿素回路）

青文字：異常代謝産物，→：タンデムマスで検出，--▶：尿有機酸分析で検出，✖：代謝障害部位

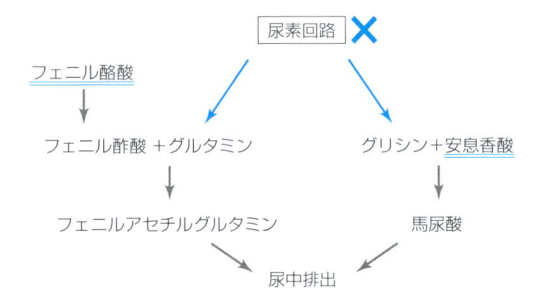

図2 フェニル酢酸，安息香酸投与によるアンモニアの排出

末梢組織で生じたアンモニアはグルタミンやアラニンの形で肝臓に運ばれ，尿素回路で無毒な尿素となって尿中に排出される．尿素回路が機能しない場合の治療として，グルタミンやアラニンから容易に変換されるグリシンをフェニル酢酸や安息香酸と結合させ，フェニルアセチルグルタミンや馬尿酸の形で尿中排出を促す

＝：投与する薬剤名

れる（図2）．安息香酸ナトリウムは 5.5 g/m²/日で開始し，10 g/m²/日程度まで増量する．フェニル酪酸ナトリウムは 0.25 g/kg/日で開始し，0.5 g/kg/日まで増量する．安息香酸は1分子あたりアンモニア1分子を排出するのに対し，フェニル酪酸ナトリウムは1分子あたりアンモニア2分子を排出するため，安息香酸に比べ効率がよい．フェニル酪酸ナトリウムの投与時には分枝鎖アミノ酸の不足がおこりやすいため，定期的な血中アミノ酸分析と不足時の補給が必要になる．他の尿素回路異常症で使用されるL-アルギニンの投与は，本症では禁忌である．

● タンデムマス所見

アルギニン濃度の上昇が本症患者すべてに認められる．多くの場合，正常の10倍以上の高値を呈するが，一部の症例では正常の2〜3倍程度の上昇にとどまる．生後まもなく採取された血液濾紙によるスクリーニングでは，見逃し例も報告されている[5]．

● 有機酸，アミノ酸などの所見

血中アルギニン濃度の上昇が特徴的で，他には血中グルタミン濃度の上昇を認めることが多い．尿中アミノ酸分析ではアルギニンのほか，リジン，シスチン濃度の上昇を認める．髄液中では，アルギニンを含む多くのアミノ酸濃度の上昇を認める．尿有機酸分析では，オロット酸やウラシルの濃度上昇を認めることがある．

● 確定診断の手順

1．化学診断

血中および尿中アミノ酸分析におけるアルギニンの高値を確認する．

2．酵素診断

アルギナーゼⅠの酵素活性は肝組織を用いて測定できる．簡便には，赤血球を用いた酵素活性測定法

が報告されている．本症の場合，代償的にアルギナーゼⅡの活性が上昇していることが知られている．このアイソザイムの存在が，他の尿素回路異常症に比べ本症の発症が遅く，症状が軽い理由の一つと考えられている．

3．遺伝子診断

ヒトアルギナーゼⅠをコードする遺伝子 ARG1 は全長 11.5 kb で，染色体 6q23 に存在し，8個のエクソンからなる．遺伝子変異は異質性に富むため，遺伝子検査は ARG1 の全エクソンに対し，シークエンス解析を行う．現在までに同定された遺伝子変異の多くはミスセンス変異で，ナンセンス変異やスプライス異常はまれと考えられる．

● 家族への説明のポイント

他の尿素回路異常症に比べ生命予後はよく，食事療法と薬物療法を適切に組み合わせることにより，ある程度の症状改善が期待できる疾患であることを説明する．

文献

1）チョッケ，他．小児代謝疾患マニュアル．松原洋一（監訳），診断と治療社，2006；75-85
2）Brusilow SW, et al. Urea cycle enzymes. In：Scriver CR, et al（eds），The Metabolic and Molecular Bases of Inherited Disease. 8th ed, McGraw-Hill, 2001：1909-1963
3）De Deyn PP, et al. Hyperargininemia：A treatable inborn error of metabolism? In：De Deyn PP, et al（eds），Guanidino Compounds in Biology and Medicine. Vol 2, John Libbery & Company Ltd, 1997；53-69
4）Scaglia F, et al. Clinical, biochemical, and molecular spectrum of hyperargininemia due to arginase Ⅰ deficiency. *Am J Med Genet C Semin Med Genet* 2006；**142C**：113-120
5）Crombez EA, et al. Hyperargininemia due to liver arginase deficiency. *Mol Genet Metabol* 2005；**84**：243-251

（呉　繁夫）

---

memo3　アルギニン血症の新しい治療

ポリエチレングリコール（PEG）を結合させたヒト・アルギナーゼⅠ（pegzilarginase）が本症の治療薬として開発中であり，本剤を 0.1 mg/kg で週1回静注する第Ⅲ相試験が米国で実施されている．先に終了しているオープンラベルの第Ⅰ/Ⅱ相試験では血中アルギニン濃度の有意な低下を認めた．その後も本剤投与を継続している症例も存在し，運動能の改善が認められているとの報告がある．わが国における臨床治験も検討されている．

（呉　繁夫）

5）シトリン欠損症
Citrin deficiency

● 疾患概要

　シトリンは成人発症 II 型シトルリン血症（CTLN2）の原因遺伝子として発見された新規遺伝子 *SLC25A13* の産物である．シトリンはミトコンドリア内膜に存在し，その機能はアスパラギン酸・グルタミン酸輸送体（AGC）である．AGC はミトコンドリアで生成されるアスパラギン酸を細胞質に供給するとともに，リンゴ酸・アスパラギン酸シャトルを構成して細胞質の還元型ニコチンアミドアデニンジヌクレオチド（NADH）還元当量をミトコンドリアに輸送する役割を担っている（図 1）[1]．

　CTLN2 は小児期には無症状であると考えられていたが，その後，血中アミノ酸異常や脂肪肝を伴う新生児肝炎の症例において *SLC25A13* の変異が検出され，シトリン欠損による新生児肝内胆汁うっ滞症（NICCD）と命名された[1]．すなわち本症には，NICCD と CTLN2 という二つの年齢依存性の病態があることが明らかとなった（図 2）．

　常染色体劣性遺伝形式をとり，保因者頻度より両アレルに変異をもつのは 17,000 人に 1 人と推定されるが，CTLN2 の発症頻度は約 10 万人に 1 人であり，シトリン欠損症の約 20％ が CTLN2 を発症することになる．発症には遺伝的要因に加え，体内の代償機構の働きや環境要因（食事など）がかかわっていると考えられている．

● 臨床病型

　シトリン欠損症の臨床像を図 2 に示す．本稿では，小児期の病態である NICCD について解説する．

● 臨床症状[2]

　平均生下時体重は 2,500 g 台と少ない．新生児スク

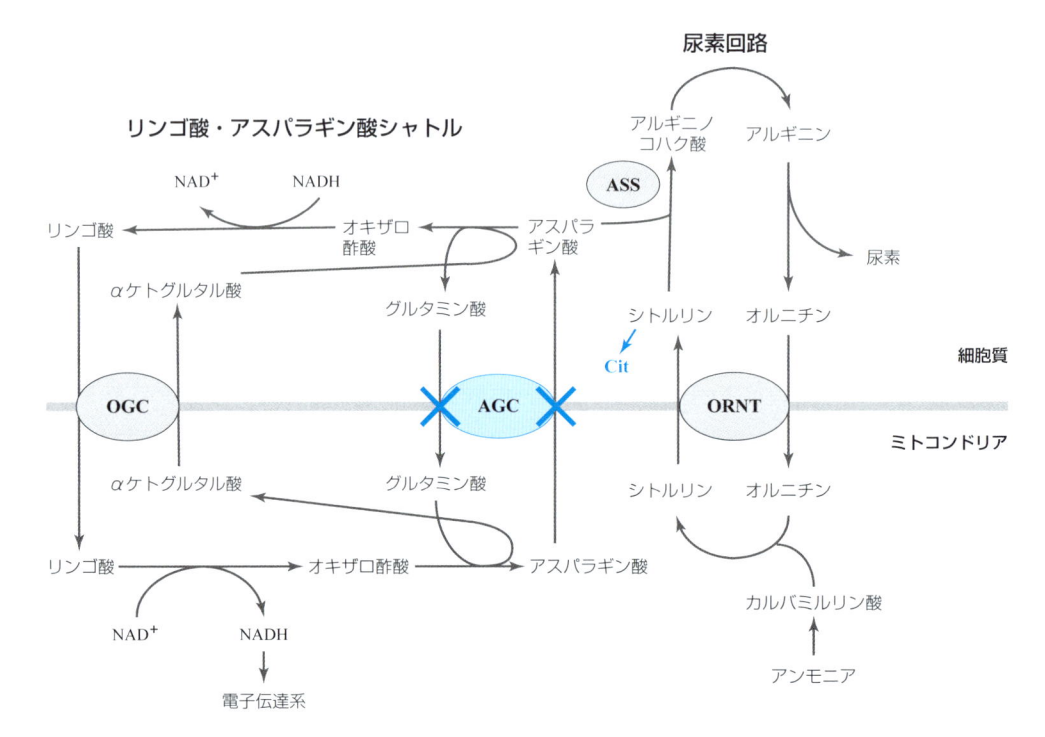

図1　シトリンとリンゴ酸・アスパラギン酸シャトル，尿素回路の関係
AGC：アスパラギン酸・グルタミン酸輸送体（シトリン），ORNT：オルニチントランスポーター，OGC：オキソグルタル酸輸送体，ASS：アルギニノコハク酸合成酵素，NADH：還元型ニコチンアミドアデニンジヌクレオチド，NAD：酸化型ニコチンアミドアデニンジヌクレオチド，青文字：異常代謝産物，━━▶：タンデムマスで検出，✖：シトリン欠損症での代謝障害部位

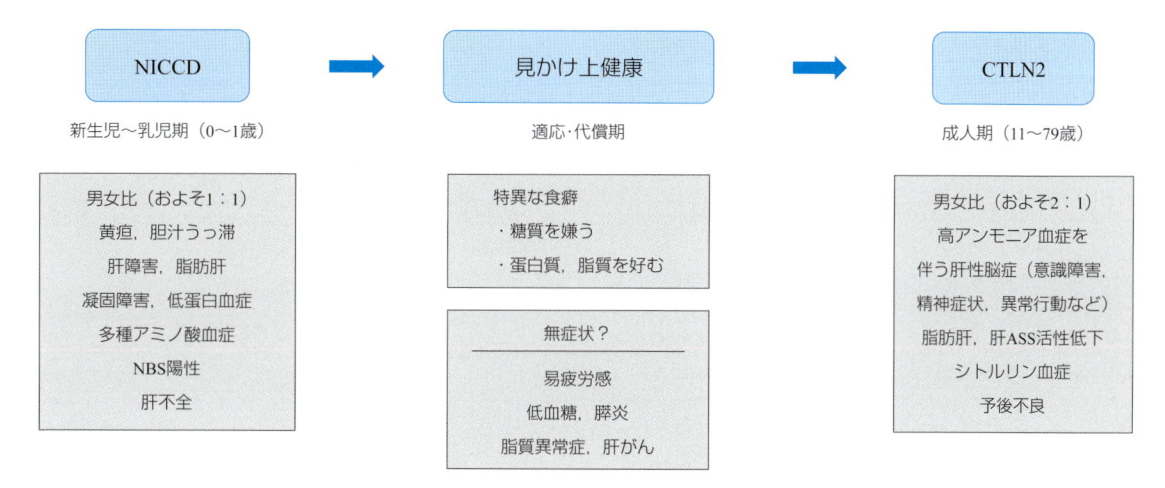

図 2 ▶ シトリン欠損症の臨床像
NICCD：シトリン欠損による新生児肝内胆汁うっ滞症，CTLN2：成人発症 II 型シトリン血症，ASS：アルギニノコハク酸合成酵素，NBS：新生児スクリーニング

リーニング（NBS）陽性を契機に来院する早期発症例と，NBS は正常で，その後，黄疸，淡黄色便などを主訴に受診する乳児期発症例に大別される．

タンデムマススクリーニング導入以前に発見された本症患児 75 例の検討では，30 例（40%）が NBS でメチオニン，フェニルアラニンやガラクトース陽性となり受診し，その後の精査により肝障害，肝内胆汁うっ滞，凝固異常などが明らかとなっている．

NBS で異常のみられなかった残りの 45 例（60%）の多くは生後 1～5 カ月の間に，黄疸，淡黄色便を主訴に胆道閉鎖症，新生児肝炎を疑われて来院している．NBS 正常例では必ずしもアミノ酸やガラクトースの異常を呈さないことがあるので注意が必要である．その他の主訴として，肝腫大，体重増加不良，低血糖によるけいれん，低蛋白血症による腹水，凝固異常による皮下出血などが報告されている．また，高ガラクトース血症例では白内障を合併することがある．

● 一般検査所見[2]

高度の胆汁うっ滞，肝障害が特徴で，総胆汁酸，直接ビリルビンの上昇，低蛋白血症，凝固能の低下を認める．トランスアミナーゼはおおむね 100 IU/L 以下で推移し，AST 優位の上昇である．アンモニア値は 80～160 μg/dL 程度の軽度上昇にとどまっている．NBS 陽性例ではほとんどの場合ガラクトース血症を認める．アミノ酸分析ではスレオニン，シトル

リン，メチオニン，チロシン，リジン，アルギニンなどの上昇が特徴的であるが，症例により程度はさまざまである．肝生検例では全例に肝脂肪変性を認めている．

● 治療と予後

NICCD の治療は新生児肝炎の治療に準じる．胆汁うっ滞があっても吸収の良い中鎖トリグリセリド（MCT）を含有する必須脂肪酸強化 MCT フォーミュラ（明治 721）が第一選択である．ガラクトース血症を合併する場合はガラクトース除去フォーミュラ（明治 110）を使用する．MCT オイル（日清 MCT オイル，マクトンオイルなど）をガラクトース除去フォーミュラ 100 mL に 1～2 mL 添加するとよい．蛋白加水分解 MCT 乳（森永 ML-3）も乳糖除去かつ MCT 含有なので適している．胆汁うっ滞が改善し，肝機能が正常化すれば特殊ミルクは漸減可能で，乳糖制限も不要となる．薬剤としては脂溶性ビタミン，ウルソデオキシコール酸，フェノバルビタールが使用される[3]．

離乳期以降，シトリン欠損症患者では炭水化物を嫌い，高蛋白質，高脂肪食を好んで食べる特異な食癖がみられるが，これはシトリン欠損による代謝不全を代償する合目的行動であり矯正してはならない．CTLN2 発症予防にも低炭水化物食が有効とされる．薬剤としてはアルギニン，ピルビン酸ナトリウム（試薬）などが試みられている[3]．

肝機能障害，アミノ酸異常はほとんどの症例で生後6カ月頃には改善し，遅くとも1歳までには正常化する．しかし75例の報告では，うち2例が肝不全に進行し，いずれも1歳前に生体肝移植が行われた．また別の1例はいったん改善後，16歳でCTLN2を発症し肝移植が行われている[2]．

● タンデムマス所見

軽〜中等度の高シトルリン血症がみられ，シトルリン/セリン比が上昇する．メチオニン，フェニルアラニン，チロシンの上昇を合併することもある．このような多種アミノ酸血症の原因は不明であるが，肝障害による二次的異常が想定されている．

● 確定診断の手順

NBS陽性例ではその特徴的な症状・検査データが揃えば，NICCDを疑うことは比較的容易である．シトルリン高値で受診する場合が多いが，初診時には肝障害が目立たず，軽症のシトルリン血症I型との鑑別が難しい場合もある．必ず1〜2週間後にトランスアミナーゼや直接ビリルビンを再検すべきである．確定診断には遺伝子診断が有用である[4]．

● 家族への説明のポイント

①NICCD患児のほとんどは特殊ミルクによる治療により1歳までに改善することをお話しする．

②長期的には本人の好むものを食べさせ，糖質の過剰摂取を避けるよう指導する．

③一部の患者では成人期に高アンモニア血症，シトルリン血症を特徴とするCTLN2を発症する可能性があるので，今後も定期的に診察，検査を受ける必要性をお話しする．

📖 文献

1) 小林圭子，他．シトリン欠損症．日児誌 2006；**110**：1047-1059
2) Ohura T, et al. Clinical pictures of 75 patients with neonatal intrahepatic cholestasis caused by citrin deficiency（NICCD）. *J Inherit Metab Dis* 2007；**30**：139-144
3) 大浦敏博．シトリン欠損症研究の進歩〜発症予防・治療法の開発に向けて．日児誌 2009；**113**：1649-1653
4) Kikuchi A, et al. Simple and rapid genetic testing for citrin deficiency by screening 11 prevalent mutations in SLC25A13. *Mol Genet Metab* 2012；**105**：553-558

（大浦敏博）

---

memo4　シトリン欠損症患者はなぜピーナッツを好むのか？

シトリンの機能がAGCであることが明らかにされたことで，シトリン欠損症の多彩な症状は，肝細胞質内NADHの過剰蓄積によるものであると考えられるようになった．糖質を摂取するとグルコースは解糖系で代謝され，細胞質内NADHがさらに蓄積するため症状の悪化をきたす．すなわち，過剰に摂取された糖質はシトリン欠損症患者にとって毒性を有することになる．本症患者は自ら糖質の摂取を避け，ピーナッツや大豆，乳製品などの高蛋白・高脂質の食事を好むようになると考えられる．過剰な糖質やアルコール飲料の摂取後にCTLN2を発症した症例も報告されており，無理に糖質を摂取させてはならない．とくに学校給食や入院時（病院食は高炭水化物食！）には配慮が必要である． （大浦敏博）

---

memo5　シトリン欠損症患者の禁忌は？

本症では糖質やアルコールの過剰摂取後にCTLN2を発症した例が報告されている．高カロリー輸液を使用すると，NADHの細胞質内での過剰蓄積を助長させる結果となり，症状の悪化をもたらす可能性がある．経静脈栄養が必要な場合は，高血糖にならない適切な糖投与量を調節する．その際，高アンモニア血症にも注意する．脳浮腫治療剤である濃グリセリン・果糖配合製剤（グリセオール注®）投与は禁忌である[1]．低血糖などに対するブドウ糖濃度5%程度の末梢補液製剤は問題ない． （大浦敏博）

---

memo6　NICCDは新生児スクリーニング（NBS）でみつかるのですか？

NBSで発見されるのは，採血が行われる日齢4〜5より以前に発症している一部の症例のみである．新生児期には発症しない例やその後に発症する例が存在するので，NBSの結果が陰性であってもシトリン欠損症を否定することはできない． （大浦敏博）

memo7　シトリン欠損症の最近の話題—迅速簡便な遺伝子変異スクリーニング法

　シトリン欠損症の臨床像は多彩で，臨床症状のみで本症を診断することは不可能である．また，アミノ酸分析などの化学診断や酵素診断も困難であるため，責任遺伝子 *SLC25A13* の変異検索が必須である．胆道閉鎖症などと早期に鑑別診断する必要もある．本症には高頻度遺伝子変異が存在し，表に示す 11 種の変異で日本人の変異アレルの 90% 以上を占める[1]．筆者らはこれらの変異の有無を迅速にスクリーニングする方法を確立した[2]．

　遺伝子変異の検出にはリアルタイム PCR（LightCycler® 480，Roche）を用い，hybprobe 法によった．遺伝子変異を含む領域を PCR 法にて増幅後，そのアンプリコン内の遺伝子変異の有無をオリゴヌクレオチド・プローブとのハイブリダイズのしやすさで検出する．プローブ DNA とミスマッチがなければ高温環境でも結合するが，ミスマッチがあると比較的低い温度でプローブがアンプリコンから外れる．この性質を利用して，PCR 増幅後，PCR チューブ内の温度を徐々に上昇させ，プローブの結合状態をモニターすることで変異の有無がわかる．この方法は，PCR プライマーや変異検出用プローブをすべて混合した状態で PCR 反応を開始すると，後はプログラムに従って遺伝子変異の検出まで自動で行われるため，非常に簡便である．また，全行程は約 40 分間で終了する．

　これまでに，この方法で 113 例の遺伝子検査を実施した（東北大学）．検出した遺伝子変異の内訳を表に示す．診断の契機となった症状は，黄疸または便色異常が 21 例（45%），体重増加不良 13 例（28%），新生児マススクリーニング 8 例（17%）などが多くみられた．本解析法における変異アレルの実際の検出効率は 89% と推定される．

文献

1) Tabata A, et al. Identification of 13 novel mutations including a retrotransposal insertion in SLC25A13 gene and frequency of 30 mutations found in patients with citrin deficiency. *J Hum Genet* 2008；**53**：534-545
2) Kikuchi A, et al. Simple and rapid genetic testing for citrin deficiency by screening 11 prevalent mutations in SLC25A13. *Mol Genet Metabol* 2012；**105**：553-558

（呉　繁夫）

表　シトリン迅速診断の検索対象としている 11 種類の *SLC25A13* 遺伝子変異と変異アレルの頻度（日本人）

変異No	遺伝子座	遺伝子型	対立遺伝子頻度（%）異常検出		
			変異全体に占める割合（%）	両アレルに異常検出例（n＝48）	アレル一方に異常検出例（n＝10）
Ⅰ	exon 9	c.851delGTAT	32.8	25（26%）	5（25%）
Ⅱ	intron 11	c.1018＋1G＞A	36.3	43（45%）	2（10%）
Ⅲ	exon 16	c.1638ins23	4.6	1（1%）	0
Ⅳ	exon 7	c.674C＞A	3.3	7（7%）	0
Ⅴ	intron 13	c.1230＋1G＞A	9.8	9（9%）	1（5%）
ⅩⅨ	intron 16	g.IVS16ins3kb	4.4	5（5%）	2（10%）
Ⅵ		c.1799-1800insA		5（5%）	0
Ⅶ		c.1813C＞T		0	0
Ⅷ	exon 17	c.1801G＞T	4.6	1（1%）	0
Ⅸ		c.1801G＞A		0	0
ⅩⅪ		c.1793T＞G		0	0
計			95.9%	96 アレル	10 アレル

1）有機酸代謝異常症のスクリーニング概要

Outline of screening for organic acidemia

● 概略（歴史，頻度，遺伝形式）

有機酸とは，図に示すようにアミノ酸が代謝（異化）される過程で，アミノ基が外れたあと生成される短鎖のカルボン酸をさす．分枝鎖アミノ酸などでは，第1段階でαケト酸となり以後有機酸として複数の代謝を受ける．有機酸代謝異常症はアミノ酸の中間代謝過程の酵素欠損によって体内に有機酸が増加する疾患であり，増悪期にはアシドーシスに傾き，哺乳低下，筋緊張低下，けいれん意識障害などの急性発作をきたす．酵素欠損部位により特徴的な有機酸の蓄積パターンがみられる．ガスクロマトグラフィ質量分析計（GC/MS）による尿有機酸分析によって生化学診断が可能である．

有機酸代謝異常症は1966年にK. Tanaka らがGC/MS を用いてイソ吉草酸血症を発見したのが最初である．以後同様の手法で1967年メチルマロン酸血症，1968年プロピオン酸血症などが発見され，1970年代に代表的な有機酸血症が同定された．ほとんどの疾患は常染色体劣性遺伝形式をとる．個々の疾患の頻度は数万人から数百万人に1人という希少疾患である（表1）．疾患頻度は国や民族によって異なるようである[1]．

● 病　態

酵素欠損によって蓄積した有機酸は，種々の代謝を受ける．結果として遊離CoA が欠乏し種々の代謝バランスの乱れを引き起こす．

1. ケトアシドーシス・高アンモニア血症

有機酸代謝異常症では，有機酸の蓄積によってアシドーシスに傾く．有機酸が上昇すると酸塩基平衡を維持するため酸を腎から排泄する機転が働くため，尿中に有機酸が増加する．また増悪期には，蓄積する短鎖アシル–CoA とアセチル–CoA の代謝と競合阻害する結果ケトーシスをきたすことが多い．一方，蓄積した一部の有機酸による尿素回路の阻害作用のために，増悪期に高アンモニア血症をきたすことが多い．

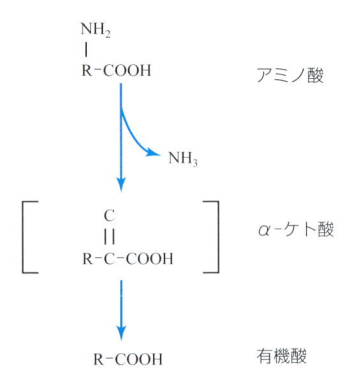

図　アミノ酸の異化と有機酸

有機酸とは，アミノ酸代謝においてアミノ基がとれたあとの短鎖脂肪酸をいう．

表1　有機酸代謝異常症のスクリーニング発見頻度（日本とドイツ）

疾患	日本	ドイツ
メチルマロン酸血症	1：12万	1：12.5万
プロピオン酸血症	1：4.1万	1：25万
イソ吉草酸血症	1：67.2万	1：9.6万
マルチプルカルボキシラーゼ欠損症	1：112万	—
メチルクロトニルグリシン尿症	1：15.3万	1：7.3万
HMG–CoA リアーゼ欠損症	—	1：55万
グルタル酸血症 I 型	1：28万	1：12.7万
グルタル酸血症 II 型	1：48万	1：19.5万
βケトチオラーゼ欠損症	—	—
有機酸代謝異常症（全体）	1：2.2万	1：1万

—は，これまでのところ NBS で発見されていないことを示す．日本：336万人（1997～2015，パイロットスタディーを含む）；ドイツ：751万人（2001～2015）の新生児のデータ．Shibata N, et al. Diversity in the incidence and spectrum of organic acidemias, fatty acid oxidation disorders, and amino acid disorders in Asian countries：Selective screening vs. expanded newborn screening. Mol Genet Metab Rep. 2018 16：5-10 より引用．

2. 低カルニチン血症

ミトコンドリア内に蓄積した有機酸は細胞毒となるため，カルニチン抱合によりアシルカルニチンとして細胞外に排出する機構が働く．その結果遊離カルニチンは有機酸のカルニチン抱合のために消費されるため，有機酸代謝異常症ではカルニチン欠乏に

表2　有機酸代謝異常症の発症形態による分類

病型	発症時期	発症形態	NBS で発見される代表的な疾患
重症型 (新生児発症)	新生児， 乳児早期	新生児，乳児期早期から急激な症状で発症．致死率が高い	メチルマロン酸血症，プロピオン酸血症，イソ吉草酸血症 (新生児発症)，ヒドロキシメチルグルタル酸血症，グルタル酸血症 II 型 (新生児型) など
間歇発作型 (乳幼児発症)	乳児期， 幼児期	乳幼児期から，感染などを契機に間歇的発作 (自家中毒様，急性脳症，突然死も含む)	イソ吉草酸血症，マルチプルカルボキシラーゼ欠損症，グルタル酸血症 II 型 (遅発型)，メチルクロトニルグリシン尿症，β-ケトチオラーゼ欠損症など
神経退行型	乳幼児期	神経症状が徐々に進行 (脳性有機酸血症)	グルタル酸血症 I 型など
発症前型	スクリーニングで発見されているが発症していない		

陥りやすい．低カルニチン血症では脂肪酸 β 酸化が抑制されるため筋緊張低下，全身倦怠，肝機能障害などをきたす．したがって有機酸代謝異常症ではミトコンドリア内の有機酸を排出し，カルニチン欠乏状態を緩和して代謝バランスを回復させる目的でカルニチン投与が有用である．

3. 疾患特異的な有機酸およびアシルカルニチンの増加

体内に蓄積した有機酸は，直ちに尿中に排出されるため，GC/MS による尿中有機酸分析の診断的価値が高い．一方で蓄積した有機酸がカルニチン抱合を受けて細胞外に排出されるため，タンデムマスによるアシルカルニチン分析で疾患特異的なアシルカルニチンプロフィール (血中) が得られることを利用して，タンデムマスによる NBS，あるいは生化学診断が行われる．

4. 補酵素の異常による有機酸代謝異常症

いくつかの疾患では，酵素蛋白そのものの異常ではなく補酵素の欠乏によって発症するビタミン依存型の疾患もある．ビタミン B_{12} 欠乏 (またはコバラミン代謝異常) によるメチルマロン酸血症 (ビタミン B_{12} 依存性)，ビオチン欠乏によるマルチプルカルボキシラーゼ欠損症，ビタミン B_2 依存性グルタル酸血症 II 型などである．これらは補酵素の投与により改善するため，鑑別しておくことは重要である．

● 臨床的特徴

1. 臨床所見

一般には有機酸代謝異常症は，発熱，嘔吐，飢餓などの異化亢進時にアミノ酸の動員がかかり，有機酸の蓄積によってアシドーシスをきたす．急性期に

は，多くの場合ケトーシス，低血糖あるいは高血糖がみられることが多い．また尿素サイクルが阻害されて高アンモニア血症をきたすことも多い．骨髄抑制による汎血球減少をきた疾患もある．有機酸の毒性によって知的障害や神経症状をきたすことも多い．

2. 発症形態による分類

臨床的には発症形態によって，表2 に示すような4 群に大別できる．すなわち①重症型 (新生児期発症)，②間歇発作型 (乳幼児期発症)，③神経退行型 (乳児期〜幼児期より徐々に進行)，およびスクリーニングで異常が発見されたにもかかわらず特に症状を呈さない群 (④発症前型) である．

①重症型：新生児期または乳児期早期に何らかの症状に気づかれ，急速に悪化して死亡したり後遺症を残すことが多い．この病型の患児は，NBS で検体を採取する生後 4〜5 日にはすでに発症していることも多い．有機酸代謝異常症を疑わせるような何らかの症状に気づかれたら生後 1〜3 日でも直ちに血液濾紙を提出すべきである．

②間歇発作型：乳児期早期には症状はないが，乳児期中期以降に感染，下痢，過労などを契機にケトアシドーシス発作で発症する．年齢とともに発作回数が増えて症状が進行するタイプ，あるいは反対に年齢とともに発作回数が減少するタイプがある．

③神経退行型：乳児期中期ないし幼児期から，神経症状が現れて，徐々に精神発達遅滞，アテトーゼ，退行などがみられるタイプで，グルタル酸血症 I 型が典型的である．乳児期早期の無症状期に診断することで，発症を予防することは可能である．

④発症前型：NBS で発見される無症状例を指す．

表3 有機酸代謝異常症スクリーニングの概略

疾患名	生化学診断の指標	
	アシルカルニチン	尿中有機酸
1) メチルマロン酸血症	C3, C3/C2	MMA, MC, 3HPA
2) メチルマロン酸血症 （ホモシスチン尿症合併型）	C3, C3/Met	MMA, MC, 3HPA
3) プロピオン酸血症	C3, C3/C2	MC, 3HPA, PG
4) イソ吉草酸血症	C5	IVG
5) メチルクロトニルグリシン尿症	C5-OH	MCG, 3HIVA
6) ヒドロキシメチルグルタル酸血症	C5-OH, C6-DC	HMGA. 3MGA, 3MGCA
7) マルチプルカルボキシラーゼ欠損症	C5-OH, C3	MC, MCG, LA
8) グルタル酸血症 I 型	C5-DC	GA, 3HGA
9) βケトチオラーゼ欠損症	C5:1, C5-OH	2M3HBA, TG

*：よく使われる略称で「略語」とは一致しない．略語：MMA＝メチルマロン酸；MC＝メチルクエン酸；3HPA＝3-OH-プロピオン酸；PG＝プロピオニルグリシン；IVG＝イソバレリン酸，MCG＝メチルクロトニルグリシン；3HIVA＝3-OH-イソ吉草酸；HMGA＝3-ヒドロキシ-3-メチルグルタル酸；．3MGA＝3-メチルグルタル酸；3MGCA＝メチルグルタコン酸；LA＝乳酸；3HGA＝3-OH-グルタル酸；2M3HBA＝2-メチル-3-OH-酪酸；TG＝チグリルグリシン

（Hoffman GL, et al. Newborn Screening by tandem Mass Spectrometry. Clinical and Laboratory Standards Institute, 2010 より一部改変）

現時点では，将来何らかの形態で発症するか，無症状のまま経過するか不明なことも少なくない．予後予測を目的として，現在，発見された患者の遺伝子型を調べる研究，長期追跡による評価体制が検討されている．

● マススクリーニングと生化学所見

1. アシルカルニチン

有機酸代謝異常症で認められる異常アシルカルニチンは，有機酸がアミノ酸の中間代謝産物であることからわかるように C3，C5，C5-OH，C5:1，C5-DC など短鎖のアシルカルニチンに限られる．表3 に示すように，疾患特異的なアシルカルニチンの上昇が検出される．

2. アシルカルニチンの異性体

タンデムマス分析による化合物の情報は，分子量のみであるため，表4 に示すような異性体のあるアシルカルニチンでは異性体が区別できないことがある．これらを鑑別するためには尿中有機酸分析が必要である．

3. 尿中有機酸

NBS で有機酸代謝異常症が疑われた場合，生化学診断のために尿中有機酸分析が必須である．多くの場合この段階で確定診断が可能であるが，グルタル酸血症 II 型のように安定しているときには有機酸所見がほとんど目立たないこともある．おもに診断指標となる有機酸を表3 にあげている．

● 確定診断

有機酸代謝異常症の生化学的診断は，まず尿中有機酸分析で特徴的な有機酸パターンの有無を評価する．臨床的重症度は遺伝子型によって異なるので，必要に応じてリンパ球や線維芽細胞を用いた酵素診断，遺伝子診断などを行う．遺伝子型は臨床的重症度，治療への反応性，予後予測などで，極めて重要な情報であるので，遺伝子型を確定してフォローする意義は大きい．

● 治療と予後

治療法の詳細は各疾患各論に譲るが，表5 に示すように，急性期には十分なカロリー補給，高アンモニア血症に対する血液浄化療法，カルニチン療法やビタミンカクテル療法があげられる．慢性期の治療では，治療用特殊ミルクを用いる食事療法，カルニチン療法，ビタミン類を含む薬物療法，および異化を亢進させないような生活指導（食事間隔，食事内容，シックデイへの対応など）が重要である．肝移植も考慮する．

有機酸代謝異常症の予後は遺伝子型による差が大

表4 異性体を持つアシルカルニチン

異性体	アシルカルニチン	有機酸代謝異常症
C5	Isovalerylcarnitine	イソ吉草酸血症
	Pyvaroylcarnictine	ピバリン酸含有抗菌薬服用中
C5-OH	3-OH-isovalerylcarnitine	メチルクロトニルグリシン尿症 マルチプルカルボキシラーゼ欠損症 ヒドロキシメチルグルタル酸血症
	2-methyl-3-OH-butyrylcarnitine	β-ケトチオラーゼ欠損症

表5 有機酸代謝異常症の治療方針

○急性期の治療
1. 十分量のブドウ糖輸液（カロリー補給，必要な時 GI 療法）
2. 高アンモニア血症に対する血液浄化療法
3. カルニチン投与（静注が行われることもある）
4. ビタミンカクテル療法

○慢性期の治療
1. 食事療法：前駆アミノ酸の制限，特殊ミルク使用
2. カルニチン療法：蓄積した有機酸の解毒．30〜150 mg/kg/日
3. 特異的薬物治療：ビオチン依存性マルチプルカルボキシラーゼ欠損症
　ビタミン B_{12} 依存性メチルマロン酸血症，リボフラビン：グルタル酸血症 II 型など
4. 生活指導：異化亢進予防（食事の指導，食事間隔，蛋白の制限，カロリー確保，シックデイの早めのブドウ糖輸液など）
5. その他：生体肝移植など

きい．一般的に発症時期の早いほど予後は厳しい．またイソ吉草酸血症のように新生児期を過ぎると安定して，増悪の回数が減少したり，ほとんどなくなったりするような疾患もある．グルタル酸血症 I 型のように神経症状が出現してからでは予後が改善しないが，無症状のうちに治療開始すると障害を免れることの多い疾患もある．さらにビタミン依存性有機酸代謝異常症では一般的に予後は良いので早期の鑑別診断が重要である．

● **最近の知見，その他**

1. わが国特有の軽症型プロピオン酸血症

わが国では新生児スクリーニング（NBS）でみつかるプロピオン酸血症の発見頻度が諸外国に比べて高いことがわかってきた．そしてその多くが軽症型である．この理由として日本人に特有の *PCCB* 遺伝子の p.Y435C という変異があげられる．この変異を持った症例で急性発作の報告はない．NBS で発見された症例の遺伝子型を同定し，長期追跡によって予後予測あるいはテイラーメイド治療に役立てようという研究が進められている．

2. 無症候性メチルクロトニルグリシン尿症

NBS でみつかった本症の多くは無症状で経過することが知られている．また新生児スクリーニングで異常が発見されたのがきっかけで，新生児でなく母親が本症であることが偶然判明するケースも出ている．しかし母親は全く無症状で暮らしてきており，このようなケースへの対応も検討課題である．

📖 **文　献**

1) Shibata N, et al. Diversity in the incidence and spectrum of organic acidemias, fatty acid oxidation disorders, and amino acid disorders in Asian countries：Selective screening vs. expanded newborn screening. Mol Genet Metab Rep 2018；**16**：5-10

📖 **参考文献**

1) 山口清次（編）．有機酸代謝異常ガイドブック．診断と治療社，2011
2) 山口清次（編）．タンデムマス・スクリーニングガイドブック．診断と治療社，2013
3) 日本先天代謝異常学会（編）．新生児マススクリーニング等診療ガイドライン．診断と治療社，2015

（深尾敏幸，山口清次）

2）メチルマロン酸血症（メチルマロニル-CoA ムターゼ欠損症）

Methylmalonic acidemia（*Methylmalonyl-CoA mutase deficiency*）

● 疾患概念

メチルマロン酸血症は有機酸代謝異常症の代表的疾患の一つである．バリン，イソロイシンなどのアミノ酸とコレステロール，奇数鎖脂肪酸などからサクシニル-CoA に至る代謝経路の最後に存在するメチルマロニル-CoA ムターゼ（MCM）の障害によって生じる，常染色体劣性遺伝疾患である．MCM の障害によりメチルマロニル-CoA やプロピオニル-CoA が蓄積し，これらのアシル-CoA に由来するメチルマロン酸などの有機酸が体内に増加し，臨床的に強い代謝性アシドーシスを示す．また二次的にアセチル-CoA の低下をきたして尿素回路が障害され高アンモニア血症を呈する．

酵素レベルでは，①MCM 自身の活性低下，②MCM の補酵素であるコバラミン（ビタミン B_{12}）の異常，の二つに大別される[1]．呼吸鎖の障害などでもメチルマロン酸軽度増加を示すことが知られているが，本稿では MCM の欠損によるメチルマロン酸血症について述べる．

MCM の欠損には残存酵素活性がない *mut[0]* 型と，残存活性が数％認められる *mut[-]* 型に分けられる．一般的には，*mut[0]* 型がより重症である．最重症型は出生後まもなくから発症し，スクリーニングが間に合わない症例も多いため，欧米では新生児スクリーニング（NBS）対象疾患から除外している国もある．ただし，早期診断により疾患特異的な治療が行われれば，後遺症をより軽減できる可能性はある．

● 自然歴

mut[0] 型の患児の73％，*mut[-]* 型の患児の37％が新生児期に発症するとされる[2]．乳児期以降の発症例では，感染などを契機にケトアシドーシス発作や意識障害をきたす場合や，成長発達遅滞や反復性嘔吐などで診断される場合もある．

● 急性期の臨床症状

哺乳不良や嘔吐，呼吸障害，意識障害，筋緊張低下，けいれんなどで発症する．乳幼児期の発症例では，食思不振や反復性の嘔吐，発達遅滞を示す場合もある．胃腸炎などの感染を契機に低血糖と意識障害を反復して「ケトン性低血糖症」と診断されていた症例もあり，注意が必要である．

● 一般検査所見

発症時にはアニオンギャップ開大性の強いケトアシドーシスを示すことが多く，高アンモニア血症，高乳酸血症もしばしば認められる．貧血や好中球減少などを認めることもある．

● 治療と予後

1. 治　療

詳細は日本先天代謝異常学会編集のガイドラインを参照されたい[3]．本稿では簡潔に要点を述べる．

1）原因となる毒性物質の産生抑制

急性期にはすべての蛋白摂取を中止し，アミノ酸動員を抑制するため高濃度ブドウ糖液により十分なカロリーを補う．安定期には特殊ミルク（雪印 S-22 など）を使用した前駆アミノ酸（イソロイシン，バリン，スレオニン，メチオニン）の制限を行う．これらのアミノ酸は必須アミノ酸でもあるため，必ず母乳/調製粉乳などの自然蛋白も併用し，アンモニアの値やバリン，イソロイシン濃度を確認しながら自然蛋白量を調整する．過度の制限やカロリー不足は異化作用を亢進させ，逆に有害である．

腸内細菌によるプロピオン酸産生抑制のために，抗菌薬（メトロニダゾール）が使用されることがある．

2）有害物質の除去・補正

急性期の高アンモニア血症に対しては安息香酸やカルグルミン酸投与も行われる．高アンモニア血症や代謝性アシドーシスのコントロール不良時に，速やかに血液透析などの血液浄化療法を導入する．L-カルニチンの投与も有機酸の排泄を促進する．

3）残存活性の増強・酵素補充

コバラミン（ビタミン B_{12}）は MCM 欠損症ではごく一部を除き不応性であるが，急性期に診断がつくまで 1〜2 mg/日の投与を試みることは問題ない．最近では生体肝移植により症状や蛋白制限が軽減し，患者の QOL 改善効果が認められたという報告があ

る[4]．長期的予後について今後の検討が待たれる．

4）シックデイの対応

発熱や嘔吐，感染などを契機に急速に状態が悪化することがあり，早期の医療機関受診などの対応を家族に説明しておく．

2．予　後

高アンモニア血症と代謝性アシドーシスのコントロールが予後を大きく左右する．アシドーシス発作を繰り返すと精神発達遅滞が必発である．生体肝移植などの治療によって死亡率は低下しているが，早期発症例ほど精神発達遅滞やてんかんなどの神経症状を呈する症例も多い．また年齢とともに腎機能低下をきたすことが知られているが，腎移植で症状の改善を見たという報告もある[5]．

● タンデムマス所見

代謝経路に関連し，C3（プロピオニルカルニチン）の上昇とC3/C2比の高値が特徴的である．これらはプロピオン酸血症と共通しており，タンデムマス分析だけでは鑑別できない．

● 有機酸，アミノ酸などの所見

尿中有機酸分析では多量のメチルマロン酸の排泄が特徴的である．代謝経路の上流のメチルクエン酸，3-ヒドロキシプロピオン酸，プロピオニルグリシンも増加する．また，チグリルグリシン，2-メチル-3-ヒドロキシ酪酸もしばしば認められる（図）．アミノ酸分析では高グリシン血症を認めることがある．

1．尿中有機酸分析

前述のように，メチルマロン酸の著明な増加が認められれば化学診断となる．メチルクエン酸なども排泄増加がみられる．

2．血中アミノ酸分析

ビタミンB_{12}欠乏を否定したうえで，血漿総ホモシステインとメチオニンの値からホモシスチン尿症を合併する型（cblC, D, F）との鑑別が可能である．

3．酵素診断

末梢血リンパ球を用いて，メチルマロニル-CoAを基質としたサクシニル-CoAの産生量から，MCMの活性測定が可能である．

4．遺伝子診断

メチルマロン酸血症（MCM欠損症）の責任遺伝子である*MUT*遺伝子の変異の有無を確認する．

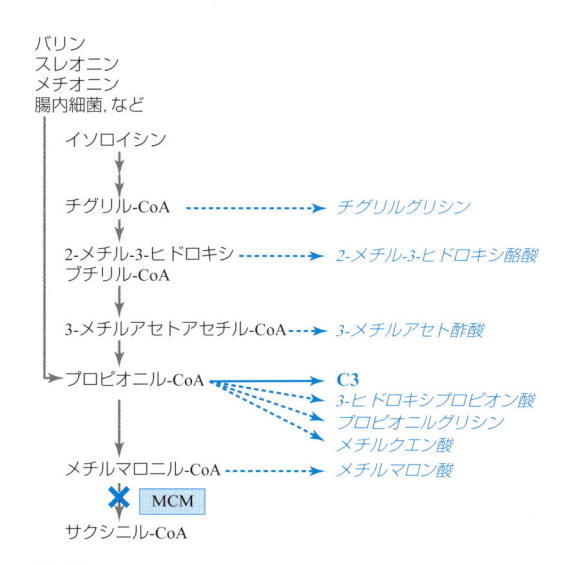

図　メチルマロン酸血症の代謝経路
MCM：メチルマロニル-CoAムターゼ，C3：プロピオニルカルニチン，青文字：異常代謝産物，斜体：有機酸分析所見，--▶：GC/MSで検出，—▶：タンデムマスで検出，✖：代謝障害部位

● 家族への説明のポイント

①NBSで発見される前に発症する例も多く，早期に蛋白制限などの集中治療が必要となる．

②一生を通じて食事療法が必要であり，体重増加やアンモニア値，乳酸値，ケトーシスの有無などをコントロールの目安とする．

③厳重な治療を行っても，精神発達遅滞やてんかんなどの症状が現れることが多い．年齢とともに腎障害が進行するため，定期的な検査が欠かせない．

④生体肝移植で生活のQOLが改善する報告が増加しており，長期的予後の解析がまたれる．

文　献

1）Fowler B, et al. Causes of and diagnostic approach to methylmalonic acidurias. *J Inherit Metab Dis* 2008；31：350-360
2）Horster F, et al. Long-term outcome in methylmalonic acidurias is influenced by the underlying defect（mut0, mut-, cblA, cblB）. *Pediatr Res* 2007；62：225-230
3）日本先天代謝異常学会（編）．新生児マススクリーニング対象疾患等診療ガイドライン2015．診断と治療社2015：50-61
4）Morioka D, et al. Efficacy of living donor liver transplantation for patients with methylmalonic acidemia. *Am J Transplant* 2007；7：2782-2787
5）Morath MA, et al. Renaldysfunction in methylmalonic acidurias：review for the pediatric nephrologist. *Pediatr Meohrol* 2013；28：227-235

（長谷川有紀）

3）ビタミンB₁₂反応性メチルマロン酸血症（コバラミン代謝異常）

Vitamin B₁₂ responsive methylmalonic acidemia

● 疾患概念

ビタミンB₁₂反応性メチルマロン酸血症は，メチルマロニル–CoAムターゼ（MCM）の補酵素であるコバラミンの欠乏によって発症する．ビタミンB₁₂（コバラミン）は腸管で吸収・輸送され，図に示すような経路で生体内でいくつかのステップを経て代謝される．

ビタミンB₁₂反応性メチルマロン酸血症は，アデノシルコバラミン合成障害によるメチルマロン酸血症単独発症型（cblA，cblB，cblDの一部）と，メチルコバラミン合成障害によるホモシスチン尿症合併型（cblC，cblDの大部分，cblF）がある．これらはいずれも常染色体劣性遺伝疾患である．

さらにビタミンB₁₂の吸収障害に関わる内因子欠乏や萎縮性胃炎，食事性ビタミンB₁₂欠乏などでも起こる．

ビタミンB₁₂反応性メチルマロン酸血症はビタミンB₁₂の大量投与でコントロールできる症例も多いため，新生児スクリーニング（NBS）で早期診断できれば予後の改善が期待できる．

● 自然歴

新生児期早期に発症する症例もあるが，一般的には生後数カ月から症状があらわれることが多い．ビタミンB₁₂に対する臨床的な効果は特にcblAで良好とされる．一方，中国ではcblC欠損症によるホモシスチン尿症合併型が多いという報告がある[1]．

● 急性期の臨床症状，一般検査所見

① メチルマロン酸血症単独発症例：MCM欠損症（P.56）と同様に哺乳不良や嘔吐，呼吸障害，筋緊張低下，発達遅滞などを認め，強いケトアシドーシスや高アンモニア血症をきたすこともある．

② ホモシスチン尿症合併症例：精神発達遅滞やけいれん，精神症状などで発症することも多い．また，微小血栓による臓器障害を示すこともある．

③ ビタミンB₁₂吸収障害や摂取不足：巨赤芽球性貧血を伴う．胃切除や母体のビタミンB₁₂不足も母乳栄養児のビタミンB₁₂欠乏に直結し，不可逆的な発達遅滞を生じるため注意が必要である．

● 治療と予後

1. ビタミンB₁₂大量投与

ビタミンB₁₂投与のみで食事療法が不要になることも多い．ビタミンB₁₂としてはヒドロキソコバラミン（フレスミン® S），シアノコバラミン，コバマミド（ハイコバール®など）のいずれかの内服を使用する[2]．ビタミンB₁₂の腸管吸収には内因子の飽和現象による限界があるため，効果は投与量に比例しない．なお，メチルコバラミンは代謝経路から無効と考えられていたが，近年その効果が議論されている．

2. その他

ホモシスチン尿症合併型では，ベタインや葉酸の投与が症状の軽減に有効な場合がある．

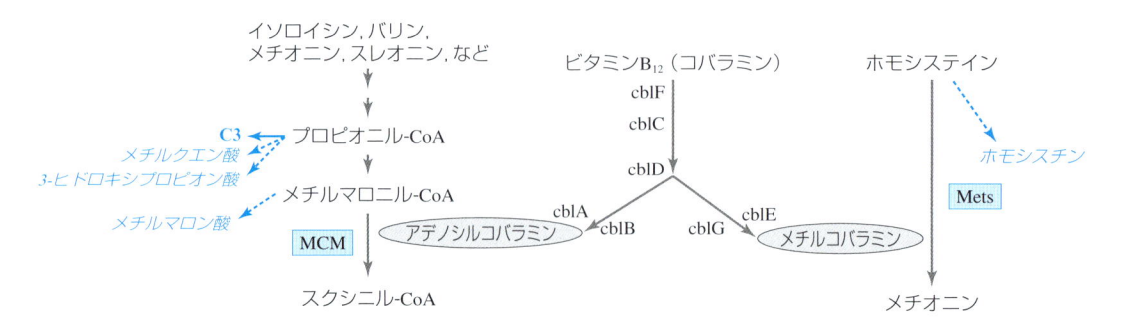

図 メチルマロン酸血症とビタミンB₁₂代謝との関係
C3：プロピオニルカルニチン，MCM：メチルマロニル–CoAムターゼ，Mets：メチオニン合成酵素，青文字：異常代謝産物，
斜体：有機酸分析所見，┈▶：GC/MSまたはアミノ酸分析，━▶：タンデムマスで検出

3．予　後

ビタミン投与のみで安定する症例の予後は一般的に良好であるが，MCM 欠損症と同様に高アンモニア血症と代謝性アシドーシスのコントロールが予後を大きく左右する．ビタミン B_{12} への反応不良例では MCM 欠損症と同様にタンパク制限が必要な場合もある．また cblA でも，診断が遅れて腎不全を生じた例も報告されている[2]．

● タンデムマス所見

MCM 欠損症と同じく代謝経路に関連し，C3（プロピオニルカルニチン）の上昇と C3/C2 比の高値が特徴的である．母体のビタミン B_{12} 欠乏の場合は C3 や C3/C2 比の上昇が正常上限から軽度の場合があり，注意が必要である．

● 有機酸，アミノ酸などの所見

尿中有機酸分析では多量のメチルマロン酸の排泄が特徴的である．代謝経路の上流の位置するメチルクエン酸や 3-ヒドロキシプロピオン酸などは MCM 欠損症に比べ軽いことが多い．ホモシスチン尿症合併型では，血中のアミノ酸分析でメチオニン低値とホモシステイン高値を認める．

● 確定診断の手順

1．尿中有機酸分析

前述のように，メチルマロン酸の排泄増加が認められれば化学診断となる．

2．血中アミノ酸分析

血漿総ホモシステインとメチオニンの値からメチ

ルマロン酸血症単独発症型とホモシスチン尿症合併型とを鑑別する．

3．コバラミン負荷試験

コバラミン静注によりメチルマロン酸排泄の低下.

4．遺伝子診断

各コバラミン代謝異常関連の遺伝子解析を行う.

● 家族への説明のポイント

①NBS で発見された症例ではビタミン B_{12} 治療によって食事制限が不要になることも多く，その場合には良好な発達が期待できる．

②ビタミン B_{12} へ反応が悪い場合にはタンパク制限などの食事療法が必要になることもある．病態によってベタインなどの治療を併用することもあり，発達などを厳重に見守る必要がある

③元気に見えても，感染などを契機に状態が悪化することもある．シックデイへの対応はきちんと知っておくことが必要である．

文　献

1) Liu MY, et al. Mutation spectrum of MMACHC in Chinese patients with combined methylmalonic aciduria and homo-cystinuria. J Hum Genwt 2010：**55**：621-626
2) 日本先天代謝異常学会編．新生児マススクリーニング対象疾患等診療ガイドライン 2015．診断と治療社 2015：50-61
3) Coman D, et al. Renal transplantation in a 14-year-old girl with vitamin B_{12}-responsive cblA-type methylmalonic aci-demia. Pediatr Meohrol 2006：**21**：270-273

（長谷川有紀）

---

memo8　メチルマロン酸の増加する疾患と異常代謝産物の量

	疾　患	C3	メチルマロン酸排泄量
メチルマロニル-CoA ムターゼ欠損症	メチルマロン酸血症（*mut⁰*）	＋～＋＋	5,000～10,000
	メチルマロン酸血症（*mut⁻*）	－～＋	1,000～9,000
ビタミン B_{12} 代謝異常症	cb1C, cb1D, cb1F	－～＋	200～10,000
	cb1A	－～＋	1,000～9,000
ビタミン B_{12} 欠乏症	食事性ビタミン B_{12} 欠乏	－～＋	さまざま
	先天性内因子欠乏症	－～＋	
	萎縮性胃炎，胃切除	－～＋	
	炎症性小腸疾患	－～＋	
その他	サクシニル-CoA リガーゼ欠損症*	－～＋	16～212
	軽症メチルマロン酸血症	－～＋	100～5,000

＊：ミトコンドリア枯渇症候群．C3 の上昇はおおむねメチルマロン酸の量に相関

（山口清次）

4）プロピオン酸血症

Propionic acidemia

● 疾患概念

　プロピオン酸血症はイソロイシンなどのアミノ酸やコレステロール，奇数鎖脂肪酸などの代謝過程において，プロピオニル–CoA をメチルマロニル–CoA へ変換するプロピオニル–CoA カルボキシラーゼ（PCC）の障害によって生じる，常染色体劣性遺伝疾患である．PCC はミトコンドリアマトリックスに存在し，α サブユニット（PCCA）と β サブユニット（PCCB）からなる 12 量体である．補酵素として必要なビオチンは，ホロカルボキシラーゼ合成酵素の作用で α サブユニットに結合する．

　臨床症状はメチルマロン酸血症に類似する．新生児スクリーニング（NBS）の対象疾患で，従来，日本ではきわめてまれな疾患と考えられていたが，NBS 開始以降，約 4.5 万人に 1 人と高い罹患頻度であることが明らかになった．しかしこの中には日本人特有の "最軽症型" と考えられる症例が多い．出生後早期に発症する最重症型では，スクリーニングが間に合わない症例もある．

● 自然歴

　古典的な症例では半数以上が新生児期から乳児期に重度の代謝性アシドーシスや高アンモニア血症などで発症する．早期発症例ほど死亡率が高く，後遺症として全般的な精神運動発達遅滞を呈する症例も多い．また乳児期以降に間歇的なケトアシドーシス発作で発症したり，慢性進行型として心筋症や不整脈といった心障害をきたすこともある[1)2)]．

● 急性期の臨床症状

　典型例ではメチルマロン酸血症と同様，哺乳開始後からみられる哺乳不良や嘔吐，呼吸障害，意識障害，筋緊張低下などで発症する．乳幼児期以降の発症例では，嘔吐発作や精神発達遅滞，成長障害を伴うことが多い．また，不随意運動や心障害，視神経萎縮といった症状で発見されることもある．

● 一般検査所見

　急性期には通常，強いケトアシドーシスを示し，高アンモニア血症や高乳酸血症を認める．とくに新生児期の高アンモニア血症では 400 μg/dL 以上を示し，1,000 μg/dL 以上を呈して尿素回路異常症との鑑別が必要なこともある．このような高アンモニア血症の存在下では代謝性アシドーシスが目立たない場合もあり，注意が必要である．

● 治療と予後

1. 治　療

　古典型では，メチルマロン酸血症のそれと同様である．詳細は日本先天代謝異常学会編集のガイドラインを参照されたい[3)]．

1）原因となる物質の摂取制限

　急性期および慢性期の治療はメチルマロン酸血症と同様である．安定期には特殊ミルク（雪印 S–22 など）を使用した前駆アミノ酸の制限を行う．

　腸内細菌によるプロピオン酸産生抑制のために，抗菌薬（メトロニダゾール）を使用することがある．耐性菌の出現を抑えるため服薬と休薬を組み合わせて使用し，末梢神経障害などの副作用に注意する．

2）有害物質の除去・補正

　急性期の高アンモニア血症に対しては安息香酸やカルグルミン酸投与も行われる．アンモニア値が 500 μg/dL を超えるような場合には，血液透析などの血液浄化療法を速やかに導入する．L–カルニチン投与は，蓄積する有機酸の排泄促進に有効である．

3）残存活性の増強・酵素補充

　重症例に対し生体肝移植を行われる症例が増加している．多くの症例で患者の QOL 改善効果がみられているが，移植後も中枢神経病変が進行したという報告もあり，長期的なフォローが待たれる．

4）シックデイの対応

　発熱や嘔吐・下痢など感染を契機に，急速に状態が悪化することがあり，早期の医療機関受診などの対応を家族に十分に説明しておく．

2. 予　後

　精神発達遅滞はアシドーシス発作の回数など，代謝異常の慢性的・断続的な中枢神経系へ影響と関連している．死亡率は早期治療開始により低下してい

るが，精神発達遅滞やてんかんなどの神経症状を呈し，メタボリックストロークとよばれる片麻痺や錐体外路症状などを突然に発症することもある．慢性進行型では QT 延長症候群や拡張型心筋症として発見された報告もあり，注意が必要である．

一方，NBS で発見される“最軽症型”は *PCCB* 遺伝子の p.Y435C 変異との関連が示唆されている[4]．食事療法は不要なことが多い．

● タンデムマス所見

PCC の上流にあるプロピオニル-CoA 由来の異常代謝産物として，プロピオニルカルニチン（C3）の上昇と C3/C2 比の高値が特徴的である．また，遊離カルニチン（C0）の低値もみられることが多い．

● 有機酸，アミノ酸などの所見

尿中有機酸分析ではプロピオニル-CoA 由来のメチルクエン酸や 3-ヒドロキシプロピオン酸，プロピオニルグリシンなどが認められる（図）．アミノ酸分析では高グリシン血症を認めることがある．

● 確定診断の手順

1.　尿中有機酸分析

本疾患に特徴的なメチルクエン酸の増加があり，かつメチルマロン酸の排泄を認めないことが化学診断となる．

2.　酵素診断

末梢リンパ球や皮膚線維芽細胞を用いた PCC 酵素活性測定が可能である．

3.　遺伝子診断

PCC の責任遺伝子である *PCCA* もしくは *PCCB* 遺伝子変異の有無を確認する．日本人の軽症型では，*PCCB* 遺伝子の p.Y435C 変異が高頻度に報告される[5]．

4.　鑑別診断

新生児期発症の場合は，メチルマロン酸血症など他の有機酸代謝異常症や尿素回路異常症などとの鑑別を行う．

● 家族への説明のポイント

①古典型の場合，新生児期早期に発症するため，NBS で発見されても予後が改善しない場合がある．

②古典型では一生を通じて食事療法が必要であり，体重増加やアンモニア値，乳酸値，ケトーシス

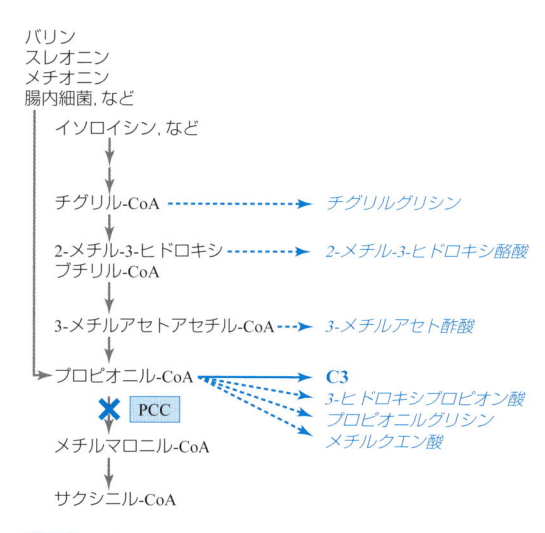

バリン
スレオニン
メチオニン
腸内細菌，など

イソロイシン，など

チグリル-CoA ----→ *チグリルグリシン*

2-メチル-3-ヒドロキシブチリル-CoA ----→ *2-メチル-3-ヒドロキシ酪酸*

3-メチルアセトアセチル-CoA --→ *3-メチルアセト酢酸*

プロピオニル-CoA ----→ **C3**
　　✖ PCC 　　*3-ヒドロキシプロピオン酸*
　　　　　　　プロピオニルグリシン
メチルマロニル-CoA 　*メチルクエン酸*

サクシニル-CoA

図　▶　プロピオン酸血症の代謝経路

PCC：プロピオニル-CoA カルボキシラーゼ，C3：プロピオニルカルニチン，青文字：異常代謝産物，*斜体*：有機酸分析所見，--▶：GC/MS で検出，━▶：タンデムマスで検出，✖：代謝障害部位

の有無などをコントロールの目安とする．

③厳重な治療を行っても，精神発達遅滞やてんかんなどの症状が現れることが多い．心筋症や QT 延長症候群といった心障害，視神経萎縮といった合併症も少なくない．

④生体肝移植で生活の QOL が改善するとされており，長期的予後の解析が待たれる．

⑤軽症型の場合，予後は良好と考えられる．遺伝子変異との関連が知られており，治療の要否について検討が続いている．

📖 文　献

1)　Pena L, Burton BK. Survey of health status and complications among propionic acidemia patients. *Am J Med genet A* 2012；**158A**：1641-1646
2)　Baumgartner D. Prolonged QTc intervals and decreased left ventricular contractility in patients with propionic acidemia. *J Pediatr* 2007；**150**：192-197
3)　日本先天代謝異常学会（編）．新生児マススクリーニング対象疾患等診療ガイドライン 2015　診断と治療　2015：62-72
4)　Yorifuji T, et al. Unexpectedly high prevalence of the mild form of propionic acidemia in Japan：presence of a common mutation and possible clinical implications. *Hum Genet* 2002；**111**：161-165

（長谷川有紀）

5) イソ吉草酸血症

Isovaleric acidemia

● 疾患概念

ロイシンの異化過程で働くイソバレリル–CoA 脱水素酵素（IVDH）の異常によって生じる．1966 年に Tanaka ら[1]によって診断された，最初の有機酸代謝異常症である[2]．以後，同様の手法によって有機酸代謝異常症が発見される端緒となった．汗臭い体臭・尿臭が特徴である．新生児スクリーニング（NBS）のパイロット研究の結果によると，日本における疾患頻度は約 52 万に 1 人である[3]．遺伝形式は常染色体劣性遺伝をとる．

● 臨床病型（自然歴）

急性型と慢性間歇型の大きく二つに分けられる．急性型の約半数は新生児期に発症する．残りの慢性間歇型では，乳児期に感染症罹患，蛋白摂取増加を契機に間歇発作がみられる．しかし，乳児期を過ぎると増悪発作の頻度は低くなる．タンデムマスによる NBS の普及に伴い，従来，発見されていなかった軽症型も発見されつつある[4]．

● 急性期の臨床症状

急性期には嘔吐，傾眠，昏睡がみられる．汗臭い体臭（sweaty feet）は，急性期の本症に特徴的な所見である．ただし，安定期には明らかな症状がみられないことが多い．

● 一般検査所見

急性期には，代謝性アシドーシス，ケトーシス，高アンモニア血症がみられる．そのほか，好中球減少，汎血球減少症，また低カルシウム血症，血小板減少などもみられる．一方，安定期には目立った異常はない．

● 治療と予後

1. 急性期の治療

高カロリー輸液，L–カルニチン投与（100〜200 mg/kg/日），グリシン投与（150〜600 mg/kg/日），血液透析を行う．

2. 安定期の治療

重症度に応じて，ロイシン除去フォーミュラ（明治 8003）を併用した低蛋白食（または自然蛋白 1.5

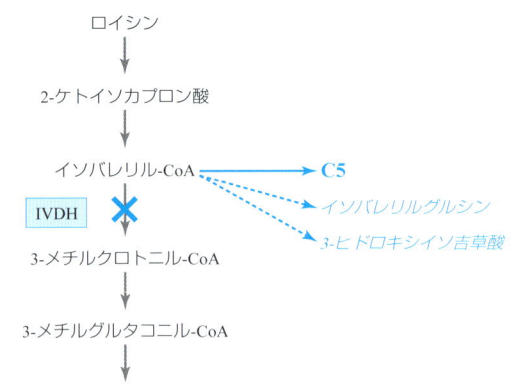

ロイシン
↓
2-ケトイソカプロン酸
↓
イソバレリル-CoA ──→ C5
IVDH ✖ ⤍ イソバレリルグルシン
⤍ 3-ヒドロキシイソ吉草酸
↓
3-メチルクロトニル-CoA
↓
3-メチルグルタコニル-CoA
↓
3-ヒドロキシ-3-メチルグルタリル-CoA

図 ▶ 図 イソ吉草酸血症の代謝経路
IVDH：イソバレリル–CoA 脱水素酵素，C5：イソバレリルカルニチン，青文字：異常代謝産物，*斜体*：有機酸分析所見，--▶：GC/MS で検出，──▶：タンデムマスで検出，✖：代謝障害部位

g/kg/日を目安にした食事），L–カルニチン投与（50〜100 mg/kg/日），グリシン（試薬）投与（150〜250 mg/kg/日）が行われる．

3. シックデイの治療

異化亢進を防ぐため，炭水化物中心の食事を頻回にとる．経口摂取不良時には早期にブドウ糖を含んだ補液を行う．

4. 予後

急性型でも早期診断，早期治療の効果はあるが，新生児期に発症した症例では死亡例や後遺症を残す場合も多い．新生児期を乗り越えた急性型では，慢性間歇型と同様の経過をとる．急性発作による後遺症を免れた症例では，発達が正常な症例が多い．

● タンデムマス所見

イソバレリルカルニチン（C5）が上昇する（図）．また重症例では，二次性の遊離カルニチン（C0）低下を伴う場合が多い．

● 有機酸，アミノ酸所見などの所見

図に示すように，尿中有機酸分析ではイソバレリルグリシンが急性期，安定期を問わず，つねに検出される．さらに急性増悪期には，イソ吉草酸が $\omega-1$ 酸化されて 3–ヒドロキシイソ吉草酸が増加する．こ

れは急性増悪期の判定に役立つ．アミノ酸分析では特徴的な所見はみられない．

● 確定診断の手順

1. 尿中有機酸分析

本症に特徴的な異常代謝産物から，生化学的確定診断が可能である．

2. 酵素診断，遺伝子解析

診断には，リンパ球を用いた酵素活性測定[5]や遺伝子解析も用いられる．遺伝子型と臨床像に明らかな関連はない．一方，NBS で発見された軽症例の中で共通変異を認めた報告もある[4]．

3. 鑑別診断

汗臭い体臭やイソバレリルグリシンはグルタル酸血症Ⅱ型でもみられるが，他の代謝プロフィールによって鑑別が可能である．

そのほか，タンデムマス所見での C5 はピボキシル基をもつ抗菌薬の使用により上昇がみられる．これは，ピボキシル基の代謝産物であるピバリン酸がピバロイルカルニチン（イソバレリルカルニチンと同じ炭素 5 個）として排泄されるためである．尿中有機酸分析によって鑑別できる．

● 家族への説明のポイント

①新生児期に発症する急性型では予後が悪く，死亡する場合がある．

②急性期を後遺症なく脱すると正常に発達する症例が多い．

③タンデムマスによる NBS では，無症候性の軽症型イソ吉草酸血症が見つかるようになった．

④無症状で経過していても，食事などには配慮することが大切である．蛋白過剰負荷には気をつける必要がある．

⑤感染に伴う発熱や嘔吐，下痢などで経口摂取が不良なときには，早めに医療機関を受診し点滴を行ってもらうと，急性発作が予防される．

📖 文　献

1) Tanaka K, et al. Isovaleric acidemia：a new genetic defect of leucine metabolism. *Proc Natl Acad Sci USA* 1966；**56**：236-242

2) Sweetman L, et al. Branched chain organic acidurias. In：Valle D, et al（eds），Scriver's Online Metabolic and Molecular Bases of Inherited Disease（http://dx.doi.org/10.1036/ommbid.121），2006：1-81

3) 山口清次．タンデムマス法を導入した新生児マススクリーニングの現状．小児科 2012；**53**：1101-1110

4) Ensenauer R, et al. A common mutation is associated with a mild, potentially asymptomatic phenotype in patients with isovaleric acidemia diagnosed by newborn screening. *Am J Hum Genet* 2004；**75**：1136-1142

5) Tajima G, et al. Establishment of a practical enzymatic assay method for determination of isovaleryl−CoA dehydrogenase activity using high−performance liquid chromatography. *Clin Chim Acta* 2005；**353**：193-199

（虫本雄一）

▶ memo9　イソ吉草酸血症発見の歴史的意味について考えてみよう

　1966 年当時，ハーバード大学留学中であった内科医の K. Tanaka 氏が，Proc Natl Acad. Sci USA に "Isovaleric acidemia：a new genetic defect of isoleucine metabolism" という論文を発表した．これが，世界で初めての有機酸代謝異常症の報告であった．この歴史的意義を考えてみたい．

①新しい疾患単位の発見のみならず，有機酸代謝異常症という疾患概念を初めて切り開いた．

②GC/MS という質量分析法を初めて臨床医学（代謝病学）研究に導入した．

③イソ吉草酸が，β酸化系とは異なる酵素で代謝されていることが明らかになった．

④尿が代謝異常研究に有用な試料であることを示した．それ以前は，尿は体内のあらゆる代謝の最終産物の混合物で，特定の代謝研究には役に立たないと考えられていた．

⑤小児の急性脳症の原因となる代謝異常症の存在を示した．

⑥一斉分析によって代謝プロフィールを評価するというメタボローム解析の概念が生まれた．

　もともと東京大学第三内科の医局員であった彼は，イソ吉草酸血症の発見によって世界にその名が知られ，エール大学遺伝学の教授となった．そしてこの研究領域に大きな足跡を残し，アメリカで一生を終えた．人生はわからないものである．

（山口清次）

6）メチルクロトニルグリシン尿症

Methylcrotonylglycinuria

● 疾患概念

メチルクロトニルグリシン尿症は必須アミノ酸であるロイシンの異化過程で働く 3-メチルクロトニル-CoA カルボキシラーゼ（MCC）の欠損によっておこる有機酸代謝異常症である（MCC 欠損症）。1970 年に初めて報告された。1971 年に報告されたビオチン反応性の症例は，後にホロカルボキシラーゼ合成酵素欠損症であることが判明した。ビオチンを補酵素とする，MCC を含む四つのカルボキシラーゼが同時に障害されるマルチプルカルボキシラーゼ欠損症（ホロカルボキシラーゼ合成酵素欠損症とビオチニダーゼ欠損症の二つの疾患が含まれる，p.68参照）とは異なる単独の酵素の欠損症である[1]。日本における疾患頻度は約 16 万に 1 人である[2]。遺伝形式は常染色体劣性遺伝をとる。

● 臨床病型（自然歴）

典型例では生後 6 カ月〜3 歳頃までに，感染を契機に急性脳症様症状で発症する。一方，正常成人で偶然発見される無症候例も多い。

● 急性期の臨床症状

発症前の発達は正常である。急性期には，哺乳不良，嘔吐，傾眠，無呼吸，筋緊張低下，反射亢進，けいれんなどの症状があり，Reye 様症候群として発症することもある。

● 一般検査所見

急性期には，低血糖，高アンモニア血症，肝逸脱酵素の上昇，代謝性アシドーシス，ケトーシスがみられる。安定期には特別な異常所見はみられない。

● 治療と予後

1．急性期の治療

ほかの有機酸代謝異常症と同様，高カロリー輸液，L-カルニチン投与などを行う。原則としてビオチンに対する反応性はない。

2．安定期の治療

安定期の治療の必要性や治療効果については，いまだに明らかになっていない。また，無症候性のMCC 欠損症に対する定まった治療方針はない。乳児期にはロイシン除去フォーミュラ（明治 8003）を用いたロイシン制限食を，また低カルニチン血症に対しては L-カルニチン投与を行う場合がある。

3．シックデイの治療

異化亢進を防ぐために炭水化物中心の食事を頻回にとる。経口摂取不良時には，早期にブドウ糖輸液を行う。

4．予 後

発症前に早期診断，早期治療が開始されれば，予後は良好であると考えられる。本症の大部分の症例は無症状であるため，新生児スクリーニング（NBS）対象項目から外されている国も少なくない[3]。

● タンデムマス所見

①3-ヒドロキシイソバレリルカルニチン（C5-OH）が上昇する。

②C5-OH が上昇する疾患は，3-ヒドロキシ-3-メチルグルタル酸血症，βケトチオラーゼ欠損症，メチルクロトニルグリシン尿症，マルチプルカルボキシラーゼ欠損症の四つがある。これら四つの有機酸代謝異常症は，尿中有機酸分析により鑑別が可能である（詳細はそれぞれの項目を参照）。

③二次性のカルニチン欠乏（C0 低値）がみられる場合がある。

● 有機酸，アミノ酸などの所見

図に示すように，尿中有機酸分析では 3-メチルクロトニルグリシン，3-ヒドロキシイソ吉草酸が増加している。アミノ酸分析では，特徴的な所見はみられない。

● 確定診断の手順

本症に特徴的な異常代謝産物から，尿中有機酸分析により生化学的の確定診断が可能である。その他，必要に応じて酵素活性，遺伝子解析も考慮する。

● その他

タンデムマスによる NBS で児が陽性（C5-OH 高値）を示し，検索を行った結果，児が罹患しているのではなく母親が無症候性 MCC 欠損症であることが偶然判明することもある。

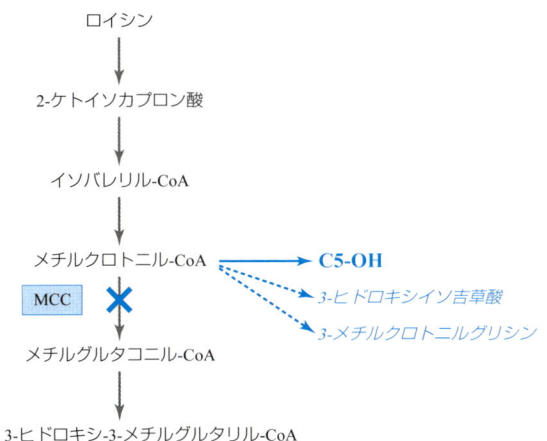

ロイシン

↓

2-ケトイソカプロン酸

↓

イソバレリル-CoA

↓

メチルクロトニル-CoA　→　**C5-OH**

MCC　✖　⤏　*3-ヒドロキシイソ吉草酸*

⤏　*3-メチルクロトニルグリシン*

↓

メチルグルタコニル-CoA

↓

3-ヒドロキシ-3-メチルグルタリル-CoA

図 **メチルクロトニルグリシン尿症の代謝経路**

MCC：3-メチルクロトニル-CoA カルボキシラーゼ，C5-OH：3-ヒドロキシイソバレリルカルニチン，青文字：異常代謝産物，斜体：有機酸分析所見，--▶：GC/MS で検出，→：タンデムマスで検出，✖：代謝障害部位

● 家族への説明のポイント

①新生児発症例も少数は知られているが，大部分

が生涯，無症状で経過するといわれている．治療の必要性や効果については明らかになっていない．

②治療としては，必要と判断された場合に低蛋白食事療法を行うことがある．

③カルニチン欠乏がみられる場合，L-カルニチンを投与することがある．

④いわゆるシックデイや，感染に伴う発熱や嘔吐，下痢などで経口摂取が不良のときには早めに医療機関を受診し，ブドウ糖輸液を行ってもらう．

📖 文　献

1) Sweetman L, et al. Branched chain organic acidurias. In：Valle D, et al（eds），Scriver's Online Metabolic and Molecular Bases of Inherited Disease（http://dx.doi.org/10.1036/ommbid.121），2006：1-81

2) 山口清次．タンデムマス法を導入した新生児マススクリーニングの現状．小児科 2012：**53**：1101-1110

3) Stadler SC, et al. Newborn screening for 3-methylcrotonyl-CoA carboxylase deficiency：population heterogeneity of MCCA and MCCB mutations and impact on risk assessment. *Hum Mutat* 2006：**27**：748-759

（虫本雄一）

---

memo10 **NBS を契機に発見される母体メチルクロトニルグリシン尿症（MCC 欠損症）への対応**

　児のスクリーニングを契機に，児が病気ではなく母親が MCC 欠損症であることが発見されることがある．予期せぬ診断をされた母親の心理的負担は大きい．無症候性の MCC 欠損症では成人するまで無症状で経過してきているので，「病気が見つかった」というよりは「体質がわかった」と説明したほうがよいかもしれない．また，カルニチン欠乏など検査値になんらかの異常が認められた場合にはよく話し合って対応を決める．遺伝カウンセリングを含む診断後のサポートも必要となる．　　　　　　　　　　　（虫本雄一）

---

memo11 **NBS での偽陽性を減らすために—母親の内服薬，栄養状態への配慮**

　タンデムマスによる NBS において，イソ吉草酸血症の指標となるイソバレリルカルニチン（C5）は偽陽性が多い．不要な偽陽性を減らすために，新生児期に使用する抗菌薬にはピボキシル基を含まないものが望ましい．また，母親の食事が野菜食に偏った場合などに，その母親から母乳栄養されている新生児で低カルニチン血症の偽陽性を示すことがある．スクリーニングが陽性のときには，母親の栄養状況，服薬などに配慮することも大切である．　　　　　　　　　　　（虫本雄一）

7）3-ヒドロキシ-3-メチルグルタル酸血症

3-hydroxy-3-methylglutaric acidemia

疾患概要

3-ヒドロキシ-3-メチルグルタル酸血症はミトコンドリアにおいてロイシン中間代謝とケトン体産生に重要な 3-ヒドロキシ-3-メチルグルタリル-CoA リアーゼ（HMGCL）の欠損症であり（図），常染色体劣性遺伝形式をとる．ケトン体が産生できないため，飢餓時や感染時に血糖を維持できず非ケトン性低血糖発作をきたし，嘔吐，意識障害，多呼吸などを示す．高アンモニア血症，代謝性アシドーシス，肝機能障害などを伴う．半数は新生児期に発症し，残り半数の大半は 1 歳頃までに発症する．間歇期は通常，まったく無症状である．特徴的な尿中有機酸所見で化学診断される．本症と診断がつけば，重篤な低血糖発作をきたさぬよう注意深いフォローが必要である．

1976 年に最初に報告された疾患であるが，日本ではこれまで 8 例の報告があるのみで[1]，まれな有機酸およびケトン体代謝異常症である．約 336 万人のパイロットを含む新生児スクリーニング（NBS）では同定されていない[2]．

臨床病型（自然歴）

約半数は生後 1 週以内の新生児期に低血糖発作で発症する．残り半数の大半は 1 歳までに感染や飢餓などを契機に発症する．10 歳以降，年齢とともに低血糖発作は減少するが，なかには成人発症や 15 歳で低血糖発作をきたす症例もある．低血糖発作は非常に重篤なことが多く，その後遺症として，てんかんの合併や知的障害をきたすことが多い．診断がついていない初回発作が重篤で，その後遺症をきたしている例が多く，NBS による発症前診断の意義が大きい疾患である．

急性期の臨床症状

嘔吐，多呼吸，意識障害，けいれんなどの症状で発症し，非ケトン性低血糖を呈する．高アンモニア血症，アシドーシスを伴う．Reye 様症候群，乳幼児突然死症候群(SIDS)では本症を考慮する必要がある．

一般検査所見

前述のように，発作時は非ケトン性低血糖を呈し，高アンモニア血症，アシドーシスを伴う．高 AST 血症，高 ALT 血症がみられる．

治療，生活指導と予後

治療方針としては空腹を避け，夜間の空腹時間を長くしないことである．発熱などの異化亢進時にはとくに注意し，糖質の補給を行う．低血糖発作時は十分なブドウ糖輸液を行う．軽度の蛋白制限が用いられる（自然蛋白 1.5〜2.0 g/kg/日）ことが多い．治療用特殊ミルクのロイシン除去フォーミュラ（明治 8003）の併用も行われている．過剰な脂肪食は避ける．L-カルニチンを 30〜100 mg/kg/日で投与することも有効である．

予後は低血糖発作による後遺症としてのてんかん，知的障害などがなければ良好と考えられている．本症では低血糖発作を 29 歳で初めて起こした症例も報告されている[3]．また，わが国でも 15 歳で低血糖発作をきたした症例もあるため[1]，患者の管理においては注意が必要と考えられる．

タンデムマス所見

C5-OH（3-ヒドロキシイソバレリルカルニチン）が上昇する．そのほか，C6-DC（3-メチルグルタリルカルニチン）が認められることもある．

有機酸，アミノ酸などの所見

尿中有機酸分析では 3-ヒドロキシ-3-メチルグルタル酸，3-メチルグルタコン酸，3-メチルグルタル酸，3-メチルクロトニルグリシン，3-ヒドロキシイソ吉草酸などが検出され，疾患特異的である．アミノ酸の特異な異常はみられない．

確定診断の手順

1. 尿中有機酸分析

他の疾患との鑑別においても尿中有機酸分析が有用である．

2. 酵素診断

線維芽細胞などで酵素活性測定可能である（現在日本では依頼が難しい）．

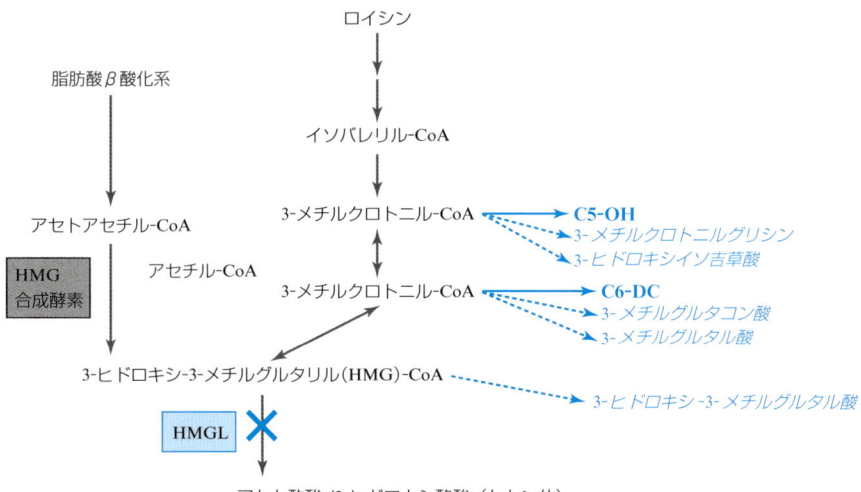

図▶ 3-ヒドロキシ-3-メチルグルタル酸血症の代謝経路

HMG-CoA：3-ヒドロキシ-3-メチルグルタリル-CoA，HMGL：HMG-CoA リアーゼ，C5-OH：3-ヒドロキシイソバレリルカルニチン，C6-DC：3-メチルグルタリルカルニチン，✖：代謝障害部位，青文字：異常代謝産物，*斜体*：有機酸分析所見，┅▶：GC/MS で検出，━▶：タンデムマスで検出

3. 遺伝子診断

原因遺伝子の *HMGCL* の解析を行うが，日本人解析においてコモン変異は同定されていない[4]．保険診療で可能である．

4. 鑑別診断

NBS 上での鑑別診断としては，C5-OH の上昇する疾患であるメチルクロトニルグリシン尿症，マルチプルカルボキシラーゼ欠損症，βケトチオラーゼ欠損症があげられるが，尿中有機酸分析で鑑別可能である．

● 家族への説明のポイント

①初回発作前に診断されていたら，治療により重篤な発作を予防することによって予後は比較的よい．

②感染症罹患時や下痢のときなどは重度の低血糖発作が起こることがあるので，注意を要する．

③乳幼児期には食事の間隔に気をつけ，感染や下痢などで食欲のないときには早めにブドウ糖点滴などをすることが，急性発作を防ぐために重要である．

📖 文　献

1）深尾敏幸. ケトン体代謝異常症の患者調査，酵素遺伝子診断. 厚生労働科学研究補助筋難治性疾患克服事業先天性ケトン体代謝異常症（HMG-CoA 合成酵素欠損症，HMG-CoA リアーゼ欠損症，βケトチオラーゼ欠損症，SCOT 欠損症）の発症形態と患者数の把握. 診断治療指針に関する研究班平成22〜23年度総合研究報告書. 2012：17-21

2）Shibata N, et al. Diversity in the incidence and spectrum of organic acidemias, fatty acid oxidation disorders, and amino acid disorders in Asian countries：Selective screening vs. expanded newborn screening. *Mol Genet Metab Rep*. 2018 **16**：5-10.

3）Reimão S, et al. 3-hydroxy-3-methylglutaryl-coenzyme A lyase deficiency：Initial presentation in a young adult. *J Inherit Metab Dis* 2009；DOI 10.1007/s10545-009-1048-5

4）Muroi J, et al. Molecular and clinical analysis of Japanese patients with 3-hydroxy-3-methylglutaryl CoA lyase（HL）deficiency. *Hum Genet* 2000；**107**：320-326

📖 参考文献

・Mitchell GA, Fukao T. Chapter102 In：Scriver CR, et al（ed），Metabolic and Molecular Bases of Inherited Disease. *8th ed, McGraw-Hill*, 2001：2327-2356

・高橋朋子, 他. 生後3カ月で発症した 3-ヒドロキシ-3-メチルグルタリル CoA リアーゼ欠損症の1例. 日児誌 2008；**112**：1249-1254

（深尾敏幸）

8) マルチプルカルボキシラーゼ欠損症
Multiple carboxylase deficiency

● 疾患概要

　ビオチンを補酵素とする4種類のカルボキシラーゼ〔プロピオニル–CoA カルボキシラーゼ（PCC），3-メチルクロトニル–CoA カルボキシラーゼ（MCC），ピルビン酸カルボキシラーゼ（PC），アセチル–CoA カルボキシラーゼ（ACC）〕の酵素活性が同時に低下〜欠損する疾患であり，わが国では約336万人のパイロットを含む新生児スクリーニング（NBS）で約112万人に1人程度の頻度である[1]．日本人では，ほぼ全例がホロカルボキシラーゼ合成酵素（HCS）欠損症である．白人では，ビオチニダーゼ（BT）欠損症が6万人に1人の頻度である．

　マルチプルカルボキシラーゼ欠損症は1979年に報告され，その後，二つの異なる酵素の異常によることが明らかになった．図1に示すように，一つはHCS 欠損症であり，もう一つは BT 欠損症である．HCS は4種類のカルボキシラーゼの前駆体（アポ蛋白）にビオチンを共有結合し，活性型のホロカルボキシラーゼに変換する酵素であり，その異常は4種類のカルボキシラーゼの活性低下をきたす．一方，BT は不活化されたビオチン含有蛋白からビオチンを切り出す酵素であり，その欠損によりビオチンの再利用が障害されて活性型ホロカルボキシラーゼが作れなくなることによる．

　ともに常染色体劣性遺伝をとる．重要なことは，ともにビオチンの大量投与に反応し治療可能な疾患という点である．

● 臨床病型（自然歴）

1. HCS 欠損症

　一般に早発型で，新生児〜乳児期早期に嘔吐，哺乳不良，筋緊張低下などで発症する．やがて難治性湿疹，けいれん，意識障害をきたすようになる．

2. BT 欠損症

　一般に，乳児期以降に筋緊張低下，けいれん，運動失調などの神経症状と，難治性の皮膚症状（重篤なアトピー性皮膚炎様）で発症する．

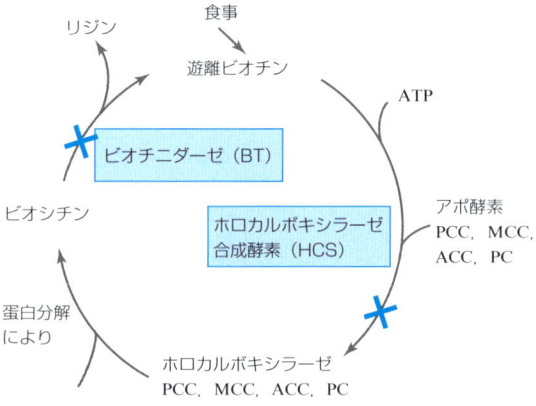

図1　ビオチン回路代謝経路
ACC：アセチル–CoA カルボキシラーゼ，MCC：3-メチルクロトニル–CoA カルボキシラーゼ，PC：ピルビン酸カルボキシラーゼ，PCC：プロピオニル–CoA カルボキシラーゼ，✖：代謝障害部位

● 急性期の臨床症状

　4種類のカルボキシラーゼ部位の代謝障害による．そのため，急性期にはけいれん，意識障害，低血糖，高乳酸血症，代謝性アシドーシス，高アンモニア血症などが認められる．皮膚症状は ACC 欠損による脂肪酸合成障害によると考えられる．

● 一般検査所見

　ケトアシドーシス，高アンモニア血症，高乳酸血症，低カルニチン血症などが認められる．

● 治療，生活指導と予後

　HCS 欠損症の急性期治療は，プロピオン酸血症に準じる．ビオチン大量投与 10〜40 mg/日が著効する．日本の症例は一般に変異が重症型で大量のビオチンが必要であり，100 mg 以上必要であった症例もある．BT 欠損症ではビオチン 10 mg/日を投与する．低カルニチン血症があれば L–カルニチンを投与する．ビオチン大量療法が早期から行われていれば予後は良好である．

　しかし，BT 欠損症では進行性の難聴や視神経萎縮などの視力障害があり，これらはビオチン大量投与でも改善しない．

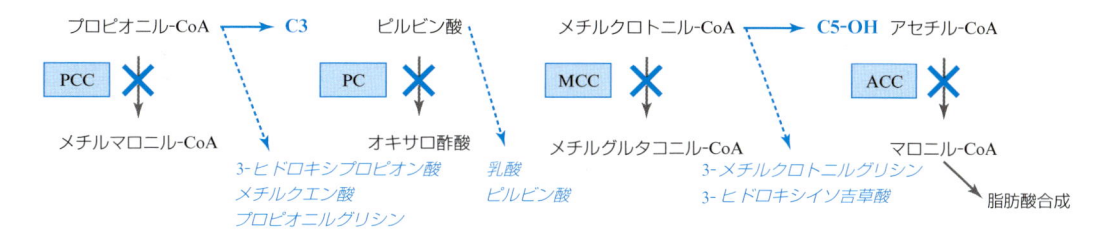

図2　マルチプルカルボキシラーゼ欠損症の代謝経路

ACC：アセチル-CoA カルボキシラーゼ，C3：プロピオニルカルニチン，C5-OH：3-ヒドロキシイソバレリルカルニチン，MCC：3-メチルクロトニル-CoA カルボキシラーゼ，PC：ピルビン酸カルボキシラーゼ，PCC：プロピオニル-CoA カルボキシラーゼ，✖：代謝障害部位，青文字：異常代謝産物，斜体：有機酸分析所見，‑‑▶：GC/MS で検出，➡：タンデムマスで検出

〔大浦敏博．マルチプルカルボキシラーゼ欠損症．山口清次（編），有機酸代謝異常ガイドブック―GC/MS データの読みかた・活かしかた．診断と治療社，2011；62-63 より引用，一部改変〕

● タンデムマス所見

C5-OH（3-ヒドロキシイソバレリルカルニチン）とC3（プロピオニルカルニチン）が上昇する（図2）[2]．

● 有機酸，アミノ酸などの所見

尿中有機酸分析では，PCC 欠損によりメチルクエン酸，3-ヒドロキシプロピオン酸，プロピオニルグリシンが，また PC 欠損により乳酸，ピルビン酸が，MCC 欠損により 3-ヒドロキシイソ吉草酸，3-メチルクロトニルグリシンなどが排泄される（図2）．

● 確定診断の手順

1. 尿中有機酸分析

NBS による C5-OH の上昇を鑑別するうえでは，尿中有機酸分析が必須である．有機酸分析による化学診断が可能である．

2. 酵素診断

BT 活性測定は血清，血液濾紙などで可能であり，NBS で活性を測定している国もある（日本では行われていない）．

3. 遺伝子診断

保険診療で検査が可能である．HCS 欠損症では原因遺伝子 *HLCS* の解析による．日本人では 18 アレルのうち 4 アレルが 780delG 変異で，6 アレルが L237P 変異であったことから，この二つがコモン変異である[3]．一方，BT 欠損症では原因遺伝子 *BTD* の解析による．

4. 鑑別診断

アレルギー治療用ミルクなどによる食事性の二次性ビオチン欠乏症があげられる．こちらは通常量のビオチン投与で改善する．

● 家族への説明のポイント

①通常，ビオチンの大量投与によって，重篤な発作を防ぐことができる．

②治療に反応すれば予後はよい．

③BT 欠損症では進行性の難聴や視神経萎縮などの視力障害に注意する必要がある．

📖 文　献

1) Shibata N, et al. Diversity in the incidence and spectrum of organic acidemias, fatty acid oxidation disorders, and amino acid disorders in Asian countries：Selective screening vs. expanded newborn screening. *Mol Genet Metab Rep*. 2018；**16**：5-10.

2) 大浦敏博．マルチプルカルボキシラーゼ欠損症．山口清次（編），有機酸代謝異常ガイドブック―GC/MS データの読みかた・活かしかた．診断と治療社，2011；62-63

3) Sakamoto O, et al. Molecular analysis of new Japanese patients with holocarboxylase synthetase deficiency. *J Inher Metab Dis* 1998；**21**：873-874

📖 参考文献

・大浦敏博．ホロカルボキシラーゼ欠損症．山口清次（編），有機酸代謝異常ガイドブック―GC/MS データの読みかた・活かしかた．診断と治療社，2011；64
・大浦敏博．ビオチニダーゼ欠損症．山口清次（編），有機酸代謝異常ガイドブック―GC/MS データの読みかた・活かしかた．診断と治療社，2011；65
・Wolf B. The neurology of biotinidase deficiency. *Mol Genet Metab* 2011；**104**：27-34

（深尾敏幸）

9）グルタル酸血症 I 型

Glutaric acidemia type I

● 疾患概要

本症は，リジン，ヒドロキシリジン，トリプトファンの中間代謝におけるグルタリル-CoA 脱水素酵素（GCDH）の欠損症である（図）．常染色体劣性遺伝形式をとり，有機酸代謝異常症に位置づけられる．1974 年に Goodman らによって報告された．

本症発症形態はほかの有機酸代謝異常症のそれと異なり，乳幼児期に初期症状に気づかずに，以後徐々に進行する錐体外路症状をきたす．そのうえ，生後 6〜18 カ月に感染を契機とした脳症様発作をきたし，症状は進行する．これまで予後不良な疾患とされてきたが，ヨーロッパでの新生児スクリーニング（NBS）で発症前に発見された症例は治療により予後が非常によいことが明らかになり[1]，NBS が効果を発揮する疾患といえる．わが国では約 336 万人のパイロットを含む NBS で 28 万人に 1 人程度の頻度である[2]．

● 臨床病型

乳児期，幼児期から徐々に錐体外路症状が進行する．半数以上の症例で，生後 8 カ月までに頭囲拡大や筋緊張低下，ジストニア，ジスキネジア，アテトーゼなどの神経症状が出現する．進行性の錐体外路症状で発症している症例も，脳症様発作によってさらに神経学的に悪化することが多い．

● 急性期の臨床症状

感染，飢餓などを契機に，筋緊張低下，けいれん，意識障害などの脳症様発作をきたすことがある．

● 一般検査所見

一般臨床検査では，血液ガス，血糖，アンモニアを含め異常は認められない．急性脳症様発作時には代謝性アシドーシス，高アンモニア血症，低血糖などがみられることがある．頭部画像における Sylvius 裂の著明な拡大，大脳萎縮，両側線条体病変が特徴的である．

● 治療，生活指導と予後

1. 食事療法

治療は自然蛋白制限食とし，治療用の特殊ミルク

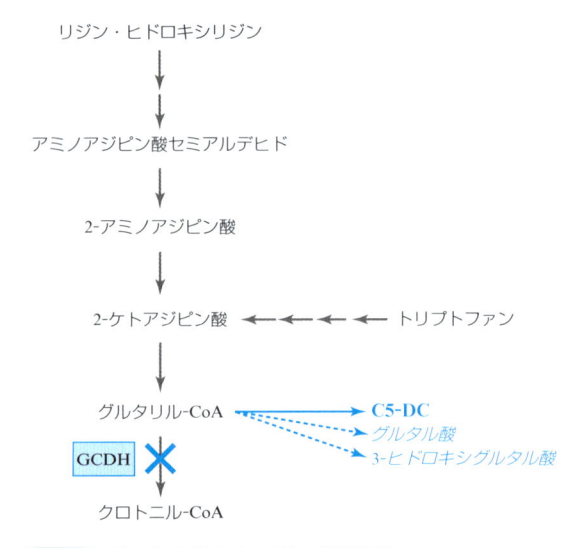

図 グルタル酸血症 I 型の代謝経路

GCDH：グルタリル-CoA 脱水素酵素，C5-DC：グルタリルカルニチン，✖：代謝障害部位，青文字：異常代謝産物，斜体：有機酸分析所見，---▶：GC/MS で検出，━▶：タンデムマスで検出

であるリジン・トリプトファン除去フォーミュラ（雪印 S-30）を併用してリジンとトリプトファンの制限を行う．このミルクは海外の無リジン，低トリプトファン，アルギニン強化ミルクに近い組成となっている．ヨーロッパでの推奨では，自然蛋白から生後 6 カ月までリジンを 100 mg/kg/日，7〜12 カ月は 90 mg/kg/日，1〜3 歳は 60〜80 mg/kg/日，4〜6 歳は 50〜60 mg/kg/日，その後は低リジン自然蛋白食を中心と記載されている[3]．血中リジン濃度の目安を正常下限（60〜90 μmol/L）で維持し，トリプトファンも極端な欠乏を避ける．

2. L-カルニチン

100 mg/kg/日投与が推奨されている．

3. その他

38.5℃以上の発熱があれば，解熱薬を使用する．

4. 急性発作時の治療

急性期症状の場合，蛋白摂取をやめ（絶食は初期の 1 日程度，早期に経口摂取を開始することが望ましい），十分なブドウ糖（10〜15%）の入った輸液を

行う．血糖が 150 mg/dL 以上の場合，インスリンを 0.05 IU/kg/時から開始する．脂肪製剤（1〜2 g/kg/日）の追加はカロリー維持に有効である．L-カルニチンは，静注用があれば 50 mg/kg を 6 時間ごとに投与する．

5. 神経症状に対する治療

筋緊張，錐体外路症状の改善にベンゾジアゼピン系薬物，GABA アナログのバクロフェンが用いられる．バルプロ酸はカルニチンを低下させるので避ける．

● タンデムマス所見

C5-DC（グルタリルカルニチン）の上昇がみられる．

● 有機酸，アミノ酸などの所見

尿中有機酸分析で，グルタル酸，3-ヒドロキシグルタル酸の上昇が認められる．

● 確定診断の手順

1. 尿中有機酸分析

前述の特徴的な有機酸分析パターンから，化学診断が可能である．

2. 酵素診断

線維芽細胞，末梢血リンパ球などで酵素診断可能である．

3. 遺伝子診断

保険診療で検査が可能である．原因遺伝子 *GCDH* の解析を行う．日本では 19 例の解析がされており[4]，S305L 変異が 12% のアレルでみつかっている以外，これまでのところ日本人固有のコモン変異はない．

4. 鑑別診断

NBS で診断されていない場合は，頭囲拡大，筋緊張低下，錐体外路症状を示す疾患が鑑別にあがるが，尿中有機酸分析で診断される．

● 家族への説明のポイント

①すでになんらかの神経症状が出てから診断された患者では，神経学的な予後が悪い疾患である．

②NBS によって発症していないうちに診断し治療を開始すると，明らかに予後が違うといわれている．

③発熱や経口摂取不良のときには，けいれん，意識障害などをきたす脳症様症状をきたすことがあるので，注意が必要である．このようなときには速やかに受診することが重要である．

文　献

1) Kolker S, et al. Decline of acute encephalopathic crises in children with glutaryl−CoA dehydrogenase deficiency identified by new born screening in Germany. *Pediatir Res* 2007；**62**：357-363

2) Shibata N, et al. Diversity in the incidence and spectrum of organic acidemias, fatty acid oxidation disorders, and amino acid disorders in Asian countries：Selective screening vs. expanded newborn screening. *Mol Genet Metab Rep* 2018；**16**：5-10

3) Boy N, et al. Proposed recommendations for diagnosing and managing individuals with glutaric aciduria type Ⅰ：second revision. J Inherit Metab Dis 2017；**40**：75-101.

4) Mushimoto Y, et al. Clinical and molecular investigation of 19 Japanese cases of glutaric academia type 1. *Mol Genet Metab* 2011；**102**：343-348

（深尾敏幸）

---

memo12　グルタル酸血症Ⅰ型の多発地域

　グルタル酸血症Ⅰ型は日本では 28 万人出生に 1 人程度の頻度といわれているが，世界的には 10 万人出生に 1 人程度の頻度とされている．一部の集団で本症が高頻度に発生することが知られている．アメリカのペンシルバニア州の Old−Order Amish という民族集団では保因者頻度が 10 人に 1 人で，本症の頻度は 300〜400 人に 1 人と非常に高い．この集団では，単一の A421V というコモン変異が知られている．しかし A421V 変異のホモ接合体でも，臨床像は急性脳症や突然死をきたす症例から，知能は正常で錐体外路症状の強い脳性麻痺，あるいは知能正常例までさまざまであると報告されている．

　一方，カナダのマニトバ州，オンタリオ州北西部に居住する Island Lake Indian では，本症が出生 225 人に 1 人の頻度でみられ，IVS＋5 g＞t（イントロン 1）がコモン変異であることがわかっている．今後，世界中で，このような創始者変異をもつ高頻度集団が発見されるかもしれない．

（深尾敏幸）

10）βケトチオラーゼ欠損症（T2 欠損症）
Beta-ketothiolase deficiency（*T2 deficiency*）

● 疾患概要

　βケトチオラーゼ欠損症はミトコンドリア・アセトアセチル-CoA チオラーゼ（T2）の欠損症で，反復性の重篤なケトアシドーシスをきたす疾患である．1971 年に Daum，Scriver らによって発見された疾患であり，常染色体劣性遺伝形式をとる．本酵素の欠損は図に示すように，イソロイシンの中間代謝のステップとケトン体の肝臓外組織での利用ステップが障害される．世界で 100 例以上，日本で 9 家系の報告がある．わが国では約 336 万人のパイロットを含む新生児スクリーニング（NBS）では患者は同定されていない[1]．飢餓，発熱，感染などのストレス時に，著しいケトアシドーシスを生じることになる．イソロイシン中間代謝の障害から尿中有機酸分析にて化学診断されるが，残存活性をもつ変異の症例では典型的な所見でない場合があり注意が必要である．

　多くは生後 6 カ月〜2 歳で初回発作をきたすので，NBS で新生児期に診断できれば，重篤な発作を予防することが可能である．アメリカ，オーストラリアなどでは NBS にて無症状で患者が診断されており，実際に重篤な発作が予防されている．しかし，タンデムマスでの見逃し例がアメリカでも報告され，すべての患者を NBS で拾い出すのは困難である．

● 臨床病型

　生後 6 カ月〜2 歳までに，多くの症例で感染症，飢餓などを引き金に反復性の重篤なケトアシドーシス発作をきたす．発作間歇期はまったく無症状である．10 歳を超えると重篤な発作をきたさなくなる[2]．

● 急性期の臨床症状

　まったく正常に成長発達していた乳幼児が，感染，下痢，あるいは長時間の飢餓を契機に，嘔吐，多呼吸および意識障害をきたすケトアシドーシス発作で発症する．重篤な発作のため，死亡したり後遺症で精神発達遅滞を残したりすることがある．

● 一般検査所見

　血液ガス分析では著しい代謝性アシドーシスが特徴（これまでの報告では pH 6.8〜7.1 程度）で，軽度の高アンモニア血症を合併することがある．血糖は低血糖から高血糖までさまざまである．

● 治療，生活指導と予後

　発作時治療としては，十分なブドウ糖輸液が行われる．血糖が正常であっても，ケトン体産生を抑制しアシドーシスを改善するためには，ブドウ糖の投与が必要である．炭酸水素ナトリウムは pH 7.1 より低い場合など限られた状況で使用する．

　非発作時には軽度蛋白摂取制限（1.5〜2.0 g/kg/日）が行われる．また，L-カルニチン投与も行われる．重要なのは，蛋白異化の亢進する感染時，絶食時などに早期に経静脈ブドウ糖輸液を行って発作を未然に防ぐことである．

　本症は診断されて重篤な発作を防ぐことができれば予後良好である．また，成長とともに発作をきたさなくなる疾患である．よって，予後は重症発作の後遺症を残すかどうかにかかっている．

● タンデムマス所見

　本症では C5-OH（2-メチル-3-ヒドロキシブチリルカルニチン），C5:1（チグリルカルニチン）が上昇する．しかし軽症変異例では，非発作時のみでなく発作時でも異常が認められないこともある[3][4]．

● 有機酸，アミノ酸などの所見

　典型例では 2-メチルアセト酢酸（2MAA），2-メチル-3-ヒドロキシ酪酸（2M3HB），チグリルグリシンが尿中に増加し，尿中有機酸分析で化学診断可能である．2MAA は揮発性，不安定で検出されないこともあり，また軽症変異例ではチグリルグリシンが発作時でも検出されないことがある．もっとも重要なマーカーは 2M3HB である．典型例では間歇期でも化学診断可能であるが，軽症変異例では 2M3HB 量も軽微なため注意が必要である[3][4]．

● 確定診断の手順

1. 酵素診断

　ヘパリン加血からの単核球分画，線維芽細胞での酵素診断が，本症の診断の基本である．カリウムの

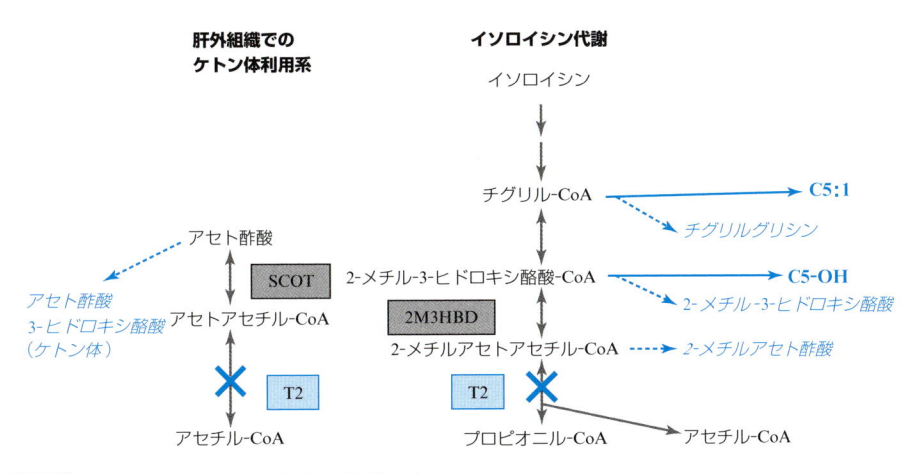

**肝外組織での
ケトン体利用系**

イソロイシン代謝

図　βケトチオラーゼ欠損症の代謝経路

C5：1：チグリルカルニチン，C5-OH：2-メチル-3-ヒドロキシブチリルカルニチン，2M3HBD：2-メチル-3-ヒドロキシブチリル-CoA 脱水素酵素，SCOT：サクシニル-CoA：3-ケト酸-CoA トランスフェラーゼ，T2：ミトコンドリア・アセトアセチル-CoA チオラーゼ，✖：代謝障害部位，青文字：異常代謝産物，斜体：有機酸分析所見，--▶：GC/MS で検出，—▶：タンデムマスで検出

混入は活性測定を困難にするため，線維芽細胞での測定が望ましい.

2. 遺伝子診断

原因遺伝子 *ACAT1*（12 エクソン）の解析を行う. ベトナムでは 90％ 以上を占める高頻度変異が認められるが，日本人ではコモン変異はない. 日本人の変異の多くは残存活性をもつ[3)4)].

3. 鑑別診断

化学診断上の鑑別疾患として，2-メチル-3-ヒドロキシブチリル-CoA脱水素酵素欠損症（HSD10病）[5)]がある. また臨床像からの鑑別診断として，同じケトン体代謝異常症のサクシニル CoA：3-ケト酸 CoA トランスフェラーゼ（SCOT）欠損症があげられる[6)].

● **家族への説明のポイント**

①急性発作をおこさないように気をつければ，無症状で生活することが可能である.

②感染や下痢などで食欲のないときに早めにブドウ糖点滴などをすれば，重いアシドーシスの発作を防ぐことが可能である.

③大部分の症例で，10 歳を過ぎると急性発作は通常起きなくなる.

📖 **文　献**

1) Shibata N, et al. Diversity in the incidence and spectrum of organic acidemias, fatty acid oxidation disorders, and amino acid disorders in Asian countries：Selective screening vs. expanded newborn screening. *Mol Genet Metab Rep* 2018；**16**：5-10

2) Fukao T, et al. The clinical phenotype and outcome of mitochondrial acetoacetyl-CoA thiolase deficiency（beta-ketothiolase or T2 deficiency）in 26 enzymatically proved and mutation-defined patients. *Mol Genet Metab* 2001；**72**：109-114

3) Fukao T, et al. The mitochondrial acetoacetyl-CoA thiolase deficiency in Japanese patients：urinary organic acid and blood acylcarnitine profiles under stable conditions have subtle abnormalities in T2-deficient patients with some residual T2 activity. *J Inherit Metab Dis* 2003；**26**：423-431

4) Fukao T, et al. Three Japanese patients with beta- ketothiolase deficiency whoshare a mutation, c.431A＞C（H144P）in ACAT1：subtle abnormality in urinary organic acid analysis and blood acylvcarnitine analysis using tandem mass spectrometry. JIMD reports—Case and Research Report, 2011/3（vol. 3）. Springer, 2012；107-115

5) Zschocke J. HSD10 disease：clinical consequences of mutations in the HSD17B10 gene. *J Inherit Metab Dis* 2012；**35**：81-89

6) 深尾敏幸. ケトン体代謝異常症—特にアセトン血性嘔吐症と鑑別すべきサクシニル-CoA：3-ケト酸 CoA トランスフェラーゼ欠損症を中心に. 日児誌 2007；**111**：727-739

📖 **参考文献**

・Mitchell GA, Fukao T. Chapter102. In：Scriver CR, et al（eds），Metabolic and Molecular Bases of Inherited Disease. 8th ed, McGraw-Hill, Inc, 2001；2327-2356

（深尾敏幸）

11）HSD10 病
HSD10 disease

● 疾患概要

1. 歴史

HSD10 病はイソロイシン代謝系の 2-メチル-3-ヒドロキシブチリル-CoA 脱水素酵素（2M3HBD）欠損症（OMIM #300438, *300256）として 2000 年に最初に報告された[1]. βケトチオラーゼ（T2）欠損症の 1 つ上流のステップが障害されるため, T2 欠損症と同様に 2-メチル-3-ヒドロキシ酪酸（2M3HBA）, チグリルグリシン（TIG）が尿中に排泄される（図）. その後, 本酵素がミトコンドリア内コレステロール代謝における 17β ヒドロキシステロイド脱水素酵素 10 型（HSD10）でもあることが明らかとなり, 現在の公式な遺伝子名は *HSD17B10* となっている[2].

2. 頻度, 遺伝形式

これまでに世界で 30 例程度が報告されており, 日本では 3 例の報告があるが[3][4], 未診断が多いと考えられている. 重症例では神経退行をきたし予後不良である. HSD10 病は X 連鎖劣性遺伝形式をとるが, 女性ヘテロ症例でもなんらかの症状を呈することもある.

原因遺伝子である *HSD17B10* は以下の 3 つの機能をもつムーンライト蛋白（1 つの蛋白が複数の全く異なる働きをする蛋白）をコードしている. すなわち①イソロイシン代謝系の 2M3HBD, ②ミトコンドリア内コレステロール代謝系の 17β-hydroxysteroid 脱水素酵素, ③ミトコンドリア DNA からの転写物のプロセシングに必要なリボヌクレアーゼ P（RNase P）を構成する 3 蛋白（HSD10, MRPP1, MRPP3）の 1 つ, である.

本酵素は幅広く組織で発現し, 特に肝臓, 心臓, 脳で強く発現している. 本症の病態としてはイソロイシン代謝系やミトコンドリア内コレステロール代謝系などの酵素活性低下は主でなく, RNase P の構成タンパクの機能低下が本態であるともいわれている. 同じ HSD10 病でも遺伝子変異の種類によって臨床像に非常に大きな差異がある. 現在, 国内の新生児スクリーニングにおける一次対象疾患には含まれ

ていないが, C5:1, C5-OH が上昇する可能性があり鑑別の上でも重要な疾患である.

● 臨床病型

臨床病型の分類として, 下記の Zschocke の分類が用いられることが多い[2]. Genotype-phenotype の連関を強く認め, 遺伝子変異の種類によって臨床像に非常に大きな差異がある.

国内の症例に関しては, 2012 年にわが国初（アジア初）となる HSD10 病（A154T 変異）の症例が報告された[3]. 現在, A154T, A157V の 2 症例は幼児期発症で比較的症状が軽い「非典型例」と考えられ, 現在のところも神経退行は目立っておらず小学校にて通常学級に通級できている[4]. 一方, R226Q の症例は新生児期に発症しており重症の新生児型と考えられ, 11 カ月時にアシドーシス発作を契機に亡くなっている.

1. 新生児型（neonatal form）

新生児期に発症する重症型である. 重篤な乳酸アシドーシスで発症し, 神経学的発達を示さず, 進行性心筋症を合併し生後数カ月で死亡する.

2. 乳児型（infantile form）

本症の最も多い型である. 新生児期一過性の代謝障害があっても回復し, その後 6～18 カ月間はほぼ正常と同程度の発達を示すが, その後予防接種などを契機に進行性の神経退行がみられ, 言語・運動の消失, 失調, 舞踏病アテトーゼなどを呈する. 難治性けいれん, 失明, 心筋症等を合併し生後 2 年～数年で死亡する.

3. 若年型（juvenile form）

若年期発症型. 1 例の報告が有り, 5 歳まで正常発達を示し, 6 歳時に麻疹へ罹患した後, 緩徐に言語・運動の退行が生じた.

4. 非典型例（atypical presentation）

軽症型の症例が知られている. 報告例では神経退行を認めていないが, 長期経過は不明である.

5. 女性ヘテロ

無症状の場合もあるが, 軽度の知的障害, 学習障

害，聴力障害を示す事が多い.

● 一般臨床所見

　前述のように，臨床的な多様性，重症度を示す疾患である．一般血液検査では，増悪期に高乳酸血症（L/P 比の高値），アニオンギャップ増大の代謝性アシドーシスが認められる．また，頭部 MRI では，前側頭部もしくは全皮質の萎縮や基底核病変がしばしば認められる．臨床的には，飢餓時に低血糖，ケトーシスなどを伴って発症することがある．その他の特徴的な所見としては以下の様なものが挙げられる.

　①成長障害：進行性の成長障害（低身長，低体重）と小頭症を示すことがある.

　②神経学的所見：重症例では言語・運動の消失，失調，舞踏病アテトーゼなどをきたす．難治性けいれんを合併することがある.

　③眼科的所見：網膜症，失明をきたすことがある.

　④耳鼻科的所見：難聴を合併することがある.

　⑤心臓所見：肥大型もしくは拡張型進行性心筋症を合併することがある.

● 治療と予後

　異化亢進状態を避けることが重要であるが，有効な治療法はこれまでに報告されていない．イソロイシン制限食は疾患の進行を予防できないといわれており，ミトコンドリアレスキューのビタミンカクテル療法も効果がないと報告されているが，症例数がまだ少なく不明な部分が多い．バルプロ酸などのミトコンドリア機能に影響する薬剤は好ましくないと考えられる.

　乳児型，新生児型は予後不良である.

● 確定診断の手順

　確定診断は現在，遺伝子解析による場合が多い.

1. イソロイシン代謝系における 2M3HBD 酵素活性

　線維芽細胞に本酵素活性の低下を認める.

2. *HSD17B10* 遺伝子解析

　本遺伝子にヘミ接合の遺伝子変異が同定される.

3. 鑑別診断

　有機酸，アシルカルニチンなどの検査異常は β ケトチオラーゼ欠損症との鑑別が重要である．臨床徴候からはミトコンドリア異常症と類似点がある．重篤な症例はミトコンドリア病の診断基準をみたす

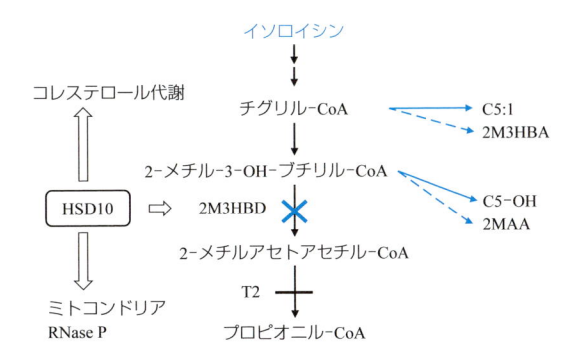

図▶ HSD10 病の代謝障害部位と異常代謝産物
HSD10 には以下の3つの機能がある．コレステロール代謝にかかわる 17 β ヒドロキシステロイド脱水素酵素 10 型（HSD10），2-メチル-3-ヒドロキシブチリル-CoA 脱水素酵素（2M3HBD），および RNase P である．RNase P では構成する3つのサブユニットの一つとして機能する．T2：アセトアセチル-CoA チオラーゼ，C5:1：チグリルカルニチン，C5-OH：2-メチル-3-ヒドロキシブチリルカルニチン，2M3HBA：2-メチル-3-ヒドロキシ酪酸，2MAA：2-メチルアセト酢酸，✖：代謝障害部位

が，診断基準では判定できない症例もある.

● タンデムマス所見

　C5:1，C5-OH の異常高値がみられることもある.

● 有機酸・アミノ酸などの所見

　尿中有機酸分析では TG，2M3HBA の排泄が増加する．2-メチルアセト酢酸（2MAA）の排泄増加はない.

　ただし 2MAA は不安定な物質で，鑑別診断として重要な β ケトチオラーゼ欠損症であっても検出されない場合もあるため，十分な注意が必要である．また異常を示さない例も存在する.

📖 文献

1) Zschocke J, et al. Progressive infantile neurodegeneration caused by 2-methyl-3-hydroxybutyryl-CoA dehydrogenase deficiency：a novel inborn error of branched-chain fatty acid and isoleucine metabolism. *Pediatric research*. 2000；**48**：852-855

2) Zschocke J. HSD10 disease：clinical consequences of mutations in the HSD17B10 gene. *Journal of inherited metabolic disease*. 2012；**35**：81-89

3) Fukao T, et al. The first case in Asia of 2-methyl-3-hydroxybutyryl-CoA dehydrogenase deficiency（HSD10 disease）with atypical presentation. *J Hum Genet*. 2014；**59**：609-614

4) Akagawa S, et al. Japanese Male Siblings with 2-Methyl-3-Hydroxybutyryl-CoA Dehydrogenase Deficiency（HSD10 Disease）Without Neurological Regression. *JIMD reports*. 2017；**32**：81-85

（笹井英雄，深尾敏幸）

1）脂肪酸代謝異常症のスクリーニング概要

Outline of mitochondrial fatty acid oxidation defects

● 脂肪酸代謝異常症のスクリーニング

ミトコンドリア β 酸化系は，炭水化物からのエネルギー供給が低下した時，脂肪酸酸化によって代替エネルギーを産生する代謝系である[1]．タンデムマス法の開発によって本症のマススクリーニングが可能になった．スクリーニングは，脂肪酸代謝の中間体由来のアシルカルニチン分析によって行われる．

● β 酸化系の概要

ミトコンドリア β 酸化系によるエネルギー産生は，アセチル–CoA の産生，β 酸化の第一段階と第 3 段階の反応による $FADH_2$，$NADH_2$ の生成を介して，TCA 回路および呼吸鎖で ATP が作られる．

β 酸化系に関連する酵素は，図 1 に示すような 4 つの酵素群に大別できる．

1. カルニチン回路

長鎖脂肪酸（炭素鎖 C18〜C12 付近）をミトコンドリアの中に運搬し，アシル–CoA に変換して長鎖 β 酸化の基質を供給する．カルニチン転送蛋白（OCTN2），CPT1，カルニチンアシルカルニチントランスロカーゼ（CACT），および CPT2 などが含まれる．

2. 長鎖脂肪酸 β 酸化回路

カルニチン回路から生成された長鎖アシル–CoA を β 酸化する回路である．酵素はミトコンドリア内膜に結合して存在し，炭素鎖 C12 付近まで短くする．この代謝経路には，極長鎖アシル–CoA 脱水素酵素（VLCAD）と三頭酵素（TFP）が含まれる．

3. 中鎖脂肪酸 β 酸化回路

この回路はいわゆる古典的な β 酸化回路である．炭素鎖 C12 から C4 の中鎖アシル–CoA を基質として，炭素 2 つずつ短くしながらアセチル–CoA を生成する．酵素はミトコンドリアマトリックスに存在し，中鎖および短鎖アシル–CoA 脱水素酵素（MCAD および SCAD），エノイル–CoA ヒドラターゼ（EH），3–ヒドロキシアシル–CoA 脱水素酵素（HAD），および中鎖および短鎖型 3–ケトチオラーゼ（T1：MCKAT と T2：SCKAT）がある．

4. 電子伝達

β 酸化第一段階のアシル–CoA 脱水素酵素（VLCAD，MCAD，および SCAD）から水素イオンを受け取り電子伝達系に渡してエネルギー産生に供する．電子伝達フラビン蛋白（ETF）および ETF 脱水素酵素（ETFDH）が関与する．ETF はマトリックスに局在し，ETFDH は内膜に結合して電子伝達系に連結している．

● β 酸化異常症で増加する異常代謝産物

β 酸化異常症では，図 2 に示すように，4 段階のステップの中間体に由来する代謝産物が検出される．

1. 第一段階：アシル–CoA 由来の代謝産物

カルニチン抱合によるアシルカルニチン（AC）が検出される．有機酸分析では，ω 酸化を受けたジカルボン酸類，ω–1 酸化を受けた（n–1）–ヒドロキシ酸（例：7–ヒドロキシオクタン酸），グリシン抱合を受けたアシルグリシンなどである．

2. エノイル–CoA 由来の代謝産物

β 酸化由来の異常代謝産物はみられない．バリン代謝過程にもヒドラターゼが働くため，バリン代謝由来の異常がみられる．臨床的には Leigh 脳症を呈することが最近明らかになった[2]．

3. 3–ヒドロキシアシル–CoA 由来の代謝産物

3–ヒドロキシカルニチン，3–ヒドロキシジカルボン酸などである．

4. 3–ケトアシル–CoA 由来の代謝産物

T2 欠損症に対応する β 酸化由来の異常代謝産物は特にない．T2 はイソロイシンの中間代謝過程にも働き別名 β ケトチオラーゼ欠損症と呼ばれる．T2 欠損症では，イソロイシン代謝由来の C5–OH，C5：1 の増加，および有機酸分析で 2–メチル–3–OH–酪酸などが増加する．

● スクリーニングと生化学診断

スクリーニング診断指標となるアシルカルニチン（AC）と関連指標を表 1 に示す．それぞれの障害部位に対応した AC の増加がみられる．CPT1 欠損症では，遊離カルニチンが増加し，長鎖 AC が低い．全

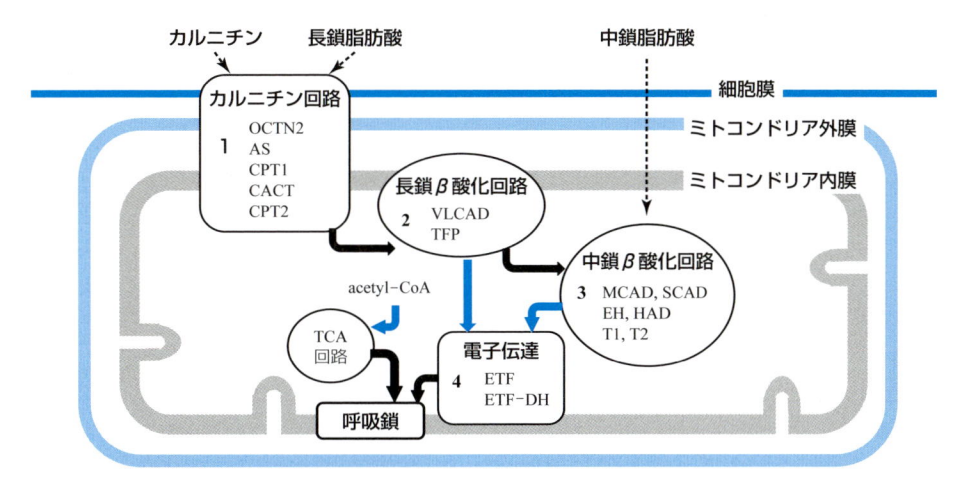

図1 ミトコンドリア β 酸化の概略

OCTN2：有機カオチントランスポーター2（カルニチントランスポーター），AS：アシル-CoA 合成酵素，CPT1，CPT2：カルニチンパルミトイルトランスフェラーゼ-I，-II，CACT：カルニチン・アシルカルニチントランスロカーゼ，VLCAD：極長鎖アシル-CoA 脱水素酵素，MCAD：中鎖アシル-CoA 脱水素酵素，SCAD：短鎖アシル-CoA 脱水素酵素，TFP：ミトコンドリア三頭酵素，EH：エノイル-CoA ヒドラターゼ，HAD：3-ヒドロキシアシル-CoA 脱水素酵素，T1：3-ケトアシル-CoA チオラーゼ，T2：アセトアセチル-CoA チオラーゼ，ETF：電子伝達フラビン蛋白，ETFDH：ETF 脱水素酵素

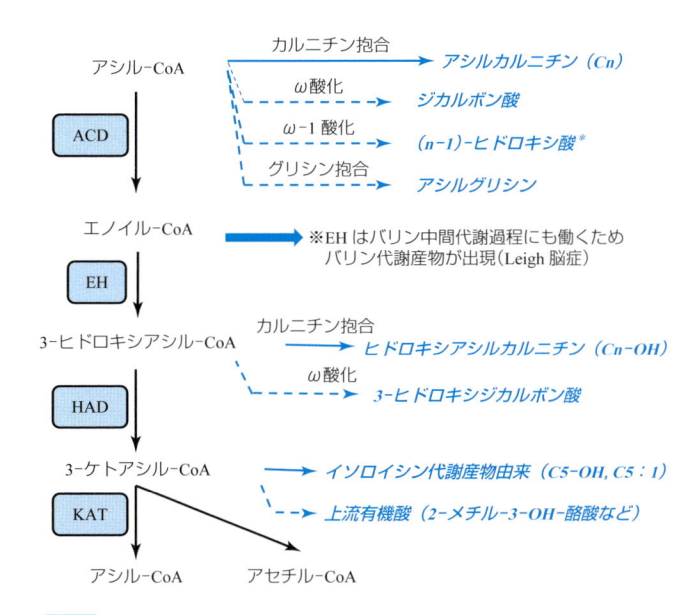

図2 β 酸化障害と由来する異常代謝産物

青文字：異常代謝産物，斜体：有機酸分析所見，--▶：GC/MS で検出，
──▶：タンデムマスで検出，AD：アシル-CoA 脱水素酵素
その他の略字は図1参照
*：（n-1）とは炭素鎖数−1の意味である．たとえば9-ヒドロキシデカン
　　酸，7-ヒドロキシオクタン酸など

身性カルニチン欠乏症では，遊離カルニチンのみならず，アシルカルニチンも低い傾向がある．

● **臨床的特徴**

発症形態は**表2**に示すように3つの病型に大別できる．エネルギー産生不全の症状が前面に出る．急性期の症状は，全身倦怠，脱力，筋肉痛，心不全，急性脳症などで，時には突然死に至ることもある．また一般検査では，低血糖，肝機能異常，CK 上昇，

表1 脂肪酸代謝異常症スクリーニングの概略

疾患名	タンデムマス		有機酸所見，その他
	指 標	参考にする関連指標	
MCAD 欠損症	C8，C6，C10，C10：1	C8/C2，C8/C10	SG，HG
SCAD 欠損症	C4	C4/C2，C4/C3，C4/C8	EMA，MSA
VLCAD 欠損症	C14：1，C14：2，C14	C14：1/C16	NK-DCA
TFP 欠損症	C16：1-OH，C16-OH，C18：1-OH	C16-OH/C16	NK-DCA，3HDCA
CPT1 欠損症	C0（上昇）	C0/（C16＋C18）	NK-DCA
CPT2 欠損症	C16，C18，C18：1，C18：2	（C16＋C18：1）/C2	NK-DCA
CACT 欠損症	C16，C18，C18：1，C18：2	（C16＋C18：1）/C2	NK-DCA
グルタル酸血症 II 型	C4，C6，C8，C10，C12，C14，C16	不飽和 AC	NK-DCA, IVG，EMA，2HGA，GA
HAD 欠損症	C4-OH	—	—
全身性カルニチン欠乏症	C0（低下）	AC 全体が低下	NK-DCA
後天性カルニチン欠乏症	C0（低下）	一定ではない	—

*1：略称の例は，文献[4]より引用，一部改変
*2：「一定ではない」とは，特異的所見がある場合とない場合がある
MCAD：中鎖アシル-CoA 脱水素酵素，SCAD：短鎖アシル-CoA 脱水素酵素，HAD：3-ヒドロキシアシル-CoA 脱水素酵素，CUD：カルニチン吸収障害，SG：スベリルグリシン，HG：ヘキサノイルグリシン，EMA：エチルマロン酸，MSA：メチルコハク酸，NK-DCA：非ケトン性ジカルボン酸尿症，3HDCA：3-ヒドロキシジカルボン酸，IVG：イソバレリルグリシン，2HGA：2-ヒドロキシグルタル酸，GA：グルタル酸
その他の略字は図 1 参照

表2 脂肪酸代謝異常症の臨床病型

病　型	死亡率	発症時期	症　状
1．新生児型（重症型）	高い	乳児期早期	乳児期早期に死亡することが多い 低血糖，肝不全，心筋症など
2．若年型（中間型）	低い	乳児〜幼児期	間歇的に増悪（発作） 全身倦怠，筋力低下など 肝機能障害 急性脳症，突然死
3．骨格筋型（遅発型）	なし	年長児〜学童〜成人	時々エピソード，知能は正常 全身倦怠，ミオパチー 骨格筋症状（筋肉痛，筋力低下） 肝機能障害，ミオグロビン尿など

高アンモニア血症などがみられる．

1．新生児型（重症型）

新生児期，乳児期早期に著明な低血糖，肝不全，心筋障害などで発症し，しばしば致死的経過をとる．

2．若年型（中間型）

乳児期〜幼児期から，感染などに引き続いてぐったりする発作がみられる．急性期には肝障害，筋力低下がみられる．発作の後遺症のために知能低下をきたすことも多い．急性脳症や突然死にいたる症例もこの病型に含められる．

3．骨格筋型（遅発型）

学童，思春期あるいは成人後に初めて異常に気付かれる．感染や激しい運動のあと全身倦怠，筋肉痛，脱力などを主訴とし，急性期には肝機能異常などもしばしばみられる．知能は正常で死亡率は低い．

● 治療方針

急性期と慢性期に分けて考える（**表3**）[3]．

1．急性期の治療

脂肪酸の異化亢進を防ぐために十分なカロリー補給が必要である．高張のブドウ糖輸液，必要に応じ

表3 脂肪酸代謝異常症の一般的な治療方針

急性期	・十分量のブドウ糖輸液（カロリー補給，必要なとき GI 療法） ・高アンモニア血症に対する血液浄化療法 ・その他：必要に応じてカルニチン投与，ビタミンカクテル療法など
慢性期	1）生活指導 　　食事間隔の指導，必要に応じて十分な休息，シックデイの早期発見と対応 2）カルニチン投与 　　OCTN2 欠損症，CACT 欠損症，CPT2 欠損症など（CPT1 欠損症では不要）．ほかの脂肪酸代謝異常に対するカルニチン投与については賛否あり． 3）食事療法 　　あまり厳格ではない．必要に応じて高炭水化物・低脂肪食，生コーンスターチ，長鎖脂肪酸代謝障害に対する MCT ミルクなど 4）その他 　　3-ヒドロキシ酪酸の投与，ベザフィブラートなども試みられている[6]

GI：グルコース・インスリン，MCT：中鎖トリグリセリド
その他の略字は図 1 参照

て GI 療法も考慮する．高アンモニア血症に対する血液浄化療法，必要に応じてカルニチン投与，ビタミンカクテルによって代謝改善，酸化ストレス軽減をはかる．

2．慢性期の治療

1）生活指導

特に乳児期〜幼児期の急性脳症などが起こる危険のある年齢では，食事間隔に気をつける（**表4**参照）．また感染，下痢，過激な運動（小児では遠足，運動会など）のあと，あるいはシックデイなどには早めにブドウ糖の点滴を受けるよう生活指導することも大切である．

2）カルニチン投与

CPT1 欠損症では遊離カルニチンの増加がみられるので投与しない．全身性カルニチン欠乏症，CACT 欠損症や CPT2 欠損症などではカルニチン欠乏が起こりやすいのでカルニチン投与が重要になる．これ以外の疾患ではカルニチン投与については議論中である．遊離カルニチン値をみながら投与するという考え方もある．

3）食事療法

低脂肪/高炭水化物食が望ましいといわれるが，β酸化異常症の食事療法はあまり厳密ではない．生コーンスターチが有効だという報告もあるが，効果は一定しない．また中鎖トリグリセリド（MCT）ミ

表4 脂肪酸代謝異常症と診断された患者の食事間隔の目安

年　齢	食事間隔の目安（夜間）
新生児期	3 時間
1〜6 カ月	4 時間
6 カ月〜1 歳	6 時間
1〜3 歳	8 時間
4 歳以上	10 時間

ルクは，長鎖脂肪酸代謝異常症に効果がある．

4）その他

PPAR アゴニストのベザフィブラートの投与の有効性も注目されつつある[4]．

📖 **文　献**

1）Venditti CP, et al. Disorders of mitochondrial fatty acid oxidation. In：Berman RE, et al（eds），Nelson's Textbook. 17th ed, Saunders, 2004；433-437

2）Newborn Screening by Tandem Mass Spectrometry：Approved Guideline, Clinical Laboratory Standards Institute, L/LA 30（16），2010

3）Spiekerkoetter U, et al. Current issues regarding treatment of mitochondrial fatty acid oxidation disorders. *J Inherit Metab Dis* 2010；**33**：555-561

4）Yamaguchi S, et al. Bezafibrate can be a new treatment option for mitochondrial fatty acid oxidation disorders：Evaluation by in vitro probe acylcarnitine assay. *Mol Genet Met* 2012；**107**：87-91

（山口清次）

2）中鎖アシル-CoA 脱水素酵素（MCAD）欠損症

Medium-chain acyl-CoA dehydrogenase deficiency

● 疾患概念

中鎖アシル-CoA 脱水素酵素（MCAD）はミトコンドリアマトリックスにある中鎖脂肪酸の β 酸化系の第一段階にはたらく酵素で，炭素鎖 C12～C4 の中鎖～短鎖の脂肪酸に基質特異性をもつ．MCAD 欠損症は1982年に最初に同定され，本症患者が乳幼児突然死症候群（SIDS）を起こした症例に多いことから注目されるようになった．疾患頻度は，白人では1万人に1人，日本人では13万人に1人で，代表的な β 酸化異常症の一つである．常染色体劣性遺伝形式をとる[1]．

発症前に発見し食事，生活指導をすることで発症予防が可能な疾患で，新生児スクリーニング（NBS）の効果が顕著な疾患である．欧米では，「タンデムマス・スクリーニング（TMS）の目的はフェニルケトン尿症と MCAD 欠損症を見つけることだ」という国もあるほどである．

● 自然歴

患者の半数が3歳以前に感染などを契機に，急性脳症様の発作で発症し，発症した小児の多くは初回発作で突然死するか後遺症を残す[2]．一方，半数は生涯，無症状で過ごすといわれている．一般に3歳以後には急性発作はなくなるが，まれに，新生児期に発症する例や成人での発症例も報告されている．

● 急性期の臨床症状

正常に発育していた乳幼児が，感染，下痢，あるいは長時間の飢餓を契機に，嘔吐，意識障害，けいれん，低血糖などの急性脳症類似の症状で発症する．

● 一般検査所見

安定しているときは一般検査で目立った異常はみられないが，急性期には肝腫大・肝機能障害，低血糖，高アンモニア血症などが認められる．

● 治療と予後

1. 発作予防のための生活指導

乳幼児，とくに3～4歳までは食事間隔に配慮する．感染などで食事が進まないときは糖水を飲ませたり，ブドウ糖液の点滴を早めに受けるようにする[3]．

2. その他

中鎖トリグリセリド（MCT）ミルクは禁忌である．カルニチン低下が認められる場合にはカルニチン補充が行われることもある．

3. 予後

3～4歳を過ぎると急性発作は起こさなくなり，正常な発育・発達が可能である．そのため，発作の予防が重要である．TMS 法が導入されてから，MCAD 欠損症による突然死例はほとんどなくなった．NBSで発見された小児の予後は良好である．

● タンデムマス所見

中鎖脂肪酸の代謝障害を反映して，C8 および C6，C10 など中鎖アシルカルニチンが上昇する．C8/C10比の上昇もみられる．

● 有機酸，アミノ酸などの所見

図に示すように，尿中有機酸分析では蓄積した中鎖アシル-CoA がグリシン抱合を受けてヘキサノイルグリシン，スベリルグリシンが検出される．また急性期には，蓄積した脂肪酸が ω 酸化を受けてジカルボン酸類（アジピン酸，スベリン酸など）が増加し，また $\omega-1$ 酸化を受けて9-ヒドロキシデカン酸や7-ヒドロキシオクタン酸なども増加する．急性期にはケトン体も中等度増加することが多い．アミノ酸は特異的な所見はみられない．

● 確定診断の手順

1. 尿中有機酸分析

本症に特異的なヘキサノイルグリシン，スベリルグリシンの増加がみられる．急性期にはジカルボン酸尿症もみられる．

2. 酵素診断

末梢リンパ球や皮膚線維芽細胞を用いて，オクタノイル-CoA を基質とした脱水素酵素の活性低下がみられる[4]．また培養細胞とタンデムマスを用いる *in vitro* probe assay も有用である．

3. 遺伝子診断

MCAD 遺伝子（*ACADM*）の解析では，日本人症例の約40％に c.449-452-delCTGA という4塩基欠失

が認められる[5]．欧米白人では c985G＞A 変異（アミノ酸置換としては K329E）が高頻度（〜90%）に認められる．

4. 鑑別診断

Reye 様症候群を示す他の疾患，感染性・薬剤性疾患などとの鑑別を行う．

● 家族への説明のポイント

①発症前にみつかった場合，予後はよい．急性発作をおこさないように気をつけることが重要である．

②乳幼児期の食事の間隔に気をつけたり，感染や下痢などで食欲のないときには早めにブドウ糖液の点滴などを行えば，急性発作を防ぐことが可能である．

③3〜4歳を過ぎると，大部分の症例は急性発作の心配がいらなくなる．しかし少数ではあるが，思春期〜成人で症状が現れたという報告もある．

④急性発作を予防すれば知能は正常である．

⑤この病気が発見されたときは SIDS の原因が解明されたと考えられたほどである．

⑥白人で頻度が高い（約1万人に1人）．日本でも最近，発見される症例が増えつつあるが，アジア人などでの頻度はまだわかっていない．

📖 文献

1）チョッケ＆ホフマン．小児代謝疾患マニュアル．松原洋一（監訳），診断と治療社，2006；129-135
2）Wilcken B, et al. Outcome of neonatal screening for medium-chain acyl-CoA dehydrogenase deficiency in Australia：a cohort study. *Lancet* 2007；**369**：37-42
3）Derks TG, et al. Safe and unsafe duration of fasting for children with MCAD deficiency. *Eur J Pediatr* 2006；**166**：5-11

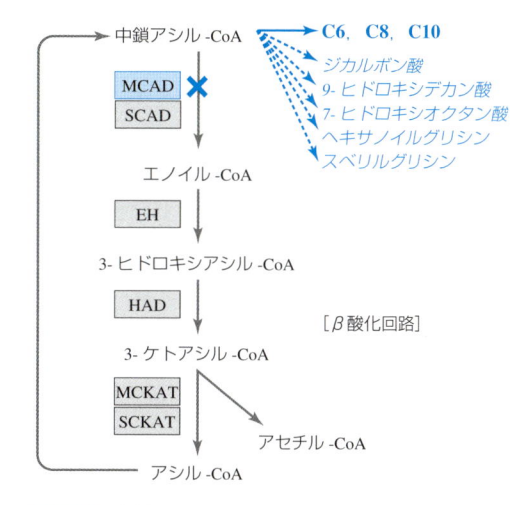

図 ▶ 中鎖アシル-CoA 脱水素酵素（MCAD）欠損症の代謝経路と異常代謝物

中鎖・短鎖 β 酸化回路．C8，C10，C6 はアシルカルニチンを示す（C8 がもっとも代表的な指標）
SCAD：短鎖アシル-CoA 脱水素酵素，EH：エノイル-CoA ヒドラターゼ，HAD：3-ヒドロキシアシル-CoA 脱水素酵素，MCKAT：中鎖 3-ケトアシル-CoA チオラーゼ，SCKAT：短鎖 3-ケトアシル-CoA チオラーゼ（別名：T2，β ケトチオラーゼ），青文字：異常代謝産物，斜体：有機酸分析所見，✖：代謝障害部位，- - -▶：GC/MS で検出，──▶：タンデムマスで検出

4）Yamaguchi S, et al. Bezafibrate can be a new treatment option for mitochondrial fatty acid oxidation disorders：evaluation by in vitro prove acylcarnitine assay. *Mol Genet Metab* 2012；**107**：87-91
5）Purevsuren J, et al. A novel molecular aspect of Japanese patients with medium-chain acyl-CoA dehydrogenase deficiency（MCADD）：c. 449-452delCTGA is a common mutation in Japanese patients with MCADD. *Mol Genet Metab* 2009；**96**：77-79

（山口清次）

---

memo 13　中鎖アシル-CoA 脱水素酵素（MCAD）欠損症では酵素が欠損しているのに安定期に症状がないのはどうして？

アシル-CoA 脱水素酵素には，炭素鎖の長さによる基質特異性の異なる3種類の酵素が知られている．長鎖脂肪酸は極長鎖アシル-CoA 脱水素酵素（VLCAD），中鎖脂肪酸は MCAD，短鎖脂肪酸は短鎖アシル-CoA 脱水素酵素（SCAD）で，それぞれ炭素鎖長による基質特異性はオーバーラップしている．安定しているときは欠損酵素の活性を隣の酵素がカバーしているが，ストレスのかかったとき（飢餓時間の遷延，感染，発熱など）には，それがカバーしきれなくなり急性発症する．　　　　　　（山口清次）

3）極長鎖アシル-CoA 脱水素酵素（VLCAD）欠損症

Very long-chain acyl-CoA dehydrogenase deficiency

● 疾患概要

極長鎖アシル-CoA 脱水素酵素（VLCAD）は、ミトコンドリアの β 酸化系のうちミトコンドリア内膜に結合した長鎖の酸化系を形成する第一段階の酵素である（図）。

本酵素欠損症の解明には日本人研究者が大きく関与した。本症ははじめ、長鎖アシル-CoA 脱水素酵素欠損症と考えられていたが、1992 年に Izai、Hashimoto[1] らによって VLCAD という新しい酵素の存在が報告され、その後 1993 年には Yamaguchi[2] らにより本症の原因が VLCAD 欠損症であることが明らかにされた。常染色体劣性遺伝の疾患である。中鎖脂肪酸酸化は行えるため、治療に中鎖トリグリセリド（MCT）が用いられる。わが国では約 336 万人のパイロットを含むタンデムマス・スクリーニングで 9.3 万人に 1 人程度の頻度である[3]。

● 臨床病型（自然歴）

典型的には三つの病型に分類される。新生児期発症型（重症型）は新生児期に発症し、心筋症の頻度が高く死亡率が高い。乳幼児期発症型（中間型）は通常、乳幼児期に低ケトン性低血糖症で発症する。予後は新生児期発症型に比べ良好である。このタイプは治療により低血糖をきたすことはなくなり、後述する遅発型の骨格筋の症状を呈するようになる。遅発型（骨格筋型）は骨格筋症状のみで運動や空腹時などに横紋筋融解とミオグロビン尿症をきたす。

● 急性期の臨床症状

新生児期発症型では、新生児期に肝障害、心筋症、低ケトン性低血糖症で発症し、心筋障害が強く治療に反応しない場合もある。乳幼児期発症型では、感染症、絶食などに伴って嘔吐、意識障害、けいれんをきたし、骨格筋も障害されて高 CK 血症がみられる。Reye 様症候群として発症することが多い。筋症状が主体の遅発型は、成人のみでなく幼児～思春期に筋痛、筋力低下で発症することが多い。運動や飢餓のほか、立ち作業や精神的ストレスでも筋症状が誘発される。

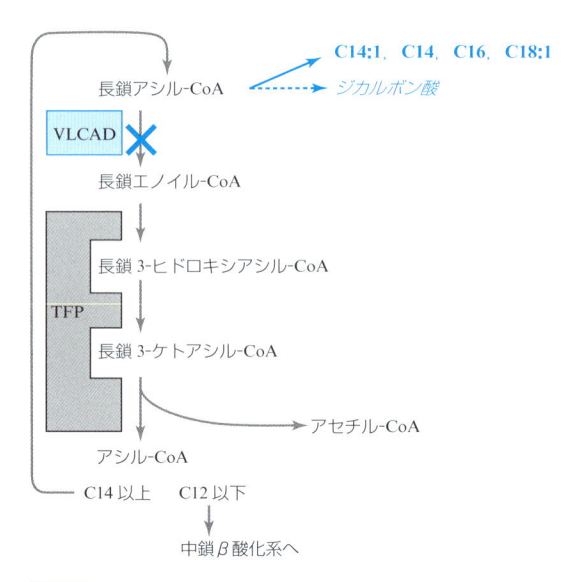

図 極長鎖アシル-CoA 脱水素酵素欠損症の代謝経路（長鎖脂肪酸 β 酸化回路）

TFP：ミトコンドリア三頭酵素、VLCAD：極長鎖アシル-CoA 脱水素酵素、✖：代謝障害部位、青文字：異常代謝物、斜体：有機酸分析所見、--▶：GC/MS で検出、▶：タンデムマスで検出

● 一般検査所見

新生児期発症型や乳幼児期発症型では、発作時に低ケトン性低血糖、高アンモニア血症がみられ、横紋筋融解による高 CK 血症を伴う高 AST 血症、高 ALT 血症がみられる。しかし、遅発型においては低血糖が認められない。

● 治療、生活指導と予後

1. 食事間隔の指導

長時間の飢餓状態を防ぐことが重要である。食事間隔の目安は、新生児期 3 時間以内、6 カ月までは 4 時間以内、1 歳までは 6 時間以内、3 歳までは 8 時間以内、4 歳以降は 10 時間までとする。なお飢餓時には、重篤な発作を防ぐために早期のブドウ糖投与が重要である。

2. MCT ミルクの使用

新生児スクリーニングで診断された場合、無症状で検査所見も正常であれば、母乳、調製粉乳を続けてもよいが、母乳もしくは調製粉乳と必須脂肪酸強

化 MCT フォーミュラ（明治 721）を 1：1 で混合し哺乳させるのがより安全である．低血糖時は MCT ミルクのみにする．生後 5 カ月以降は MCT ミルクの割合を 20% 程度にするが，症状に合わせて増減する．全カロリーの 10～15% を MCT でとるのが望ましい．

3.　生コーンスターチの使用

夜間に起こる低血糖などを防ぐのに有効である．各種フレーバーなどを用いて 2 g/kg 程度を飲みやすくして用いる．

4.　L-カルニチン補充

本症に対する L-カルニチン補充については議論があり，VLCAD ノックアウトマウスの系ではカルニチン投与はむしろ代謝の悪化を起こすと報告されている[4]．血中遊離カルニチンが 15 nmol/mL 以下にならないようにすることは有用と考えられる．

5.　生活指導・その他

過度の運動は行わない．運動前の MCT ミルク（またはオイル）の投与が有効であるとの報告もある．また最近，ベザフィブラートの有効性が報告されている．

6.　予　後

乳幼児期発症型では，低血糖発作を防げれば予後は良好である．遅発型では一般に生命予後は良好である．

● タンデムマス所見

C14：0，C14：1，C16，C18：1 などの長鎖アシルカルニチンの増加があり，マーカーとしては C14：1 が用いられる．血液濾紙より血清の方が感度がよく，精密検査は血清で行うこと．

● 有機酸，アミノ酸などの所見

尿中有機酸分析は，低ケトン性低血糖発作時などには非ケトン性ジカルボン酸尿を呈するが，横紋筋融解時などでは異常所見がみられないこともあり，あまり有用とはいえない．

● 確定診断の手順

1.　酵素診断

線維芽細胞などを用いた酵素診断が可能である．また，間接的な *in vitro* probe assay での酵素診断も可能である．

2.　遺伝子診断

保険診療で検査が可能である．*ADADVL* 遺伝子の解析による．本症では比較的遺伝型と表現型の相関がはっきりしており，遺伝子検査は治療方針決定にも有用と考えられる．新生児期発症型ではナンセンス変異やフレームシフトなど残存活性をもたない変異であり，遅発型では逆に，残存活性をもつミスセンス変異が多い．K264E は残存活性の高い変異で，日本人に比較的コモンな変異である．また，P89S，A416T は遅発型で認められる変異である[5)6)]．

3.　鑑別診断

ケトーシスなどでも C14：1 が高くなることもあり，ハイリスクスクリーニングでは臨床像を含めた検討が重要である．

● 家族への説明のポイント

①新生児期に無症状で見つかった場合，MCT ミルクなどの利用で重篤な発作をきたさないようにすることが重要である．

②乳幼児期の食事の間隔に注意し，感染や下痢などで食欲のないときには早めにブドウ糖点滴などを行うと，急性発作を防ぐことが可能である．

📖 文　献

1) Izai K, et al. Novel fatty acid beta-oxidation enzymes in rat liver mitochondria. I. Purification and properties of very-long-chain acyl-coenzyme A dehydrogenase. *J Biol Chem* 1992；267：1027-1033

2) Yamaguchi S, et al. Identification of very-long-chain acyl-CoA dehydrogenase deficiency in three patients previously diagnosed with long-chain acyl-CoA dehydrogenase deficiency. *Pediatr Res* 1993；34：111-113

3) Shibata N, et al. Diversity in the incidence and spectrum of organic acidemias, fatty acid oxidation disorders, and amino acid disorders in Asian countries：Selective screening vs. expanded newborn screening. *Mol Genet Metab Rep*. 2018 16：5-10.

4) Liebig M, et al. Carnitine supplementation induces long-chain acylcarnitine production--studies in the VLCAD-deficient mouse. *J Inherit Metab Dis* 2006；29：343-344

5) Fukao T, et al：Myopathic form of very-long chain acyl-coa dehydrogenase deficiency：evidence for temperature-sensitive mild mutations in both mutant alleles in a Japanese girl. *Pediatr Res* 2001；49：227-231

6) Takusa Y, et al. Identification and characterization of temperature-sensitive mild mutations in three Japanese patients with nonsevere forms of very-long-chain acyl-CoA dehydrogenase deficiency. *Mol Genet Metab* 2002；75：227-234

（深尾敏幸）

4) 短鎖アシル-CoA 脱水素酵素 (SCAD) 欠損症
Short-chain acyl-CoA dehydrogenase deficiency

● 疾患概要

ミトコンドリアマトリックスに存在し，β酸化系の第一段階のアシル-CoA 脱水素反応のうちもっとも短い鎖長を担当する短鎖アシル-CoA 脱水素酵素 (SCAD) の欠損症で (図1)，常染色体劣性遺伝形式をとる．

SCAD 欠損症の臨床像は，顔貌異常，哺乳不良，代謝性アシドーシス，ケトン性低血糖症，嗜眠，精神発達遅滞，けいれんなどを伴う重症型から，まったく正常なものまでさまざまである．これまで欧米などの新生児スクリーニング (NBS) で見つかった SCAD 欠損症は，そのほとんどが無症状である[1]．そのため，これまで報告された臨床像が SCAD 欠損症によるものかどうか疑問視されており，NBS 対象疾患から除外されることが多い[1]．

● 臨床病型 (自然歴)

NBS で発見された症例の大部分は無症状である．一部の症例で乳児期にアシドーシスと神経症状を呈するもの (全身型) から，中年で慢性ミオパチーのみを示すもの (筋型) の報告がある．

● 急性期の臨床症状

精神発達遅滞，言葉の遅れ，筋緊張低下，哺乳不良，成長障害，けいれん，小頭症，視神経萎縮，筋緊張亢進，嗜眠などの報告がある．

しかし図2に示すように，代謝スクリーニングを受けた患者のスクリーニングを受ける動機となった症状の頻度と，SCAD 欠損症と診断された症例における初発症状の頻度がほとんど一致することから，これらの症状が SCAD 欠損症によるものではない非特異的な症状であることが示唆されている[1]．以上より，SCAD 欠損症はアミノ酸代謝異常でいえばヒスチジン血症のような症状をきたさない疾患であると考えるのが妥当と思われる．

● 一般検査所見

とくに特徴的なものはない．低ケトン性低血糖は示さない．

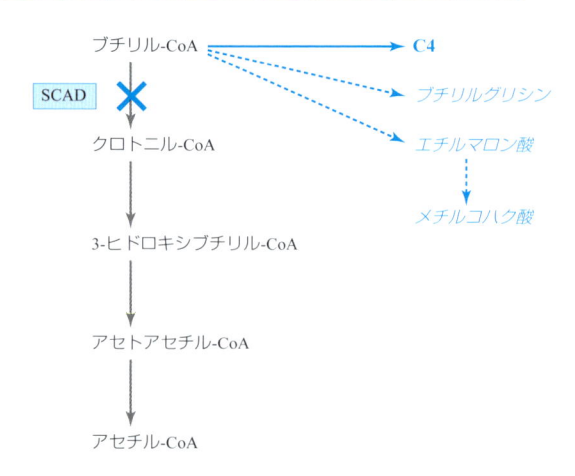

図1 短鎖アシル-CoA 脱水素酵素 (SCAD) 欠損症の代謝経路

SCAD：短鎖アシル-CoA 脱水素酵素，✖：代謝障害部位，青文字：異常代謝産物，*斜体*：有機酸分析所見，--▶：GC/MS で検出，──▶：タンデムマスで検出

● 治療，生活指導と予後

ほとんどの症例は無症状であり，治療が必要かどうかについてははっきりしていない．食事制限，L-カルニチン投与などの推奨された治療法もない．飢餓を防ぐことは，一般的な注意として推奨される．急性症状のある児ではより注意して経過をみていく必要があり，他の疾患の合併について考慮する．

● タンデムマス所見

C4 (ブチリルカルニチン) の高値．

● 有機酸，アミノ酸などの所見

尿中有機酸分析にて，エチルマロン酸，メチルコハク酸の排泄増加がみられる．

● 確定診断の手順

現状では確定診断の必要性はないと考えられる．以下の診断法がある．

1. 酵素診断

線維芽細胞などを用いて酵素活性を調べることで診断が可能である (日本では行われていない)．

2. 遺伝子診断

ACADS 遺伝子の解析による．

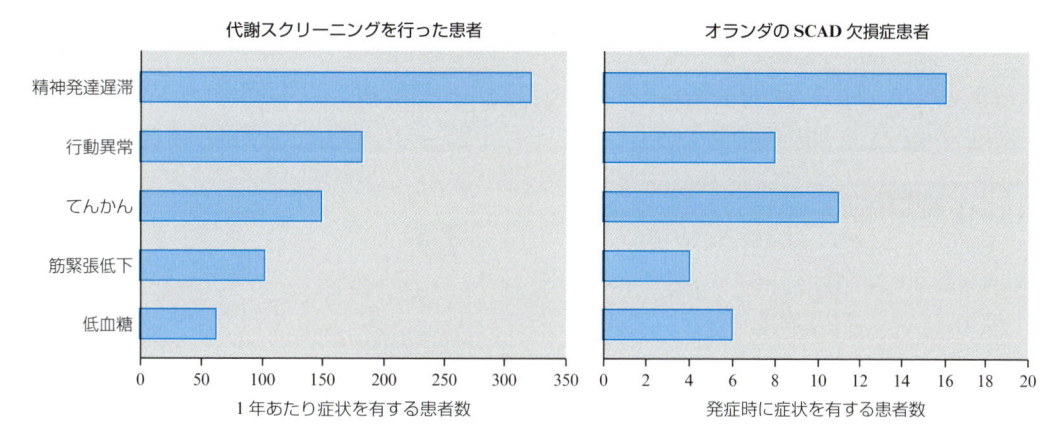

図2 代謝スクリーニングを行った動機となる症状頻度とSCAD欠損症と診断された症例の初発症状の比較
（Bianca T, et al. Clinical aspects of short-chain acyl-CoA dehydrogenase deficiency. J *Inherit Metab Dis* 2010；**33**：507-511）

3. 鑑別診断

常染色体劣性遺伝形式をとり，脳，消化管，末梢血管などを障害する重篤でまれな先天代謝異常症であるエチルマロン酸脳症との鑑別を要する．

● 家族への説明のポイント

①NBS で見つかった場合，多くは症状もなく経過することが多い疾患である．

②念のため経過をみていくが，空腹を避けること

は健常児と同様に大切である．

文献

1）Bianca T, et al. Clinical aspects of short-chain acyl-CoA dehydrogenase deficiency. *J Inherit Metab Dis* 2010；**33**：507-511

参考文献

・深尾敏幸．アシル-CoA 脱水素酵素欠損症．小児内科 2009；**41**（Suppl.）：390-394

（深尾敏幸）

---

memo 14　短鎖アシル-CoA 脱水素酵素（SCAD）欠損症と紛らわしい「エチルマロン酸脳症」とはどんな病気？

　SCAD 欠損症では，有機酸分析でエチルマロン酸が増加し，アシルカルニチン分析では C4 が増加する．SCAD 欠損症は大部分が無症状なのに対し，「エチルマロン酸脳症」は神経症状をきたす重篤な疾患である．

　エチルマロン酸脳症の原因は，硫化水素の代謝に必要な硫黄ジオキシゲナーゼ（sulfur dioxygenase, ETHE1）の異常である．ETHE1 異常のために蓄積した硫化水素は，SCAD や短鎖/分枝鎖アシル-CoA 脱水素酵素（SBCAD），ミトコンドリア呼吸鎖複合体 IV などを抑制する（図）．このため SCAD 欠損症のように，有機酸分析でエチルマロン酸，メチルコハク酸の増加，タンデムマス分析で C4, C6 の増加がみられるが，一方で硫化水素蓄積によって微小血管障害がおこり，中枢神経症状（精神発達遅滞，退行，錐体外路，錐体路障害など），消化器症状（慢性下痢），皮膚症状（反復性点状出血，肢端チアノーゼ）など多彩な臨床症状を示す．SCAD 欠損症との鑑別が重要である．

（深尾敏幸）

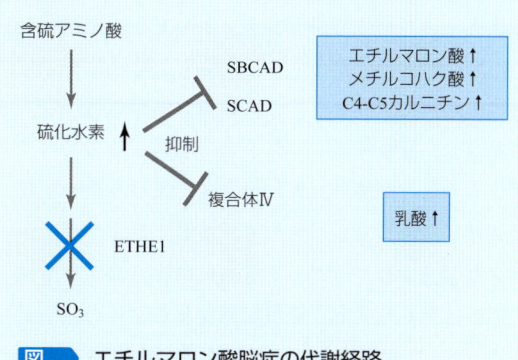

図 ▶ エチルマロン酸脳症の代謝経路
SBCAD：短鎖/分枝鎖アシル-CoA 脱水素酵素，SCAD：短鎖アシル-CoA 脱水素酵素，ETHE1：硫黄ジオキシゲナーゼ-1

5) ミトコンドリア三頭酵素（TFP）欠損症

Mitochondrial trifunctional protein deficiency

● 疾患概要

ミトコンドリア三頭酵素（TFP）は，ミトコンドリアのβ酸化系のうちミトコンドリア内膜に結合した長鎖の酸化系を形成する2酵素の一つで，長鎖脂肪酸β酸化スパイラルの第二の酵素である長鎖エノイル-CoA ヒドラターゼ（LCEH）と第三の長鎖3-ヒドロキシアシル-CoA 脱水素酵素（LCHAD），第四の長鎖3-ケトアシル-CoA チオラーゼ（LCKT）の三つの機能をもった蛋白である（図）。αサブユニットとβサブユニットの2種類がそれぞれ4個ずつからなる8量体であり，αサブユニットに前2酵素活性が，βサブユニットにチオラーゼ活性があり，αとβの二つのサブユニットの遺伝子*HADA*と*HADB*は染色体2p23.3にhead to headで近接して存在している。

本酵素欠損症の解明には日本人研究者が大きく関与しており，1992年にUchida，Hashimotoらによって本酵素の存在が明らかになった[1]。常染色体劣性遺伝の疾患である。わが国では約336万人のパイロットを含む新生児スクリーニング（NBS）で84万人に1人程度の頻度である[2]。

● 臨床病型（自然歴）

三つの臨床病型がある。新生児期発症型（重症型），乳幼児期発症型（中間型），遅発型である。詳細は次項参照。

● 急性期の臨床症状

わが国では14人のTFP欠損症の報告があり，そのうち7人が新生児期発症型，2人が乳幼児期発症型，5人が遅発型である[4][5][6]。新生児期発症型では生後1週以内に低ケトン性低血糖，筋緊張低下などで発症し，呼吸障害，哺乳不良，心筋症を合併して死亡することが多い。乳幼児期発症型は感染や飢餓を契機に意識障害，けいれん，筋緊張低下，呼吸困難などで発症し，低ケトン性低血糖症，高アンモニア血症，高乳酸血症，肝機能障害などを伴い，いわゆるReye様症候群として発症する。診断後も感染などに伴って横紋筋融解発作を繰り返す。低血糖発作の後遺症として発達障害をきたすことも多い。遅

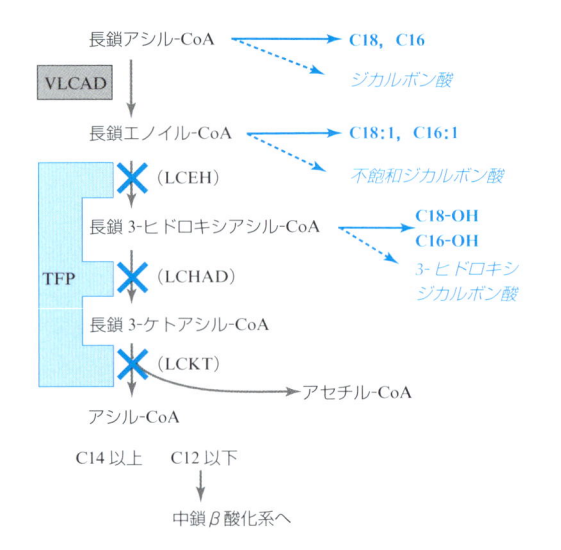

図　TFP欠損症の代謝経路（長鎖β酸化回路）
TFP：ミトコンドリア三頭酵素，VLCAD：極長鎖アシル-CoA脱水素酵素，✗：代謝障害部位，青文字：異常代謝産物，斜体：有機酸分析所見，--▶：GC/MSで検出，→：タンデムマスで検出

発型では，成人のみでなく幼児〜思春期に運動後，飢餓後に筋痛，筋力低下，ミオグロビン尿，高CK血症を反復する。ミオパチー，横紋筋融解，軸索神経障害が慢性に進行するタイプもある。

母親が妊娠中にAFLP（acute fatty liver of pregnancy）やHELLP（hemolysis, elevated liver enzymes, low platelet）症候群をきたすことがある。

● 一般検査所見

発作時に，低ケトン性低血糖，高アンモニア血症，高CK血症を伴う高AST，ALT血症，ミオグロビン尿がみられる。

● 治療，生活指導と予後

NBSでは新生児期発症型の初回重篤発作を防げないことが多い。乳幼児期発症型の症例でいかに重篤な発作をおこさせないかが重要となる。

治療方針は原則的にVLCAD欠損症と同様，低血糖発作の防止のため頻回哺乳，中鎖トリグリセリド（MCT）ミルク，MCTオイルや生コーンスターチの使用などであり，感染や食欲低下時には早期のブド

ウ糖輸液が重要である．長鎖脂肪酸の制限は必須脂肪酸欠乏に注意して行う必要がある．横紋筋融解発作の予防のためには，過度な運動負荷を避けることが必要である．長期経過のなかで末梢神経障害（80%），網膜障害（5～13%）をきたすが，それはスクリーニング，早期治療においても防ぐことができないとの報告がある[3]．

● タンデムマス所見

長鎖アシルカルニチン，C16，C16：1，C18，C18：1，C16-OH，C18-OH の上昇がみられる．スクリーニングの指標は C16-OH，C18：1-OH である．血液濾紙より血清の方が感度がよく，精密検査は血清で行うこと．

● 有機酸，アミノ酸などの所見

低血糖発作時には非もしくは低ケトン性ジカルボン酸尿症，3-ヒドロキシジカルボン酸尿症がみられる．間歇期などは所見がない場合も多いと思われる．

● 確定診断の手順

1．酵素診断

線維芽細胞などを用いた長鎖 3-ヒドロキシアシル-CoA 脱水素酵素（LCHAD）活性，3-ケトパルミトイル-CoA を用いたチオラーゼ活性測定がなされる．また，間接的な in vitro probe assay での酵素診断も可能である．

2．遺伝子診断

保険診療で検査が可能である．HADA，HADB 遺伝子の解析を行う．わが国では 14 人の TFP 欠損症の報告があるが，すべて HADB 遺伝子の変異であった．日本人のコモン変異はまだ同定されていな

い[4][5][6]．

● 家族への説明のポイント

①新生児期に無症状で見つかった場合，MCT ミルクなどの利用で重篤な発作をきたさないようにすることが重要である．

②乳幼児期には食事の間隔に注意し，感染や下痢などで食欲のないときに早めにブドウ糖点滴などを行えば，急性発作を防ぐことが可能である．

③無症状のうちに見つかった患者は生活などに注意できるので，発作をきたす可能性は低い．

📖 文 献

1) Uchida Y, et al. Novel fatty acid beta-oxidation enzymes in rat liver mitochondria. II. Purification and properties of enoyl-coenzyme A（CoA）hydratase/3-hydroxyacyl-CoA dehydrogenase/3-ketoacyl-CoA thiolase trifunctional protein. *J Biol Chem* 1992；**267**：1034-1041

2) Shibata N, et al. Diversity in the incidence and spectrum of organic acidemias, fatty acid oxidation disorders, and amino acid disorders in Asian countries：Selective screening vs. expanded newborn screening. *Mol Genet Metab Rep.* 2018；**16**：5-10.

3) Spiekerkoetter U. Mitochondrial fatty acid oxidation disorders：clinical presentation of long-chain fatty acid oxidation defects before and after newborn screening. *J Inherit Metab Dis* 2010；**33**：527-532

4) Purevsuren J, et al. Study of deep intronic sequence exonization in a Japanese neonate with a mitochondrial trifunctional protein deficiency. *Mol Genet Metab* 2008；**95**：46-51

5) Purevsuren J, et al. Clinical and molecular investigations of 5 Japanese patients with mitochondrial trifunctional protein deficiency. *Mol Genet Metab* 2009；**98**：372-377

6) Bo R et al. Clinical and molecular investigation of 14 Japanese patients with complete TFP deficiency：a comparison with Caucasian cases. *J Hum Genet.* 2017；**62**：809-814.

（深尾敏幸）

Memo 15　長鎖 3-ヒドロキシアシル-CoA 脱水素酵素（LCHAD）単独欠損症とミトコンドリア三頭酵素（TFP）欠損症の関係

TFP 欠損症のうち LCAHD 活性が特異的に欠損し，LCEH と LCKT 活性は低下しない病型を LCHAD 欠損症という．欧米に多いαサブユニットの c.1528G＞C（E510Q）が唯一，この表現型となる．日本の症例ではこのタイプの報告はなく，3 種類の酵素活性すべてが欠損するので TFP 欠損症というのが正しい．TFP 欠損症と LCHAD 欠損症は臨床的に類似する．早期の心筋症，低血糖，ニューロパチー（5～10%），色素性網膜症（30～50%）を呈するほか，突然死する症例もある．胎児が本症である場合，母親が急性妊娠脂肪肝（AFLP）や HELLP 症候群をきたすことが有名である． （深尾敏幸）

6) カルニチンパルミトイルトランスフェラーゼI（CPT1）欠損症
Carnitine palmitoyltrarsferase I（CPT1）deficiency

● 疾患概要

1. 生化学的基礎

長鎖脂肪酸は図に示すように，細胞内に入るとミトコンドリア外膜のアシル–CoA 合成酵素（ACS）によって長鎖アシル–CoA となる．カルニチンパルミトイルトランスフェラーゼ I（CPT1）の作用によって長鎖アシルカルニチンを生成される．長鎖アシルカルニチンは，ミトコンドリア内膜にあるカルニチン–アシルカルニチントランスロカーゼ（CACT）によって，ミトコンドリアマトリックス内へ移送されβ酸化反応系へと受け渡される．

2. 基本病態

CPT1 には発現臓器によって異なるアイソザイム（1A：肝臓型，1B：筋型，1C：脳型）が存在する．これらのうち，ヒトで欠損症が知られているのはCPT1A である．1981 年 Bougnères らによって初例が報告された[1]．

3. 遺伝形式頻度

常染色体劣性遺伝性疾患であり，タンデムマス法による新生児スクリーニング（NBS）試験研究（1997〜2012 年，195 万人）での国内患者頻度は 39 万人に 1 人となっている[2]．

● 自然歴（発症形態・病型）

主として乳幼児期に低ケトン性低血糖症で急性発症する．乳児期後半からの授乳間隔延長や，急性感染症罹患（特にウイルス性胃腸炎，インフルエンザ，RS ウイルス感染症，突発性発疹症など）が誘因となる．重篤な場合は Reye 様脳症を呈したり，急死したりする危険がある．後遺症としての中枢神経障害がなければ，発達面での症状は示さない．CPT2 欠損症や VLCAD 欠損症などの長鎖脂肪酸代謝異常症とは異なり，CPT1 欠損症は筋症状を示さない．

● 一般臨床所見

急性発症時は，低血糖に伴う諸症状（蒼白，冷汗，意識減損，けいれんなど）が現れる．血中ケトン体は血糖低下に不釣り合いな低値を示すが，インスリン分泌は抑制されており，遊離脂肪酸は高値を示

す．対応が遅れれば急性脳症様の状態へ進展し，急性脂肪肝による肝腫大や，軽度から中等度の高アンモニア血症が観察される．突然に心停止をきたすこともある．

● 確定診断法

1. CPT1 酵素活性測定

CPT1 酵素活性は，末梢血リンパ球や皮膚線維芽細胞を用いて測定可能であるが，ミトコンドリア外膜を破壊しないようにサンプルを調製する必要があり，そこには CPT2 活性も含まれる．そのまま測定された総 CPT 活性から，CPT1 の生理的阻害剤であるマロニル–CoA を添加して測定される CPT2 活性の差分が CPT1 活性となる．

*2019 年現在，国内では提供されていない．

2. 脂肪酸代謝能測定

培養細胞に栄養源として，安定同位体で標識した長鎖脂肪酸だけを与えて代謝させ，β酸化経路の各代謝物の生成量から代謝障害部位と程度を評価する検査である．国内では皮膚線維芽細胞を用いる方法[3]と，末梢血リンパ球の短時間培養系を用いる方法[4]が提供されている．

3. *CPT1A* 遺伝子解析

イヌイットや北米のキリスト教フッター派では共通変異が見られるが，わが国を含め世界的に報告症例数が少なく，国内患者に関する好発変異は知られていない[5]．

● 異常代謝産物の所見

1. 血中アシルカルニチン分析

血液中の遊離カルニチン（C0）増加と長鎖アシルカルニチン類の低下がみられる．NBS の血液濾紙検体では，C0 自体の上昇は必ずしも顕著でないことも多い．C0/（C16 + C18）比の方がより鋭敏に上昇する．2018 年より血清カルニチン分画が健康保険適用となっているが，特に乳児期早期までは血清遊離カルニチン濃度は正常レベルに留まる可能性がある．NBS 陽性例の精査時には，血清カルニチン分画だけで判断することは避け，血液濾紙検体のタンデムマ

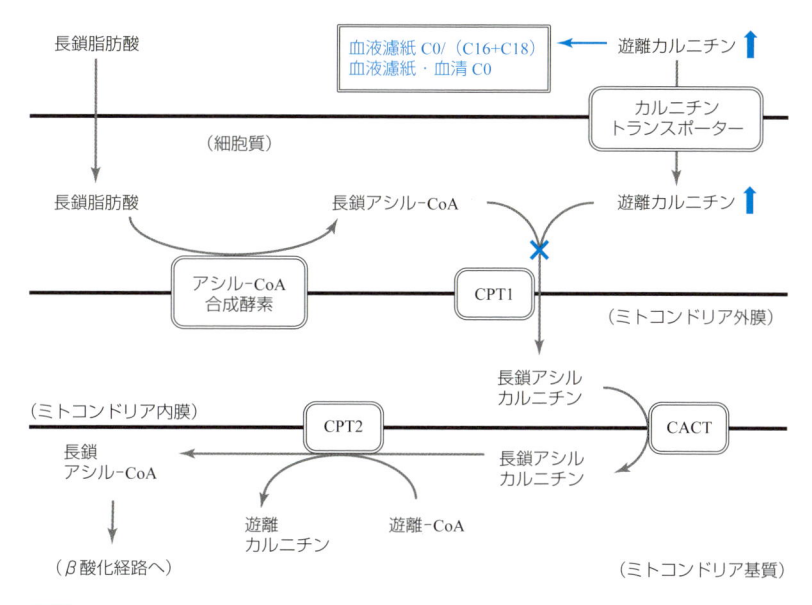

図▶ カルニチンパルミトイルトランスフェラーゼ I 欠損症の代謝経路
CPT：カルニチンパルミトイルトランスフェラーゼ，CACT：カルニチン・アシルカルニ
チントランスロカーゼ，✖：代謝障害部位

ス分析を併施して異常値を再確認するべきである.

2. 尿中有機酸分析

　脂肪酸代謝異常症の安定期には一般に有機酸分析
の異常は目立たない. 急性期に「非ケトーシス性ジ
カルボン酸尿」が観察されることが多いが，CPT1 欠
損症に特異的な所見はない.

● 治療と予後

1. 急性発作の予防

①頻回食

　未診断例の場合，乳児期前半は 3〜4 時間間隔の授
乳で通常は発症しないが，哺乳や食事の間隔が伸び
てくる乳児期後半から 3 歳頃までが，急性発症のリ
スクが高い時期となる. 夜間の授乳を通例よりも長
く続けたり，日中は間食を摂らせるなどして，空腹
時間が不用意に長引かないよう注意する必要がある.

②非加熱コーンスターチ

　消化酵素の働きが確立する 1 歳以降，頻回食を補
う方法として考慮される.

③長鎖脂肪酸制限・中鎖脂肪酸補充

　NBS 発見例で，臨床症状や一般生化学検査の異常
所見（血糖低値，トランスアミナーゼ・アンモニア
高値など）を認めない場合，頻回授乳指示で経過を
みてよいが，混合授乳なら母乳に中鎖トリグリセリ

ド（MCT）ミルク（必須脂肪酸強化 MCT フォーミュ
ラ：明治 721）を併用してもよい. 疾患との関連性
が考えられる異常所見が現れれば，母乳・一般調製
粉乳に MCT ミルクあるいは MCT オイルを併用し
て，長鎖脂肪酸摂取を制限する.

④L-カルニチン補充

　本疾患では遊離カルニチン過剰の状態となってお
り，L-カルニチン投与は行わない.

⑤ベザフィブラート投与

　ある程度の残存活性を有する変異酵素が発現して
いる症例では，その発現量をベザフィブラートが増
大させることで代謝障害が緩和され，症状の軽減に
つながることが報告されている[3].

⑥シックデイへの対応

　他の脂肪酸代謝異常症と同様に，乳幼児期の急性
感染症罹患，特にウイルス性胃腸炎による嘔吐時
や，RS ウイルス感染症などが急性発症の誘因とし
て危険性が高いため，早い段階からグルコース輸液
を開始して，十分に軽快するまで継続することが求
められる.

2. 急性期の治療

　急性症状を発症した場合は，速やかにグルコース
輸液を行う必要がある. 低血糖症に加えて代謝性ア

シドーシスや高アンモニア血症がみられるかもしれないが，有機酸代謝異常症や尿素サイクル異常症に比べると軽度である．急性脳症や心停止など重篤な状態に陥っている場合は，救命のための集中治療が必要となる．

3. 予 後

幼少期の低血糖を伴う急性発症による後遺障害を防ぐことができれば，生命および知的予後はよい．

● 家族への説明のポイント

①本疾患で最も重要なのは，低血糖症を伴う急性発症による中枢神経障害や急死を防ぐことである．

②NBS 発見の場合は，低血糖症発症に至らない比較的軽症の患者も含まれるはずであるが，現状では正確な予測はできない．

③急性症状の好発年齢である乳幼児期（特に 3 歳頃まで）は，頻回授乳や間食による長時間の空腹回避を励行する．

④急性感染症など体調不良に気づかれた際には，軽視せずに医療機関に相談する．

📖 文 献

1) Bougnères PF, et al. Fasting hypoglycemia resulting from hepatic carnitine palmitoyltransferase deficiency. *J Pediatr* 1981：**98**：742-746
2) 山口清次．タンデムマス導入による新生児マススクリーニング体制の整備と質的向上に関する研究．平成24年度厚生労働科学研究報告書，2013
3) Yamaguchi S, et al. Bezafibrate can be a new treatment option for mitochondrial fatty acid oxidation disorders：evaluation by in vitro probe acylcarnitine assay. *Mol Genet Metab* 2012：**107**：87-91
4) Yuasa M, et al. Evaluation of metabolic defects in fatty acid oxidation using peripheral blood mononuclear cells loaded with deuterium-labelled fatty acids. Dis Markers 2019（doi：10.1155/2019/2984747）
5) Tsuburaya R, et al. Molecular analysis of a presymptomatic case of carnitine palmitoyltransferase I（CPT I）deficiency detected by tandem mass spectrometry newborn screening in Japan. *Brain Dev* 2010：**32**：409-411

（但馬　剛）

◤ memo 16　カルニチンパルミトイルトランスフェラーゼ I（CPT1）欠損症でも全身性カルニチン欠乏症でもアシルカルニチンが低下するのはなぜ？

　カルニチントランスポーター（OCTN2）も CPT1 もカルニチン回路の重要なメンバーである．カルニチン回路は，長鎖脂肪酸とカルニチンから長鎖アシルカルニチンを生成し，ミトコンドリアに運搬してβ酸化を促進する作用がある．カルニチン回路異常症では長鎖脂肪酸のβ酸化が障害されるが，長鎖アシルカルニチンが上昇する群と低下する群がある．CACT 欠損症と CPT2 欠損症では長鎖アシルカルニチンが上昇し，OCTN2 欠損症と CPT1 欠損症では低下する．

　図の代謝経路からみて，遊離カルニチン（C0）は OCTN2 欠損症（全身性カルニチン欠乏症）では低下し，CPT1 欠損症では上昇する．一方，両者ともに欠損部位の下流にあるアシルカルニチンは低下する．

　タンデムマス分析で，C0 値は OCTN2 欠損症で低値，CPT1 欠損症では高値を示す．アシルカルニチンは両者とも低下傾向にあるので，C0/［C16＋C18］比は，CPT1 欠損症では高値を示す．これに対して，OCTN2 欠損症では C0 もアシルカルニチンも両方ともに低いため，この比が正常範囲である．　（山口清次）

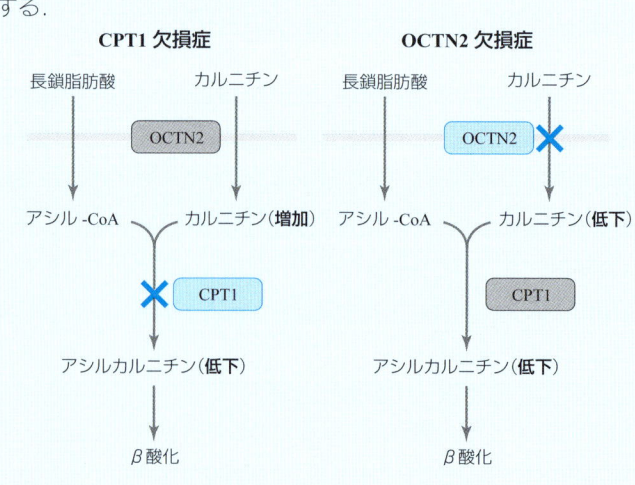

図 ▶ CPT1 欠損症と OCTN2 欠損症（全身性カルニチン欠乏症）の代謝経路

7）カルニチンパルミトイルトランスフェラーゼⅡ（CPT2）欠損症
Carnitine palmitoyltransferase II（CPT2）deficiency

● 疾患概要

1. 生化学的基礎

長鎖脂肪酸はL-カルニチンによる抱合体「アシルカルニチン」の形でミトコンドリア内へ移送されるが，図に示すようにミトコンドリア内膜に偏在するカルニチンパルミトイルトランスフェラーゼⅡ（CPT2）によって，長鎖アシルカルニチンから長鎖アシル-CoAに変換され，極長鎖アシル-CoA脱水素酵素（VLCAD）に始まる酸化反応系の基質となる.

2. 基本病態

CPT2欠損症は1973年DiMauroらによって報告された[1]. 基本病態は長鎖アシルカルニチンの増加と遊離カルニチンの低下である. ほかのβ酸化異常と共通してケトン体生成が低下して，急性期には低ケトン性低血糖に陥る.

3. 遺伝形式頻度

常染色体劣性遺伝性疾患であり，タンデムマス法による新生児スクリーニング（NBS）試験研究（1997〜2012年，195万人）での国内患者頻度は26万人に1人となっている[2]が，当時の指標は感度が不足していたことから，実際の頻度はこれより高いと考えられる.

● 自然歴（発症形態・病型）

1. 骨格筋型

横紋筋融解症をはじめとする間歇的な骨格筋症状を繰り返すが，低血糖症を示さないもの. 思春期以降の発症が典型的であることから，英語ではadult-onset muscle formと記載されるが，実際には乳幼児でもこの病型を呈しうる.

2. 低血糖型

英語ではsevere infantile formと記載される，低ケトン性低血糖症で発症する病型. 好発年齢は乳幼児期（特に0〜2歳）で，乳児期後半からの授乳間隔延長や，急性感染症罹患（特にウイルス性胃腸炎，インフルエンザ，RSウイルス感染症，突発性発疹症など）が誘因として重要である. Reye様脳症や心停止に陥る危険があり，急死例も少なくない. 後遺症と

しての中枢神経障害がなければ，発達面での症状は示さない.

3. 新生児型

出生後早期に心筋症を伴って発症する重症病型. 英語ではlethal neonatal formと記載される通り，しばしば救命困難である.

● 一般臨床所見

1. 骨格筋型

運動負荷や急性感染症罹患などを誘因とする間歇的な筋痛エピソードを繰り返し，症状が強い場合はミオグロビン尿を伴う. 血清CKは著しい高値を示すが，発作間は正常レベルとなる.

2. 低血糖型

急性発症時は，低血糖に伴う諸症状（蒼白，冷汗，意識減損，けいれんなど）が現れる. 血中ケトン体は血糖低下に不釣り合いな低値を示すが，インスリン分泌は抑制されており，遊離脂肪酸は高値を示す. 対応が遅れれば急性脳症様の状態へ進展し，急性脂肪肝による肝腫大や，軽度から中等度の高アンモニア血症が観察される. 突然に心停止をきたすこともある.

3. 新生児型

低血糖型と同様の症状・所見に加えて，心筋症による呼吸循環障害を伴う.

● 確定診断法

1. CPT2酵素活性測定

CPT2酵素活性は，末梢血リンパ球や皮膚線維芽細胞を用いて測定可能である. これまでに様々な方法の報告がなされているが，細部破砕液を粗酵素源とする測定法に共通の短所として，残存活性の高さと臨床的重症度が相関しないことが指摘されている[3,4].

2. 脂肪酸代謝能測定

培養細胞に栄養源として，安定同位体で標識した長鎖脂肪酸だけを与えて代謝させ，β酸化経路の各代謝物の生成量から代謝障害部位と程度を評価する検査である. CPT2欠損症では，このタイプの測定

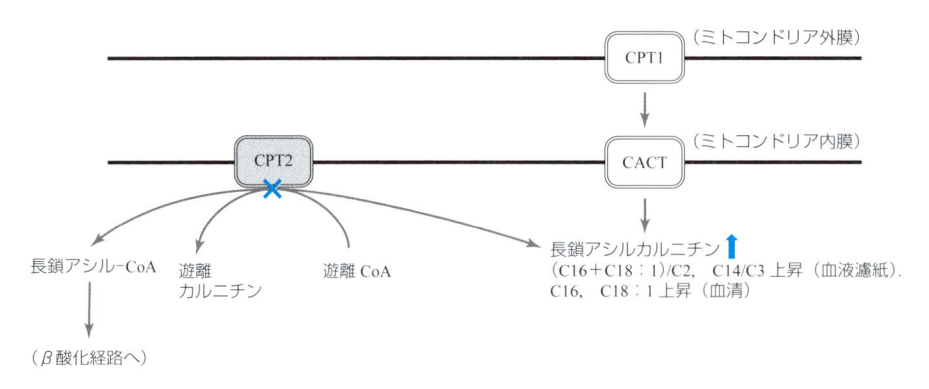

値が臨床的重症度との相関性が高いことが示されている[3,4]．国内では皮膚線維芽細胞を用いる方法[5]と，末梢血リンパ球の短時間培養系を用いる方法[6]が提供されている．

3. *CPT2* 遺伝子解析

国内の発症患者の報告からは p.F383Y，p.E174K の頻度が高く，いずれも低血糖型での急性発症を起こしうる変異であり，NBS 発見患者での同定も多い[4]．欧米白人の共通変異で骨格筋型症状に限定される p.S113L は，ごく少数ながら国内患者でも発見されている[4]．

CPT2 遺伝子には，p.F352C，p.V368I，p.M647V という 3 種類の「熱不安定性多型」が知られている．中でも日本人に多い p.F352C 多型は，欧米白人に比べ日本人にインフルエンザ脳症が多発するリスク因子となっている可能性が指摘されているが，CPT2 欠損症としての病因性については検証されていない[4]．

4. CACT 欠損症の鑑別

CPT2 欠損症と CACT 欠損症の生化学的検査所見は共通しているため，CPT2 欠損症が確証されない場合は CACT 欠損症の可能性を検討する必要がある．鑑別を要する場合は，脂肪酸代謝能測定と *CACT* 遺伝子解析が有用である．

● 異常代謝産物の所見

1. 血中アシルカルニチン分析

タンデムマス法で血液中の長鎖アシルカルニチン増加の有無を評価する．NBS では血液濾紙検体を用いて，（C16＋C18：1）/C2，C14/C3 という指標で評

価する[4]が，NBS 陽性例や発症患者の精査には，より感度に優れる血清での分析が推奨される．血清の指標としては C16，C18：1 濃度が有用である[4]．

2. 尿中有機酸分析

脂肪酸代謝異常症の安定期には一般に有機酸分析の異常は目立たない．急性期に「非ケトーシス性ジカルボン酸尿」が観察されることが多いが，CPT2 欠損症に特異的な所見はない．

● 治療と予後

1. 食事問題の指導

未診断例の場合，乳児期前半は通常の 3～4 時間間隔の授乳で通常は発症しないが，哺乳や食事の間隔が伸びてくる乳児期後半から 3 歳頃までが，急性発症のリスクが高い時期となる．夜間の授乳を通例よりも長く続けたり，日中は間食を摂らせるなどして，空腹時間が不用意に長引かないよう注意する必要がある．

2. 非加熱コーンスターチ

消化酵素の働きが確立する 1 歳以降，頻回食を補う方法として考慮される．

3. 長鎖脂肪酸制限・中鎖脂肪酸補充

NBS 発見例で，臨床症状や一般生化学検査の異常所見（血糖低値，トランスアミナーゼ・アンモニア高値など）を認めない場合，頻回授乳指示で経過をみてよいが，混合授乳なら母乳に中鎖トリグリセリド（MCT）ミルク（必須脂肪酸強化 MCT フォーミュラ：明治 721）を併用してもよい．疾患との関連性が考えられる異常所見が現れれば，母乳・一般調製粉乳に MCT ミルク（明治 721）あるいは MCT オイ

ルを併用して，長鎖脂肪酸摂取を制限する．新生児期～乳児期早期に急性発症した重症例は，母乳・一般調製粉乳は中止し，低脂肪ミルク（明治 810）+ MCT ミルク（明治 721）とする．

4. L-カルニチン補充

比較的重症例では，長鎖アシル-CoA の処理に伴う消費性の低カルニチン血症をきたしうるため，血中遊離カルニチン濃度として 20 μmol/L 程度の維持を目安とする少量の補充が考慮される．

5. ベザフィブラート投与

ある程度の残存活性を有する変異酵素が発現している症例では，その発現量をベザフィブラートが増大させることで代謝障害が緩和され，症状の軽減につながることが報告されている[5]．

6. シックデイへの対応

CPT2 欠損症は，乳幼児期の急性感染症罹患，特にウイルス性胃腸炎による嘔吐時や，RS ウイルス感染症などに際して，極めて急速に重篤化しうるため，早い段階からグルコース輸液を開始して，十分に軽快するまで継続することが求められる．

7. 急性期の治療

各病型とも急性症状を発症した場合は，速やかにグルコース輸液を行う必要がある．低血糖型・新生児型の急性期には，しばしば代謝性アシドーシスや高アンモニア血症を伴うが，有機酸代謝異常症や尿素サイクル異常症に比べると軽度であり，輸液療法で改善が期待できる．横紋筋融解症の所見があれば，大量輸液による利尿促進や尿のアルカリ化などで腎障害の防止を図る．急性脳症や心停止など重篤な状態に陥っている場合は，救命のための集中治療が必要となる．

8. 予後

幼少期の低血糖を伴う急性発症による後遺障害発生を防ぐことができれば，生命および知的予後は良好と期待される．間欠的な骨格筋症状を完全に抑えることは難しく，誘因となる運動負荷の制限を症例ごとに考える必要がある．心筋症を伴う新生児型の生命予後は厳しいと考えられる．

● 家族への説明のポイント

①本疾患で最も重要なのは，低血糖症を伴う急性発症による中枢神経障害や急死を防ぐことである．

②NBS 発見の場合は，骨格筋型症状までに留まる重症度の患者も含まれるはずであるが，現状では正確な予測はできない．

③低血糖型の好発年齢である乳幼児期（特に 3 歳頃まで）は，頻回授乳や間食による長時間の空腹回避を励行することが大切である．

④急性感染症など体調不良に気づかれた際には，軽視せずに医療機関を受診することが望ましい．

📖 文　献

1) Di Mauro S, et al. Muscle carnitine palmitoyltransferase deficiency and myoglobinuria. *Science* 1973；**182**：929-931
2) 山口清次．タンデムマス導入による新生児マススクリーニング体制の整備と質的向上に関する研究．平成 24 年度厚生労働科学研究報告書，2013
3) Bonnefont JP, et al. Carnitine palmitoyltransferases 1 and 2：biochemical, molecular and medical aspects. *Mol Aspects Med* 2004；**25**：495-520
4) 但馬剛．タンデムマススクリーニングの対象疾患に新たに加わったカルニチンパルミトイルトランスフェラーゼ-2 欠損症．日小児会誌 2019；**123**：711-722
5) Yamaguchi S, et al. Bezafibrate can be a new treatment option for mitochondrial fatty acid oxidation disorders：evaluation by in vitro probe acylcarnitine assay. *Mol Genet Metab* 2012；**107**：87-91
6) Yuasa M, et al. Evaluation of metabolic defects in fatty acid oxidation using peripheral blood mononuclear cells loaded with deuterium-labelled fatty acids. *Dis Markers* 2019（doi：10.1155/2019/2984747）

（但馬　剛）

8) カルニチン・アシルカルニチントランスロカーゼ（CACT）欠損症
Carnitine–acylcarnitine translocase deficiency

● 疾患概要

カルニチン・アシルカルニチントランスロカーゼ（CACT）欠損症は，solute carrier family 25 A20（遺伝子名：*SLC25A20*）の異常による常染色体劣性遺伝の疾患である．1992 年に Stanley らにより初めて報告された．

CACT はカルニチン回路の三つの酵素のうちの一つである（図）．カルニチン回路は長鎖脂肪酸を細胞質からミトコンドリア内に取り込むのに必要であり，この部位に障害をきたすとミトコンドリア内での長鎖脂肪酸の β 酸化ができない．脂肪酸 β 酸化をおもなエネルギーとしている心臓，骨格筋の破綻から心肥大，不整脈，横紋筋融解が生じ，肝臓での脂肪酸酸化ができないことからケトン体産生障害をきたし低血糖をきたす．

臨床症状は，飢餓による低ケトン性低血糖，高アンモニア血症，CK とトランスアミナーゼ高値，ジカルボン酸尿，遊離カルニチン低値と長鎖アシルカルニチン高値などを呈する．代謝的にはカルニチンパルミトイルトランスフェラーゼ II（CPT2）欠損症と区別がつかない．多くの症例は新生児期発症型で，心筋障害を伴って急激な進行で悪化し，高い致死率である．世界でも稀な脂肪酸代謝異常症であり，2014 年までに 55 例の報告があるのみである[1]．日本では 2 例の報告があるが[2]，約 336 万人の新生児パイロットスクリーニングでは発見されていない[3]．

● 臨床病型（自然歴）

わが国の CPT2 欠損症では遅発型の軽症例が多いのに対し，CACT 欠損症は一般に新生児期発症型のほうが多いと考えられている．世界の報告例のまとめをみても，新生児期発症が 82%，生後 1 カ月以降発症が 12% であり，致死率は全体で 65%，ほとんどは 1 年未満の死亡である[1]．

1. 新生児期発症型

新生児期に，生理的な出生後の適応ストレスによって，けいれん，不整脈，無呼吸で発症し，しば

しば脳，腎臓の奇形を伴う．高い致死率である．特に生後 1 週以内，特に生後 0 日～数日以内に症状を呈することが多い．

2. 乳幼児期発症型

生後 15 カ月頃までに，発熱，感染，空腹を契機に低血糖，けいれんなどで発症する．CPT2 欠損症と同様，Reye 様症候群を呈する可能性がある．

3. 遅発型

CPT2 欠損症と同様，残存活性のある変異の症例では遅発型を呈する可能性がある．

● 急性期の臨床症状

前述したように，新生児期発症型では，新生児期にけいれん，不整脈，無呼吸で発症し，NBS の結果が出る前に重篤となる．そのため，治療効果が十分でないことがあり，これらの症例では著しい低血糖や高アンモニア血症を呈し，不整脈や肥大型心筋症を合併する．乳幼児期発症型では感染や飢餓に伴って低ケトン性低血糖発作，けいれん，意識障害，肝腫大，肝機能障害，高アンモニア血症をきたし，いわゆる Reye 様症候群を呈する．乳幼児突然死症候群（SIDS）やインフルエンザ脳症が疑われる症例の一部に本症が隠れている可能性がある．

● 一般検査所見

新生児期発症型，乳幼児期発症型では発作時に，低ケトン性低血糖，高アンモニア血症，AST・ALT・CK の上昇が認められる．

● 治療，生活指導と予後

急性期治療は十分なブドウ糖投与（インスリン付加も）と支持療法による．長期的治療としては頻回食により空腹を避けることが重要であり，低脂肪・高炭水化物食が推奨される．中鎖トリグリセリド（MCT）ミルクやオイル使用は試みる価値がある．通常，遊離カルニチン（C0）低下が認められる．カルニチン低下の所見があれば，L-カルニチンの使用を考慮する．長鎖脂肪酸酸化異常症の治療原則〔第 2 章 5. 3)「極長鎖アシル-CoA 脱水素酵素（VLCAD）欠損症」（p.82）〕に従う．

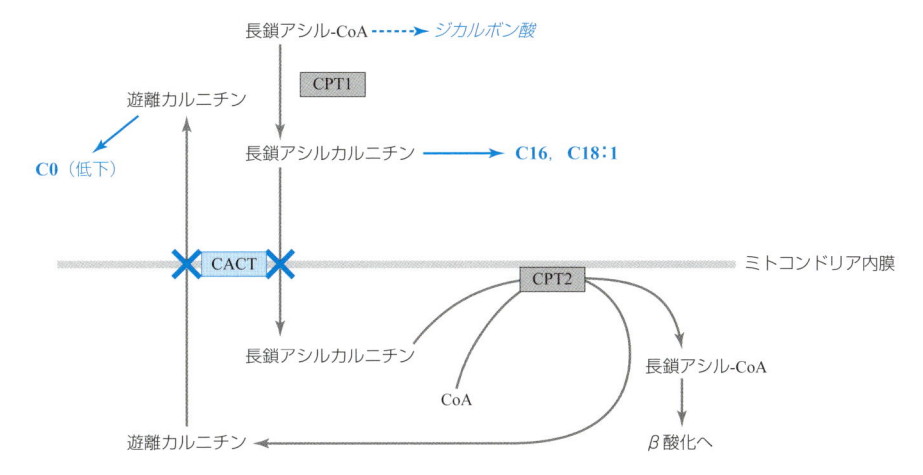

図　カルニチン・アシルカルニチントランスロカーゼ（CACT）欠損症の代謝経路

CACT：カルニチン・アシルカルニチントランスロカーゼ，CPT1，CPT2：カルニチンパルミトイルトランスフェラーゼ I，II，✖：代謝障害部位，青文字：異常代謝物，斜体：有機酸分析所見，┅►：GC/MS で検出，━►：タンデムマスで検出

新生児期発症型は予後不良である．乳幼児期発症型や遅発型では重篤な発作をおこさなければ正常発達が期待される．長期予後に関してはいまだ十分な報告がない．

● タンデムマス所見

タンデムマスによるアシルカルニチン分析にて，CPT2 欠損症と同様の所見が得られる．すなわち，C0 の低下と C16，C18：1 の高値，［C16＋C18：1］/C2 比の上昇である．CPT2 欠損症で有用と報告された C14/C3 比[4])が本症でも有用かどうか報告はないがアシルカルニチン分析結果では CPT2 欠損症との鑑別は困難であると考えられる．

● 有機酸，アミノ酸などの所見

発作時の尿中有機酸分析では非ケトン性ジカルボン酸尿を呈するが，診断的価値はアシルカルニチン分析ほどではない．

● 確定診断の手順

1. 酵素診断

線維芽細胞を用いた直接酵素診断が可能である．

2. 遺伝子診断

SLC25A20 遺伝子の解析が行われている．*SLC25A20* 遺伝子と *CPT2* 遺伝子の解析による最終診断確定がなされる．

3. 鑑別診断

CPT2 欠損症とは臨床的，タンデムマス所見など

からは鑑別できない．そのため，最終診断としての遺伝子診断は有用である．

● 家族への説明のポイント

①新生児期に見つかった場合，非常に予後は厳しい．

②乳幼児期発症の場合，正常発達をしている児も報告がある．

③飢餓，感染時には重篤な発作をきたす可能性があり注意が必要である．

④まだ症例数が少なく長期的な予後ははっきりしていない．

⑤年長になると発作は減少し，一般的な予後は良好である．

📖 文 献

1）Vitoria I, et al. Carnitine-acylcarnitine translocase deficiency：experience with four cases in Spainb and review of the literature. *JIMD report* 2015；**20**：11-20

2）Fukushima T, et al. Three novel mutations in the carnitine-acylcarnitine translocase（CACT）gene in patients with CACT deficiency and in healthy individuals. *J Hum Genet* 2013；**58**：788-793

3）Shibata N, et al. Diversity in the incidence and spectrum of organic acidemias, fatty acid oxidation disorders, and amino acid disorders in Asian countries：Selective screening vs. expanded newborn screening. *Mol Genet Metab Rep* 2018；**16**：5-10

4）Tajima G, et al. Newborn screening for carnitine palmitoyltransferase II deficiency using（C16＋18：1）/C2：Evaluation of additional indices for adequate sensitivity and lower false-positivity. *Mol Genet Metab* 2017；**122**：67-75

（深尾敏幸）

9) グルタル酸血症 II 型
Glutaric acidemia type II

● 疾患概要

　グルタル酸血症 II 型（glutaric acidemia type II：GA2）はミトコンドリア内の電子伝達フラビン蛋白（ETF，α および β からなるヘテロ二量体）または ETF 脱水素酵素（ETFDH）の先天的欠損により生じる疾患である[1]．ETF および ETFDH はミトコンドリア内において脱水素酵素反応によって生じる電子を電子伝達系に供給する．本症では ETF と ETFDH を必要とする複数の脱水素酵素が同時に障害されるため，マルチプルアシル-CoA 脱水素酵素欠損症とも呼ばれる．本疾患では脂肪酸 β 酸化経路，有機酸代謝経路がいずれも障害されるため，脂肪酸代謝異常症，有機酸代謝異常症の両方の臨床的，生化学的特徴を示すが（図），低血糖や筋症状，肝機能障害といった脂肪酸代謝異常症の症状が主体となる症例が多い．

　わが国での発症頻度は約31万人に1人といわれている．遺伝形式は常染色体劣性遺伝をとる．

● 自然歴

1. 新生児発症型

　新生児期に発症し，極めて予後が不良である．生後間もなく筋緊張低下，心筋症，呼吸障害，代謝性アシドーシス，低血糖，高アンモニア血症，肝腫大が見られ，多くが生後数日で死亡する．Potter 様顔貌や多嚢胞性嚢胞腎などの奇形を伴う場合がある．

2. 乳幼児〜学童期発症型

　平常時には症状が目立たないが，発熱や嘔吐・下痢などの異化亢進を契機に非〜低ケトン性低血糖，けいれん，代謝性アシドーシス，高アンモニア血症，Reye 様症候群といった発作をきたす．乳幼児突然死として発症することもある．知能や生命予後は個人差が大きい．

3. 成人発症型

　青年期以降に筋力低下や筋痛などで発症する．横紋筋融解症をきたすこともある．感染症や飢餓などの異化亢進時のほか，運動などの骨格筋への負担が誘因となる．一般的に知能や生命予後は悪くない

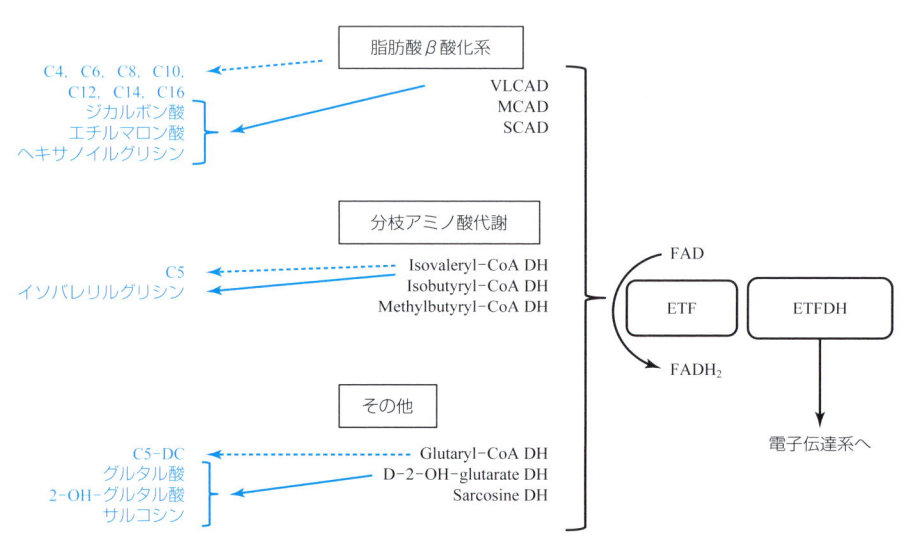

図　グルタル酸血症 II 型の代謝経路

ETF：電子伝達フラビン蛋白，DH：脱水素酵素，FAD：フラビンアデニンジヌクレオチド，VLCAD：極長鎖アシル CoA 脱水素酵素，MCAD：中鎖アシル CoA 脱水素酵素，SCAD：短鎖アシル CoA 脱水素酵素，Val：バリン，Leu：ロイシン，Ile：イソロイシン，--▶：有機酸（GC/MS で検出），▶：アシルカルニチン（タンデムマスで検出）

が，急性発作で発症した死亡例の報告もある[2]．

● 一般検査所見

乳幼児〜学童期発症型の急性期には非〜低ケトン性の低血糖，肝逸脱酵素の上昇，高 CK 血症，高アンモニア血症，代謝性アシドーシスなどを認める．安定期には異常所見を認めないことも多い．

成人発症型の急性期には肝逸脱酵素の上昇や高 CK 血症を認めやすい．

● 確定診断の手順

アシルカルニチン分析と尿中有機酸分析で生化学的に診断できる．しかし，乳幼児〜学童期発症型や成人発症型の安定期には典型的な異常を見られないことも多い．遺伝子解析が必要になる[3]．

また近年，GA2 と同様のアシルカルニチンのプロフィールを持つリボフラビン代謝異常症が報告されている[4]（グルタル酸血症 II 型の特殊型の項（p.98）を参照）．

● 異常代謝産物の所見

1.　タンデムマス所見

新生児スクリーニングでは C10 の上昇でスクリーニングされるが，実際は短鎖〜極長鎖アシル CoA 脱水素酵素が障害されることにより，C4〜C16 の広範なアシルカルニチンの上昇を認める．また，二次性のカルニチン欠乏（C0）の所見もみられる．

2.　尿中有機酸分析

複数の脱水素酵素が障害されるため，障害される代謝経路に応じた所見がみられる．

①脂肪酸 β 酸化障害を反映した異常：ジカルボン尿（アジピン酸，スベリン酸，セバシン酸）に加え，短鎖脂肪酸の代謝産物（エチルマロン酸，メチルコハク酸），中鎖脂肪酸の代謝産物（ヘキサノイルグリシン，スベリルグリシン）の排泄増加がみられる．

②分枝鎖アミノ酸代謝系の脱水素酵素障害を反映した異常：イソブチリルグリシン，3-ヒドロキシイソ吉草酸，イソバレリルグリシン，メチルブチルグリシンの排泄増加がみられる．

③グルタリル-CoA 脱水素酵素の障害を反映した異常：グルタル酸の排泄増加がみられる．

④その他の脱水素酵素の障害を反映した異常：D-2 ヒドロキシグルタル酸脱水素酵素の障害により2-ヒドロキシグルタル酸の尿中排泄増加，サルコシン脱水素酵素の障害により，アミノ酸分析でサルコシンの増加がみられる．

● 治療と予後

①新生児期発症型は治療に抵抗して致死的経過をとることが多い．

②乳幼児期〜学童期は発熱や嘔吐・下痢などの異化亢進の際に発症する可能性がある．そのため，シックデイの際には医療機関でブドウ糖の点滴を受けるよう家族へ説明する．また，哺乳や食事の間隔を開けすぎないように指導する．

③急性期にはブドウ糖を含む輸液を十分に行い，高アンモニア血症や代謝性アシドーシスに対する治療を行う．

④リボフラビン大量療法が有効な例もあるので，本疾患が疑われれば，試験的に投与（100〜300 mg/日）する．

⑤維持期には低脂肪，低蛋白の食事療法を行うこともある．

⑥L-カルニチン補充過量にならないように L-カルニチンを投与する．

⑦成人期においても筋症状を避けるため，十分な糖質の摂取に加え，強い運動を回避することが推奨される．

文　献

1) Frerman FE, et al. Deficiency of electron transfer flavoprotein or electron transfer flavoprotein：ubiquinone oxidoreductase in glutaric acidemia type II fibroblast. *Proc Natl Acad Sci USA* 1985：**82**：4517-4520

2) Ersoy EO, et al. Glutaric aciduria type 2 presenting with acute respiratory failure in an adult. *Respir Med Case Rep* 2015：**15**：92-94.

3) Yotsumoto Y, et al. Clinical and molecular investigation of Japanese cases of glutaric acidemia type 2. *Mol Genet Metab* 2008：**94**：61-67.

4) Barile M, et al. Riboflavin transport and metabolism in human. *J Inherit Metab Dis* 2016：**39**（4）：545-57

（山田健治，大澤好充）

10）グルタル酸血症II型の特殊型（リボフラビン代謝異常症）
Other type of glutaric acidemia type II（riboflavin metabolism disorders）

● 疾患概要

　従来のグルタル酸血症II型（GA2）は，電子伝達フラビン蛋白（ETF）またはETF脱水素酵素（ETFDH）の先天的欠損が原因である．ところが，近年，生化学的にはGA2に類似した特徴を有しながら，ETFやETFDHに異常がない疾患が相次いで報告された．これらの疾患は，いずれもリボフラビンの代謝に関わる酵素やトランスポーターの異常であり，リボフラビン代謝異常症とも呼ばれる[1]．

　リボフラビンはビタミンB_2として知られ，トランスポーターを介して細胞内に取り込まれ，フラビンアデニンジヌクレオチド（FAD）に変換される．FADはミトコンドリア内の脂肪酸β酸化やアミノ酸代謝に関する様々な脱水素酵素の補酵素として機能する（図）．そのため，リボフラビン代謝の障害は，種々のミトコンドリア脱水素酵素反応を障害し，結果的にGA2と同様の病態を呈する．ただし，表に示す通り，従来のGA2とは臨床的には異なる点も多い．タンデムマス分析や尿中有機酸分析での鑑別は不可能で，その診断には遺伝子解析が必須である．

　なお，どの疾患も報告が少なく，重症度分類や罹患頻度は不明である．遺伝形式はRFVT1欠損症を除いて全て常染色体劣性遺伝である．

● 臨床経過・特徴

1．リボフラビントランスポーター異常症

　リボフラビントランスポーター（RFVT）は腸管でのリボフラビン吸収に関与しているが，3種類のアイソフォームがある．

1）RFVT1欠損症

　これまでに1例だけ症例報告されている[2]．児は出生直後から代謝性アシドーシスや高アンモニア血症，低血糖などを呈し，尿中有機酸分析やタンデムマス分析でGA2が示唆された．リボフラビン投与によって症状は消失した．最終的に母体にリボフラビン欠乏とRFVT1をコードする*SLC52A1*のヘテロ変異が判明した．

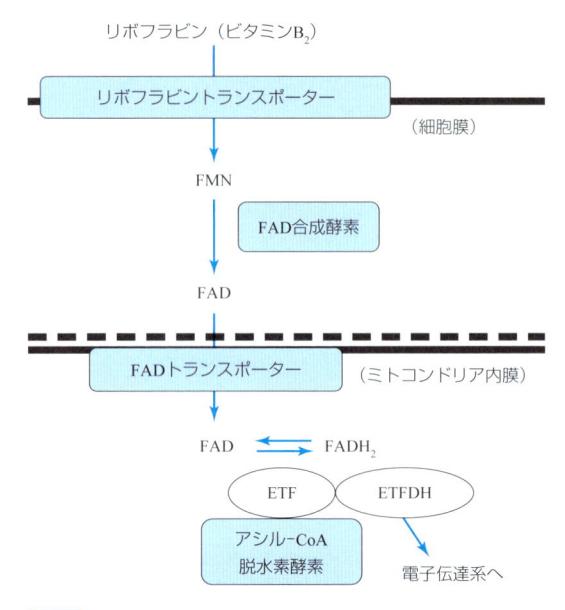

図 FAD欠乏症

FMN：フラビンモノヌクレオチド，FAD：フラビンアデニンジヌクレオチド，ETF：電子伝達フラビン蛋白，ETFDH＝ETF脱水素酵素

2）RFVT2/RFVT3欠損症

　進行性の橋・球麻痺による呼吸障害と難聴を特徴とするBrown-Vialetto-Van Laere症候群の患者からRFVT2またはRFVT3の欠損症が報告された[3]．RFVT2欠損症は感覚性運動失調，筋力低下，吸気時喘鳴，球麻痺症状と難聴や全身の筋力低下が認められる．ときに成人期に発症することもある．GA2様のアシルカルニチンプロフィールを呈するのは6割程度とされる．

2．FAD代謝異常

　これまでにフラビンモノヌクレオチド（FMN）からFADを合成するFAD合成酵素の異常と，FADをミトコンドリア内に取り込むFADトランスポーターの異常が報告されている．

1）FAD合成酵素欠損症

　新生児期～成人期に発症し，その臨床症状も様々である．学童期以降に発症するFAD欠損症は筋力低下や運動不耐で発症し，リボフラビンが著効する．

表　従来のグルタル酸血症 2 型とリボフラビン代謝異常症

	従来の GA2	GA2 の特殊型（リボフラビン代謝異常症）				
		リボフラビントランスポーター			FAD 合成酵素	FAD トランスポーター
		RFVT1	RFVT2	RFVT3		
酵素・トランスポーター	ETF/ETFDH					
責任遺伝子	ETFA，ETFB または ETFDH	SLC52A1	SLC52A2	SLC52A3	FLAD1	SLC25A32
遺伝形式	AR	母体保因者	AR	AR	AR	AR
臨床的特徴	低血糖 肝機能障害 筋痛・筋力低下	一過性 GA2	Brown-Vialetto-van Laere 症候群（難聴，球麻痺，筋力低下など）		ミオパチー ミトコンドリア 呼吸鎖異常	運動不耐
タンデムマス分析	C4〜C18↑ C5↑C5-OH↑	C5 および C6〜C16 の軽度上昇	6 割は軽症型 GA2 様，4 割は異常なし		軽症型 GA2 様	軽症型 GA2 様
尿中有機酸分析	ジカルボン酸 エチルマロン酸 2-OH グルタル酸 グルタル酸など	ジカルボン酸 エチルマロン酸 2-OH グルタル酸 グルタル酸など	軽症型 GA2 様の有機酸排泄が見られる場合もあり		軽症型 GA2 様	記載なし
リボフラビン欠乏	なし	あり	あり		なし	記載なし

GA2：グルタル酸血症 2 型，ETF：電子伝達フラビン蛋白，ETFDH：電子伝達フラビン蛋白脱水素酵素，RFVT：リボフラビントランスポーター，FAD：フラビンアデニンジヌクレオチド，AR：常染色体劣性遺伝

つまり，従来の成人発症型 GA2 とよく似た病態，生化学的特徴を有する．自験例では新生児期から遷延する乳酸アシドーシスを呈した[4]．若年発症の FAD 合成酵素欠損症は吸気時喘鳴や嚥下障害などが主要症状で，リボフラビン無効例が多く生命予後は不良である．

また，FAD 合成酵素欠損症は臨床的な重症度に関係なく，タンデムマス分析や尿中有機酸分析で軽症型 GA2 を示唆する所見を呈し，更にミトコンドリア呼吸鎖の異常に類似した症状を合併することが多い[9]．

2）FAD トランスポーター異常症

運動不耐や筋緊張低下と言ったミオパチーが主体であるが，嚥下障害や構音障害を合併することもある．本疾患でもミトコンドリア呼吸鎖の異常が認められる．タンデムマス分析では遅発型 GA2 様の特徴を呈するが，これまで 2 例しか報告がなく，その生化学的特徴は明らかとなっていない[5]．

● 治療と予後

いずれの病態でもリボフラビンが有効なことが多く，大きな副作用もないことから，生化学的に GA2 が疑われた場合には，まずはリボフラビンの大量投与（100〜300 mg/日）が勧められる．リボフラビン

が著効する症例では臨床症状だけでなく，生化学的な異常も消失することがある．

● その他

新生児スクリーニングでは GA2 が対象疾患になっていない地域もあるが，MCAD 欠損症や VLCAD 欠損症の疑いとして GA2 が見つかる場合もある．その中にリボフラビン代謝異常症が紛れている可能性もあることに留意すべきである．

📖 文献

1）Barile M, et al. Riboflavin transport and metabolism in humans. *J Inherit Metab Dis* 2016；**39**：545-557
2）Ho G, et al. Maternal riboflavin deficiency, resulting in transient neonatal-onset glutaric aciduria Type 2, is caused by a microdeletion in the riboflavin transporter gene GPR172B. *Hum Mutat* 2011；**32**：E1976-1984
3）Bosch AM, et al. Brown-Vialetto-Van Laere and Fazio Londe syndrome is associated with a riboflavin transporter defect mimicking mild MADD：a new inborn error of metabolism with potential treatment. *J Inherit Metab Dis* 2011；**34**：159-164
4）Yamada K, et al. Flavin adenine dinucleotide synthase deficiency deuto FLAD1 mutation presenting as multiple acyl-CoA dehydrogenation deficiency-like disease：A case report. *Brain Dev* 2019．［Epub ahead of print］
5）Schiff M, et al. SLC25A32 Mutations and Riboflavin-Responsive Exercise Intolerance. *N Engl J Med* 2016；**374**：795-797

（山田健治）

11）全身性カルニチン欠乏症（OCTN2 異常症）

Carnitine uptake defect, Carnitine deficiency, systemic primary（*CDSP*）

● 疾患概念

全身性カルニチン欠乏症は脂肪酸代謝異常症の一つである。細胞膜上に局在するカルニチントランスポーター（OCTN2）の先天的な機能低下により，カルニチンが欠乏する。パルミチン酸などの長鎖脂肪酸は，図に示すように細胞内に取り込まれた後，アシルカルニチンとしてミトコンドリアに入り，アシル-CoA に変換されて β 酸化の基質となる。本疾患では細胞質内のカルニチン濃度が著しく低いため，結果として長鎖脂肪酸代謝異常症と類似した臨床像を呈する[1]。本症では血中遊離カルニチンの低下が見られるが，これは尿細管に発現しているOCTN2の機能低下によるカルニチン再吸収障害が原因である。

新生児スクリーニング（NBS）により早期診断できれば，L-カルニチン内服のみで著しく予後改善を期待できる。また最近，NBS を契機に母体の罹患者が診断されることも注目されている。本疾患は従来考えられていたよりも幅広い臨床スペクトラムがあると推定される。NBS のパイロット研究の結果によると約 26 万人に 1 人の発見頻度であったが[2]，秋田県で行われた保因者の解析では約 4 万人に 1 人の有病率と試算されている[3]。常染色体劣性遺伝形式をとる。

● 自然歴

発症形態は，①低血糖・急性脳症として発症する場合，②心筋症として発症する場合，③学童期〜成人期に筋症状や倦怠感を呈する場合，の 3 つに大別される[3]。低血糖などは，感染や飢餓が契機となることが多く，発症年齢は哺乳間隔が長くなり始める乳児期後期〜4 歳が多い。心筋症は 1 歳以降に肥大性心筋症の報告が多い。学童期以降から成人期には，ミオパチー症状や筋力低下，心筋症状，易疲労性，持久力低下などを契機に診断される場合や無症状で偶然に発見される場合がある。

● 一般検査所見

安定期には一般検査所見で明らかな異常はみられない。急性期の非〜低ケトン性低血糖症，肝逸脱酵素の上昇，高 CK 血症，高アンモニア血症などが診断の手がかりとなることがある。

● 確定診断の手順

詳細な診断基準等については，ガイドラインを参照できる。以下に検査において重要な項目を述べる。

1. 血清アシルカルニチン分析

血中アシルカルニチン分析でC0 およびすべてのアシルカルニチンの低値を示すことが重要な化学診断の根拠になる。

2. 尿中遊離カルニチン分画排泄率

カルニチン補充を行っていない状況で検査する必要がある。尿中遊離カルニチン排泄率＝（尿中遊離カルニチン×血清クレアチニン）/（血漿遊離カルニチン×尿中クレアチニン）×100 （%）

本症では尿中 C0 排泄率が上昇し，2.1〜10% を超えるが，保因者の一部は罹患者の値とオーバーラップすることもある。

3. 遺伝子解析

SLC22A5 の解析は確定診断の有力な手段である。約 80% 程度のアレルに変異が同定される。ほとんどは弧発例であり，高頻度変異は知られていない[4]。

4. 鑑別診断

C0 低値を示す疾患として，以下があげられる。

①CPT2 欠損症・CACT 欠損症：C16 などの長鎖アシルカルニチンの上昇を伴う。

②有機酸代謝異常症などに伴う二次性カルニチン欠乏症：疾患特異的なアシルカルニチン上昇がみられる。

③栄養性カルニチン欠乏：低栄養（新生児期の哺乳確立遅延，長期の経管栄養や経静脈栄養など）による。

④Fanconi 症候群などの腎機能障害。

⑤母体のカルニチン欠乏症：NBS において，母体が未診断の全身性カルニチン欠乏症の場合も報告されている。

⑥薬剤性カルニチン欠乏：ピボキシル基を含む抗菌薬，バルプロ酸内服例の一部でカルニチン欠乏が

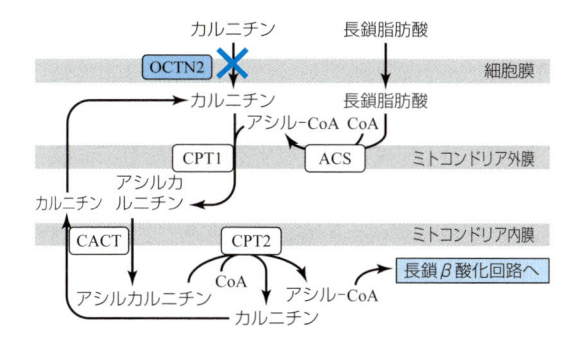

図▶　カルニチン回路と OCTN2 欠損症

OCTN2：カルニチントランスポーター，AS：アシル-CoA 合成酵素，CPT1/2：カルニチンパルミトイルトランスフェラーゼ I/II，CACT：カルニチンアシルカルニチントランスロカーゼ，✖：代謝障害部位

全身性カルニチン欠乏症では，OCTN2 の欠損のためカルニチン取り込みが障害される．その結果，遊離カルニチンのみならず長鎖アシルカルニチンが低下する．最終的にβ酸化の基質であるアシル-CoA が欠乏しβ酸化障害が起こる．

見られることがある．

● 異常代謝産物の所見

1. 血清アシルカルニチン分析

遊離カルニチン（C0）の低下が最も重要な所見である．濾紙ではなく血清アシルカルニチン分析が推奨される．C0 低値は CPT2 欠損症や CACT 欠損症，二次性カルニチン欠乏症，後天性カルニチン欠乏症（p.102）などとの鑑別が必要である．一方，血中 C0 値のみでは本疾患の鑑別はできない．

2. 尿中有機酸分析

他の脂肪酸代謝異常症と同様に，急性期には非〜低ケトン性ジカルボン酸尿がみられるが，本疾患では補助的な検査にとどまる．

● 治療と予後

1. 治　療

1）L-カルニチン大量投与

L-カルニチンの大量投与が唯一にして最も有効

な治療である．投与量は 100〜400 mg/kg/日，分 4 投与（乳幼児），もしくは分 3 投与（成人）が推奨される．本患者ではカルニチンを大量投与しても血中遊離カルニチン値が十分に上がらない場合もある．

2）急性期の対応

他の脂肪酸代謝異常症と同様に十分なブドウ糖の補充と L-カルニチンの投与を速やかに行う．

2. 予　後

適切な治療が行われない場合は予後不良のこともある．発症前から適切に治療がなされれば，予後良好な疾患である．

● 家族への説明のポイント

①発症前に診断され，L-カルニチンを補充すれば良好な予後が期待できる．

②4 歳頃を過ぎると急性発症のリスクは減るが，骨格筋症状，心筋症状を予防するために内服を継続する必要がある．

③急性発症を防ぐことができれば，知的予後も良好である．

📖 **参考文献**

・Charles AS, et al. Plasma membrane carnitine transporter defect. The online Metabolic and Molecular Bases of Inherited Disease 2011；Chapter 101.1
・重松陽介．タンデムマス診断精度向上・維持，対象疾患設定に関する研究．1 厚生労働省科学研究費補助金：成育疾患克服等次世代育成基盤研究事業「タンデムマス導入による新生児マススクリーニング体制の整備と質的向上に関する研究」．2012：27-31
・Koizumi A, et al. Genetic epidemiology of the carnitine transporter OCTN2 gene in a Japanese population and phenotypic characterization in Japanese pedigrees with primary systemic carnitine deficiency. *Hum Mol Genet* 1999；**8**：2247-2254
・Rose EC, et al. Genotype-phenotype correlation in primary carnitine deficiency. *Hum Mutat* 2012；**33**：118-123

（小林弘典）

12) 後天性カルニチン欠乏症

Acquired carnitine deficiency

● 疾患概念

　先天的要因によらない原因でおこるカルニチン欠乏がある. すなわち, ①カルニチン供給不足, ②カルニチンの過剰消費, ③カルニチン大量喪失, である. カルニチンが低下すると, 全身性カルニチン欠乏症と同じように β 酸化が障害され, けいれん, 意識障害, 低血糖, 高アンモニア血症などの急性症状が起こる可能性がある.

　カルニチンは, 成人では一日の必要量の75% が食事から供給され, 25% は体内で生合成される[1]. カルニチンを多く含む食品は, 肉, 魚, 乳製品などである. 小児特に乳幼児では体内で生合成される量が少ない傾向にあるため後天的要因によってカルニチン欠乏をきたしやすい.

● 原　因

1. カルニチンの供給不足

1) 食事性

　低栄養, 低カルニチン血症の母体による母乳栄養児, 偏った栄養状態（長期間の経静脈栄養など）, 哺乳確立が遅れた新生児などが挙げられる.

2) 特殊治療食品

　成分栄養剤やアレルギー用ミルク, 代謝疾患用の特殊治療ミルクのうち, カルニチン含有量の少ないものを長期に使用している場合にはカルニチン欠乏をおこすことがある.

2. カルニチンの過剰消費

1) 一部の抗菌薬の長期間投与

　ピボキシル基を含む抗菌薬の長期服用によってカルニチン欠乏に陥ることがある[3]. 特に乳幼児においての報告が多く, 過去の処方歴にも注意を払う必要がある.

2) バルプロ酸内服中の患者

　時に低カルニチン血症をおこすことがある. 定期的に栄養状態, アンモニア値などの生化学検査, 血中カルニチンの評価を行うことが望ましい.

3) 有機酸代謝異常症

　後天的疾患ではないが, 多くの有機酸代謝異常症では二次性カルニチン欠乏がみられる.

3. カルニチンの大量喪失

1) 尿細管障害

　Fanconi 症候群などではカルニチンの再吸収が障害され, 尿中に大量のカルニチンが排泄される.

2) 透　析

　透析によって徐々に体液からカルニチンが喪失し, 低カルニチン血症をおこす.

● 臨床症状

　全身性カルニチン欠乏症と基本的には同じである. 感染や飢餓を契機に低血糖や Reye 様症候群, 急性脳症として発症することがある. これらのエピソードを繰り返すことが多いのも特徴である.

● 一般検査所見

　安定している時は明らかな異常はみられないことが多いが, 軽度の高アンモニア血症がみられることがある. 急性期では, 非〜低ケトン性低血糖症, 肝逸脱酵素の上昇, 高 CK 血症, 高アンモニア血症がみられる.

● 治　療

1. L-カルニチン投与

　病歴などからカルニチン欠乏が疑われる場合は, L-カルニチン（エルカルチン®）の投与を行う. 投与量は 30〜50 mg/kg/日, 分 3 投与が推奨されるが, さらに少量でよい場合もある.

2. 急性期における対応

　先天性の全身性カルニチン欠乏症と同様である. 十分なブドウ糖の補充による異化亢進の抑制とカルニチン補充を速やかに行う. 非ケトン性低血糖症が病態の中心となる場合が多く, 速やかにブドウ糖が供給されない場合は神経学的予後も不良である.

● 血中アシルカルニチン分析所見

1. 遊離カルニチン（C0）の低下

　C0 値では全身性カルニチン欠乏症との鑑別はできない. カルニチンの補充開始によって速やかに C0 濃度の上昇が確認される.

2．C5 上昇

ピボキシル基を含む抗菌薬の服用で上昇することが知られている（ピバロイルカルニチン）．イソ吉草酸血症でも上昇するが（イソバレリルカルニチン），尿中有機酸分析で鑑別が可能である．

3．C5-OH 上昇

治療用ミルク等によるカルニチン欠乏症例では，同様に含有量が少ないビオチンの欠乏による二次性マルチプルカルボキシラーゼ欠損症を合併する場合が多く，この代謝異常を反映して C5-OH が上昇することがある．メチルクロトニルグリシン尿症でも上昇するが，尿中有機酸分析で鑑別が可能である．

● 尿中有機酸分析所見

発作時を中心に非～低ケトン性ジカルボン酸尿がみられる．有機酸代謝異常症に伴う低カルニチン血症では，疾患に特徴的な有機酸所見を示す．

● 確定診断の手順

1．血中アシルカルニチン分析

血中アシルカルニチン分析ではC0が低値になる．アシルカルニチンの上昇がみられる場合は，前述の様に対応する疾患も鑑別する必要がある．

2．尿中カルニチンクリアランス

全身性カルニチン欠乏症との鑑別に有用である．後天性カルニチン欠乏症のうち，カルニチンの供給不足・過剰消費が原因のものでは全身性カルニチン欠乏症とは対照的にクリアランスは著しく低下する[3]．腎障害を有する場合は全身性カルニチン欠乏症と同じくクリアランスが上昇することがあるので注意が必要である．

3．十分な問診

後天性カルニチン欠乏症の原因には医原性を含め

て様々な要因がある．栄養の評価および過去の内服歴などを十分に評価することで診断に有用な情報を得ることも少なくない．

● 家族への説明のポイント

①二次的な要因であっても，カルニチンが低下すると低血糖や急性脳症などの重篤な状態を惹起する可能性があるが，レボカルニチンの内服で治療が可能である．

②レボカルニチンの内服と同時に，原疾患がある場合はそちらの対応も重要である．

● 一口メモ

小児はカルニチン欠乏をきたしやすい．

小児では成人に比べカルニチンの供給を経口摂取分に依存する割合が多い．もう一つの理由にカルニチンの貯蓄量が低いことが挙げられる．カルニチンの体内における貯蔵場所は 98％ 以上が骨格筋であるが，小児ではこの筋量が少ない．同じ理由で筋量の少ない重症心身障害児（者）もカルニチン欠乏症になりやすいといえる．

📖 文　献

1) Steiber, A, et al., Carnitine：a nutritional, biosynthetic, and functional perspective. *Mol Aspects Med.* 2004 **25**：455-473.
2) Okumura, A, et al., Acute encephalopathy in a child with secondary carnitine deficiency due to pivalate-conjugated antibiotics. *Pediatr Infect Dis J.* 2011 **30**：92
3) Kobayashi, et al. Clinical Features of Carnitine Deficiency Secondary to Pivalate-Conjugated Antibiotic Therapy. *J Pediatr* 2016 **173**：183-187
4) 大浦敏博，全身性カルニチン欠乏症とカルニチン療法．小児科．1999 **40**：1042-1048

（小林弘典）

第3章

内分泌疾患

1）先天性甲状腺機能低下症のスクリーニング概要
Outline of screening for congenital hypothyroidism

● 先天性甲状腺機能低下症の概念

先天性甲状腺機能低下症（CH）とは，胎生期または周産期に起こる甲状腺の形態異常または甲状腺ホルモンの合成機能の異常によって引き起こされる先天的な甲状腺ホルモン分泌不全を起こす病態である[1]．発見・治療が遅れた場合には，精神運動発達遅滞が生じるため，新生児スクリーニング（NBS）が行われている．NBS の中で CH を対象としたものが，世界で最も普及している[2]．

● CH の呼称

現在でもクレチン症と呼称されることがあるが，クレチン症は元来ヨード不足による甲状腺機能低下症により重篤な精神運動発達遅滞を生じた状態を指すものであり，現在では不適切な用語である．CH と呼称すべきである．

● CH の分類

表1に NBS で同定される可能性がある甲状腺刺激ホルモン（TSH）血症を呈する疾患，状態をまとめた．早期治療が必要な CH には「永続性」と「一過性」がある．

1. 永続性 CH

永続性 CH の原因としては甲状腺原発性（形態異常，異所性，ホルモン合成障害）と中枢性（視床下部性，下垂体性）がある（表2）．

2. 一過性 CH

一過性 CH は甲状腺ホルモン補充が当初必要であるが，時期を経過し甲状腺ホルモン補充が中止できる病態である．

一過性 CH の原因としては，重度のヨード欠乏症，急性のヨード過剰，母体への抗甲状腺薬治療，阻害型 TSH 受容体抗体の経胎盤移行などがある．

● CH の頻度

わが国での原発性 CH の頻度は約 2,000～3,000 人に 1 人とされている[1]．表3に原発性 CH の各国の頻度をまとめたが，諸外国でも同様である．一方，中枢性 CH の頻度は 15,000～30,000 人に 1 人とされている[3]．

● CH のスクリーニングの歴史

CH のスクリーニングの最初の報告は，1975 年にカナダのケベック州から Dussault らが，サイロキシン（thyroxine：T_4）を放射免疫測定（radioimmunoassay：RIA）法で濾紙血より測定したものである．続いて 1975 年に Klein と Foley らが，TSH を RIA 法で測定しスクリーニングを行った．日本では成瀬，入

表1 新生児スクリーニングでみつかる高 TSH 血症

疾患・状態	原因	
永続性 CH	1. 原発性	形態異常（無形成，低形成，異所性） 甲状腺ホルモン合成障害
	2. 中枢性	視床下部性 下垂体性
	3. サブクリニカル[*1]	
一過性 CH	1. ヨード欠乏，ヨード過剰	
	2. 母体への抗甲状腺薬投与	
	3. 阻害型 TSH 受容体抗体の経胎盤移行	
	4. その他[*2]	
その他	1. TSH 産生下垂体腺腫	
	2. TSH 測定系への干渉物質の存在 〔抗 TSH 抗体，抗マウス IgG 抗体（HAMA）など〕	

[*1]：サブクリニカルについては本文（p.108）を参照．
[*2]：甲状腺ホルモン合成障害の遺伝子異常によっても，一過性CHが発症することがある．

江，宮井らが，1975 年に乾燥濾紙血中の TSH の RIA による測定法の開発に成功し，TSH 測定による CH スクリーニングを一部の地域で開始した.

その後 1979 年からは全国的に NBS の項目に追加された．1980 年代後半には日本の辻，成瀬らによって高感度な TSH の ELISA（enzyme-linked immunosorbent assay）法が開発され，現在世界的に使用されている[1].

● CH の NBS の実際

1.　原発性 CH

CH のスクリーニングの主な目的は原発性 CH の発見であるため，甲状腺機能低下の鋭敏な指標である TSH を指標にして行われている（**表 2**）．NBS の濾紙血液 TSH 値は全血での測定結果の表示である．初回採血検体で TSH 値が陽性基準を上回った新生児は即精査検査と判定し，各自治体で定められた精密検査医療機関を速やかに受診することになる.

初回での精密検査となる TSH カットオフ値は各地域での過去の成績から検討されており，各地域で異なっている．現在即精密検査の TSH カットオフ値は 10〜30 μU/mL がほとんどである．TSH が 7.5〜15 μU/mL の値の場合は再採血を初回採血医療機関に依頼し，2 回目の TSH 値が各施設のカットオフ値以上の場合は精密検査としている．したがって，担当地域の即精密検査，再採血，再採血後の精査基準について把握しておく必要がある.

・中枢性 CH

一方，原発性に加えて，中枢性 CH の発見のためには TSH と FT$_4$ の同時測定が必要である（**表 2**）．1979 年より神奈川，札幌，そして現在山形県，埼玉県，さいたま市，香川県，山口県でも行われている．つまり中枢性 CH の場合には，視床下部あるいは下垂体の異常により TSH の上昇が認められず，FT$_4$ が低値を示す.

・中枢性 CH のスクリーニングの問題点

早産児，低出生体重児では CH に罹患していない場合でも，低 FT$_4$ 血症を示すため，この状態を TSH

と FT$_4$ 同時測定の NBS で同定することにもなり，偽陽性率が増加し，保護者の心理的負担，採血機関，検査担当者，精査医療機関の負担が増える可能性も指摘されている．早産児，低出生体重児の FT$_4$ のカットオフ値を週数，出生体重別に設定し，偽陽性率の低減に努めている検査施設もある[1)3)]．TSH と FT$_4$ を同時測定している場合にはこの点について十分に留意する.

● 早産児，低出生体重児の CH の NBS

・早産児，低出生体重児の問題点

成熟児の視床下部—下垂体—甲状腺系のフィードバック機構は，出生時点ですでに成熟しているが，早産児，低出生体重児ではこの機構が未熟である．またドーパミン投与，大量のステロイド投与，低栄養，交換輸血などは，原発性 CH であっても，TSH 上昇を示さないことがある.

・早産児，低出生体重児の CH のスクリーニング

早産児，低出生体重児の場合には，初回のスクリーニングで TSH 値がカットオフ値以下であっても，後に原発性 CH と判明する TSH 遅発上昇型 CH が存在する[1)]．このような CH を見逃さないために，早産児，低出生体重児（出生体重 2,000 g 未満）では日齢 4〜6 の 1 回目スクリーニングが正常であって

表 2　先天性甲状腺機能低下症の成因とスクリーニング

障害レベル	中枢性 CH		原発性 CH
	視床下部性	下垂体性	
視床下部	TRH（低下）		
下垂体	TSH（低下）	TSH（低下）	TSH（上昇）
甲状腺	甲状腺 H（低下）	甲状腺 H（低下）	甲状腺 H（低下）
スクリーニング必要項目	TSH FT$_4$	TSH FT$_4$	TSH

TRH：甲状腺刺激ホルモン放出ホルモン，甲状腺 H：甲状腺ホルモン，FT$_4$：遊離サイロキシン

表 3　原発性 CH の国別頻度

国	日本	中国	タイ	アメリカ	オランダ	アイルランド
頻度（1/人）	1/2,000〜3,000	1/2,421	1/4,274	1/2,041	1/3,207	1/2,222

表4 CH に占める早産・低出生体重児の割合

	イタリア	アイルランド		ギリシャ	イギリス
年度	1999〜2005	1992〜2004	2005〜2016	2000〜2002	2011〜2012
CH の頻度	1/1,446	1/2,439	1/1,538	1/1,749	1/1,886
早産・低出生体重児の原発性 CH に占める割合（%）	20%	3.9%	15.4%	17%	5%

イタリア，ギリシャの報告では早産・低出生体重児の原発性 CH に占める割合は表に示した時期以前の約 2 倍に増加したと報告されている．イギリスの報告では 32 週未満，32 週以降で検討した頻度であり，他の国に比較してその割合が少ないと考えられる．

も，2 回目スクリーニングを①生後 1 カ月，②体重が 2,500 g に達した時期，③医療施設を退院する時期，のいずれか早い時期に行うようにする．

・早産児，低出生体重児の CH の頻度

原発性 CH における早産児，低出生体重児の割合を**表4**にまとめた[2)4)5)]．**表4**のアイルランドの報告にあるように，CH 全体に対する早産児，低出生体重児の占める割合が増加していることがわかる．イタリア，ギリシャからの報告も同様な結果である．わが国でも早産児，低出生体重児の出生数が増えているため，後述する CH の頻度の増加の要因の一つと考えられている．

● 原発性 CH の頻度の増加

最近ではほとんどの国で CH の頻度が増加している．**表3**に原発性 CH の頻度をまとめたが，NBS 以前の CH の頻度は約 4,000 人に 1 人とされてきた．詳細に原発性 CH の頻度を病型別に検討した報告がいくつかある．低形成や異所性などの形態異常の CH の頻度は以前と同じく約 4,000 人に 1 人であるが，甲状腺が正常の位置に存在し，軽度 TSH の上昇と正常な甲状腺ホルモンレベルを示すサブクリニカル CH（潜在性あるいは軽症 CH とも呼称されることがある）の頻度が増加しているとされている[2)]．

・サブクリニカル CH とは

サブクリニカル CH は TSH を指標に NBS を実施することで明らかになってきた病態で，全く症状が

ない場合や，甲状腺ホルモン低値を認め程度の軽い CH と診断することもあり，その鑑別はしばしば困難である．サブクリニカル CH の中には甲状腺ホルモン合成に関与する遺伝子や TSH 受容体の遺伝子異常が認められることや，永続的に治療が必要な症例が存在することがある．現在，どの程度の TSH 高値から異常と考えるかについては国際的にも定まっていない．わが国では，生後 6 カ月未満で TSH≧10 μU/mL，生後 12 カ月では TSH≧5 μU/mL を異常と考え，治療が行われていることが多い．サブクリニカル CH と判断される場合には，専門医ともコンサルトし，慎重に経過観察，治療方針の決定を行うことが望ましい．

📖 **文　献**

1) 長崎啓祐, 他. 先天性甲状腺機能低下症マススクリーニングガイドライン（2014 年改訂版）日本小児内分泌学会（編）. 小児内分泌学会ガイドライン集. 中山書店, 2018：120-151
2) 田島敏広. 先天性甲状腺機能低下症の新生児マススクリーニング. 日児誌 2019；**123**：14-22
3) 長崎啓祐, 他. 先天性中枢性甲状腺機能低下症の診療状況の全国調査. 日本マススクリーニング学会誌 2017；**27**：9-15
4) McGrath N, et al. Incidence of congenital hypothyroidism over 37 years in Ireland. *Pediatrics* 2018；**142**：e20181199
5) Knowles RL, et al. Newborn screening for primary congenital hypothyroidism：Estimating test performance at different TSH thresholds. *J Clin Endocrinol Metab* 2018；**103**：3720-3728

（田島敏広）

memo17　TSH，FT$_4$，17-OHP のマルチプレックス測定法の開発

　NBS 対象疾患の拡大にともない，1 回の測定で複数の分析対象物質を同時に測定できる検査法〔マルチプレックスアッセイ（multiplex assay）〕が開発された.

　先天性甲状腺機能低下症と先天性副腎過形成症の NBS では，免疫化学的測定法である酵素免疫測定法（ELISA）や時間分解蛍光免疫測定法（TRFIA）により TSH，FT$_4$/TT4，17-OHP の測定が行われている．ELISA と TRFIA はいずれもシングルプレックスアッセイである．最近，Luminex 社の x-MAP® テクノロジーを用いる TSH，FT$_4$，17-OHP の 3 項目同時測定法が開発されたので紹介する.

1）x-MAP® テクノロジーとは

　x-MAP® マイクロビーズは 100 種類の蛍光でカラーコード化された磁気ビーズであり，イムノアッセイでは測定対象物質の識別子と抗体や抗原の固相としての機能を持っている．ビーズ 1 つ 1 つの表面で抗原抗体反応が起こり，その結果を専用分析装置で個別に読み取る．分析装置は複数波長のレーザーまたは発光ダイオードと高速なデジタル信号プロセッサを用いて，各マイクロビーズ上で生じた反応をマルチプレックスアッセイの結果として読み取る.

2）TSH，FT4，17-OHP マルチプレックスアッセイ（直径 3 mm の血液濾紙）

・測定範囲：TSH　1.0〜100 μU/mL，FT$_4$　0.2〜9 ng/dL，17-OHP　1.0〜80 ng/mL

　再現性：TSH，FT$_4$，17-OHP の変動係数はいずれも同時再現性で 10% 以下，アッセイ間再現性で 12.5% 以下

・ELISA 法との相関：TSH，FT$_4$，17-OHP でそれぞれ相関係数 r＝0.9722, 0.9117, 0.9539, 回帰式 y＝1.076x−0.448，y＝1.082x−0.216，y＝0.854x−0.895

3）x-MAP® テクノロジーによる TSH，FT$_4$，17-OHP マルチプレックスアッセイは，①時間，コストと労力の軽減，②3 mm ディスク 1 枚で測定可能，③イムノアッセイによるスクリーニング対象疾患の追加が容易であることにより，FT$_4$ 測定による中枢性甲状機能低下症のスクリーニングも可能であること，などから，新しいスクリーニング法として有用である.

4）TSH，FT$_4$，17-OHP マルチプレックスアッセイの新生児検体分布を表に示した．異なる 2 施設の TSH，FT$_4$，17-OHP 分布も一致していた.

（福士　勝）

表　TSH，FT$_4$，17-OHP マルチプレックスアッセイによる新生児スクリーニング検査施設の新生児検体分布

TSH (mIU/L)	Lab-1 (n＝3,049)	Lab-2 (n＝1,716)	FT$_4$ (ng/dL)	Lab-1 (n＝3,049)	Lab-2 (n＝1,716)	17-OHP (ng/mL)	Lab-1 (n＝3,049)	Lab-2 (n＝1,716)
Mean±SD	2.0±2.6	2.2±1.6	Mean±SD	2.21±0.39	2.16±0.33	Mean±SD	3.5±3.9	2.7±1.6
0.5%ile	0	0	0.5%ile	0.61	0.51	0.5%ile	1.0	0.99
1%ile	0	0	1%ile	0.84	0.82	1%ile	1.1	1.1
5%ile	0.2	0.3	5%ile	0.95	0.96	5%ile	1.6	1.4
10%ile	0.4	0.5	10%ile	1.59	1.68	10%ile	1.8	1.7
25%ile	0.9	1	25%ile	1.78	1.78	25%ile	2.3	2.1
50%ile	1.6	1.8	50%ile	2.02	1.94	50%ile	2.9	2.7
75%ile	2.5	3	75%ile	2.24	2.15	75%ile	3.8	3.4
90%ile	3.8	4.5	90%ile	2.45	2.35	90%ile	4.9	4.4
95%ile	5.0	5.8	95%ile	2.66	2.56	95%ile	6.4	5.4
99%ile	8.5	9.3	99%ile	2.78	2.69	99%ile	12.2	12.0
99.5%ile	9.8	10.8	99.5%ile	3.09	2.97	99.5%ile	15.1	17.5

2）原発性甲状腺機能低下症
Primary（thyroidal）hypothyroidism

● 疾患概要

甲状腺ホルモンは胎児期，乳児早期の神経発達に必須である．先天性甲状腺機能低下症（CH）は胎生期や周産期における甲状腺の形態または機能異常に起因する甲状腺ホルモンの作用不全により神経細胞の障害を引き起こし，精神運動発達が遅滞する病態の総称である．

CHは早期発見・早期治療により精神運動発達遅滞を予防できるため，1979年に新生児スクリーニング（NBS）が開始された．1998年に原発性CHの診療ガイドラインが作成され，2014年に改訂された[1]．

原発性CHは約3,000出生に1人の頻度とされていたが，発症率が上昇し，近年は2,000出生に1人の頻度と報告されている[2]．その理由としては早産児，低出生体重児の出生割合の上昇と甲状腺刺激ホルモン（TSH）陽性基準値の引き下げが考えられている．

● 臨床病型・自然歴

1．自然歴

NBS以前は新生児・乳児期での診断は困難で，初診時年齢は1カ月以内が6.8％，3カ月以内が19.8％，1歳以内が32.4％であり，多くの症例は幼若型体型で，精神運動発達遅滞を呈していた（いわゆるクレチン症）．治療開始後もIQ75未満の症例が43％を占めた．−3SD以下の高度の低身長を呈するものの頻度が治療により45％から11.8％に減少したが，−2SD以下の低身長を示すものが約30％であった[3]．

2．CHの分類

CHは異質性の高い症候群であり，原発性CH，中枢性CH，末梢性CHに大別される．原発性CHはさらに，甲状腺形成異常（異所性，低形成，無形成）と甲状腺ホルモン合成障害（甲状腺腫性CH），TSHシグナル受容機構の異常に分けられる．

1）甲状腺形成異常

甲状腺は正中原基と鰓後体の融合により形成される．正中原基は胎生3週に咽頭底の舌盲孔から内胚葉が肥厚して発生し，甲状腺舌管を下降し胎生7週までに頸部に位置する．甲状腺原基はPAX8（paired box 8），NKX2-1（NK2 homeobox 1），FOXE1（forkhead box E1）などの甲状腺特異的転写因子の発現により形成される．PAX8異常症，NKX2-1異常症は常染色体優性遺伝形式を，FOXE1異常症は常染色体劣性遺伝形式をとる．

2）甲状腺ホルモン合成障害

甲状腺濾胞細胞ではTSHシグナルをTSH受容体が感知し，サイログロブリンが合成され，他方ナトリウムヨウ素共輸送体を介して無機ヨウ素が濾胞細胞内に能動輸送される．濾胞細胞内に取り込まれた無機ヨウ素はSCL26A4（solute carrier family 26 member 4）の産物であるペンドリンにより濾胞腔内に輸送され，TPO（thyroid peroxidase），DUOX2（dual oxidase 2），DUOXA2（dual oxidase maturation factor 2）複合体により有機化，縮合され甲状腺ホルモンが合成される．これらにかかわる遺伝子異常症は常染色体劣性遺伝形式をとる．

● 一般臨床所見

NBSで発見される本症の臨床所見は非特異的症状のみである．「先天性甲状腺機能低下症マス・スクリーニングガイドライン（2014年改訂版）」[1]にはチェックリストとして①遷延性黄疸，②便秘，③臍ヘルニア，④体重増加不良，⑤皮膚乾燥，⑥不活発，⑦巨舌，⑧嗄声，⑨四肢冷感，⑩浮腫，⑪小泉門開大，⑫甲状腺腫が挙げられている．小泉門開大は骨化遅延を反映し，特異性が高い．

● 確定診断

NBSにおいてTSH高値（15〜30 μU/mL）を指標として，原発性CHを早期に発見する．

NBS陽性者では甲状腺機能検査，大腿骨遠位端骨核，甲状腺超音波検査，サイログロブリン測定，尿中総ヨウ素測定を行う．チェックリスト12項目のうち2項目以上認める場合，超音波検査にて甲状腺を同定できない場合，血清TSH≧30 μU/mLの場合，FT_4低値の場合，大腿骨遠位端骨核未出現の場合は本症と診断する．

新生児期に無治療で経過観察した場合，生後6カ月未満で血清 $TSH \geqq 10\,\mu U/mL$，生後12カ月では $TSH \geqq 5\,\mu U/mL$ を指標に治療を考慮する.

早産・低出生体重児では間脳の未熟性，低栄養，薬物治療，交換輸血により NBS 偽陰性となることがあるので，2回目のスクリーニングを行う.

● 病　態

甲状腺ホルモンは胎生期・新生児期・乳幼児期の神経髄鞘形成に不可欠であり，甲状腺ホルモンの作用不足は不可逆的な知能障害をもたらす.

①成長障害：甲状腺ホルモンは直接骨成熟に関与するほかに，成長ホルモン分泌を刺激し IGF-1 産生を促進する. 甲状腺ホルモンの作用不足は二次性に成長ホルモン分泌不全，骨化成熟障害を引き起こし，成長障害，早期骨粗鬆症をもたらす.

②基礎代謝の低下：皮膚温が低下し，発汗・皮脂の低下により皮膚は乾燥する.

③グリコサミノグリカンの蓄積：TSH により真皮の線維芽細胞が刺激され，グリコサミノグリカン（glycosominoglycan：GAG）が過剰に蓄積し，浮腫，巨舌を生じる. GAG が声帯に沈着すると嗄声をきたす.

④筋収縮力の低下：甲状腺ホルモン作用不足とGAG の沈着が筋収縮力の低下につながり，臍ヘルニアをきたす. 肝細胞の代謝が低下し，胆汁うっ滞をきたす.

⑤便秘：腸管平滑筋層に GAG が沈着することと甲状腺ホルモン作用不足が直接蠕動運動低下を引き起こし，便秘となる.

⑥その他：先天性心疾患や消化器系，泌尿器系の奇形を合併することが比較的多い.

● 治療と予後

レボチロキシンナトリウム（LT_4, チラーヂン® S）を $10\,\mu g/kg/$日 分1で治療を開始する. 最重症例（$FT_4 < 0.4\,ng/dL$）では LT_4 を $12 \sim 15\,\mu g/kg/$日で，中等症～軽症（$FT_4 \geqq 0.7\,ng/dL$）では LT_4 を $3 \sim 5\,\mu g/kg/$日で治療を開始する[1]. 血清 TSH 値が $1 \sim 3\,\mu U/mL$，血清 FT_4 値が $1.5 \sim 2.0\,ng/dL$ となるように補充量を調整する.

3歳以降に核医学検査を含めた病型診断を行う. 治療を中止できた場合でも，甲状腺機能，成長，発達をフォローする.

早期に充分量の LT_4 で加療されれば通常の学校生活が送れ，重篤な知的障害を残すことはない. 重症の形成異常では軽度の IQ 低下，些細な認知能・行動・注意欠陥の問題を認めることがある.

NBS で発見された CH 患者の思春期開始年齢，成長発育に問題を認めない.

TPO, TG, SLC26A4 変異では成人期に甲状腺癌を発生することがある[5]. 甲状腺片葉欠損では自己免疫性甲状腺疾患を合併することがある.

● 家族への説明のポイント

①新生児・乳児期の甲状腺ホルモンの不足は精神運動発達や成長に不可逆的な重大な影響を及ぼすため，着実な補充療法が重要である.

②甲状腺形成異常と甲状腺ホルモン合成障害では遺伝カウンセリングの内容は異なる. 甲状腺形成異常は孤発例が多く，次子罹患のリスクは低い. 甲状腺ホルモン合成障害は常染色体劣性遺伝形式をとり，次子罹患のリスクは最大で 25% である.

③3歳以降に病型診断による再評価を行い，治療継続の必要性を検討する. 治療を中止できた場合でも，甲状腺機能，成長，発達をフォローする.

④日常生活に制限はなく，特別な配慮も不要である. 適切な治療により知能予後は大幅に改善し，また良好な成人身長，通常の思春期発来，通常の妊孕性の獲得，通常の QOL も期待できる.

📖 文　献

1) Mass Screening Committee, et al. Guidelines for Mass Screening of Congenital Hypothyroidism（2014 revision）. *Clin Pediatr Endocrinol* 2015；**24**：107-133. 日本小児内分泌学会マス・スクリーニング委員会, 他. 先天性甲状腺機能低下症マス・スクリーニングガイドライン（2014年改訂版）. http://jspe.umin.jp/medical/files/CH_gui.pdf

2) Gu YH, et al. Time trend and geographic distribution of treated patients with congenital hypothyroidism relative to the number of available endocrinologists in Japan. *J Pediatr* 2010；**157**：153-157

3) 中島博徳, 他. 本邦におけるクレチン症の実態調査（マススクリーニング以前）. 小児科 1980；**21**：65-71

4) 鳴海覚志, 他. 先天性甲状腺機能低下症の分子遺伝学. 日小児会誌 2014；**118**：1450-1456

5) Camargo R, et al. Aggressive metastatic follicular thyroid carcinoma with anaplastic transformation arising from a long-standing goiter in a patient with Pendred's syndrome. *Thyroid* 2011；**11**：981-988

（南谷幹史）

3）中枢性甲状腺機能低下症
Congenital central hypothyroidism

● **疾患概要**

先天性甲状腺機能低下症は，甲状腺に異常のある先天性（原発性）甲状腺機能低下症（congenital hypo-thyroidism：CH）と視床下部・下垂体に異常のある先天性中枢性甲状腺機能低下症（congenital central hypothyroidism：CCH）に大別される．

CCH は，原発性 CH に比較し，軽症かつまれとされていたことから，新生児スクリーニング（NBS）の主な目的である早期発見・早期治療に適しているか議論されている．現在わが国で行われている NBS は，原発性 CH を対象疾患として濾紙血 TSH 値の単独測定が行われているが，一部の地域では FT$_4$，TSH 同時測定が行われ，CCH が発見されている[1][2]．重症 CCH では，治療開始が遅れることにより，精神運動発達の遅れをきたす可能性が示唆されている[3]．また，わが国やオランダからの報告[1][4][5]によると CCH の発症頻度が，15,000〜30,000 人に 1 人程度と従来の報告より高頻度であることから，重症度および発症頻度の観点からもスクリーニングによる早期発見・早期治療が必要であると考えられる．

● **分類と病因**

先天的な CCH の病因は，「下垂体前葉機能低下に伴う」ものと「TSH 単独欠損症」の大きく二つに大別される．

1. 下垂体前葉機能低下症

ほかの合併奇形からさらに 3 つに大別される．すなわち，①下垂体低形成や異所性後葉などの下垂体形態のみに異常があるもの，②中隔視神経形成異常症（septo-optic dysplasia：SOD）と称される視神経低形成や脳梁低形成などの正中構造形成異常を伴うもの，③全前脳胞症などの多発奇形や症候群性，である．わが国における包括的な検討によっても，およそ数％に変異を同定するのみで，多くの症例の原因は明らかになっていない．また正中奇型を伴う全前脳胞症や視床下部障害を呈する Prader-Willi 症候群なども CCH の原因となる．

2. TSH 単独欠損症

多くの場合原因は不明であるが，現在までに原因遺伝子として，*TSHβ*，*TRHR* 異常症に加え，2012 年に X 連鎖性で巨大精巣を伴う *IGSF1* 異常症，2016 年に X 連鎖性で難聴を伴う *TBL1X* 異常症が報告されている．

● **一般臨床所見**

中枢性甲状腺機能低下症は臨床所見や検査所見が把握しにくいため，診断が困難なことが多い．甲状腺機能低下による一般的な症状（易疲労感，便秘，浮腫，眠気，皮膚乾燥など）は緩徐に進行するため患者自身が機能低下を認識できないことがある．小児では，成長速度の低下が本疾患を疑うきっかけになる．

FT$_4$，TSH 同時測定を行なっている地域では，FT$_4$ 低値が発見の契機になる．特に TSH 単独欠損症は，FT$_4$，TSH 同時 NBS を行っている自治体からの報告が多く，TSH のみで測定している地域では見逃されている可能性がある[2]．

下垂体前葉機能低下症に伴う CCH の場合，スクリーニング前の出生後早期に低血糖やチアノーゼなどの症状でみつかる例が 1/3 程度をしめている[2]．また SOD では，追視をしないことや眼振などの眼症状でも発見されうる．FT$_4$ スクリーニングで発見されない CCH も存在する．

● **確定診断法**

CCH の診断は容易ではないため，経験ある小児内分泌科医に紹介するかコンサルトすべきである．一般的には，FT$_4$ 低値に対して TSH が不相応に低値の場合に本症を疑う．しかし血清 TSH 値は時に基準値を上回ることもあるので注意が必要である．TRH 負荷試験は必須ではないが，典型的には TSH 頂値が 90 分以降となる遷延反応を認める．時間経過が長い場合には，全体に TSH が低反応となる．

スクリーニング FT$_4$ 低値で精査対象になった場合の評価項目を表に示す．CCH のおよそ 75% が下垂体前葉機能低下症に伴うものであることから[2]，レ

表 FT₄ 低値スクリーニング陽性者の対応

	評価内容	備考
問診内容	在胎週数，出生時体重や身長，仮死の有無，体重増加，排便回数	低出生体重児の低 T₄血症や NTIS を除外する
	甲状腺疾患の家族歴（特に母体 Basedow 病）	未治療の Basedow 病母体がみつかることがある
診察所見	全身状態の確認，栄養状態の評価	NTIS の除外
	眼振の有無など	SOD でみられる
	外表奇形の有無	PWS など症候群性の評価
	皮膚乾燥，腹部膨満，黄疸，臍ヘルニア，嗄声，浮腫，小泉門開大など	甲状腺機能低下症に共通の症状
検査内容	1st：血算，一般生化学，TSH，FT₃，FT₄，プロラクチン，TBG，膝 X 線，甲状腺エコー	FT₄に比して TSH が不相応に低値で他の要因が否定的なら 2nd 検査へ
	2nd：TRH 負荷試験，CRH 負荷試験含む下垂体前葉機能評価，頭部 MRI	LT₄補充前に可能な限り下垂体前葉機能評価を頭部 MRI は治療後でも構わない

NTIS：non-thyroidal illness syndrome，　SOD：septo optic dysplasia，　PWS：Prader-Willi 症候群，　LT₄：levothyroxine Na

ボチロキシンナトリウム（levothyroxine Na：LT₄）補充の前に，視床下部・下垂体・副腎系の機能評価をすべきである．また同様な検査所見を示す早産，低出生体重児の一過性低サイロキシン血症，低栄養や全身状態の不良時にみられる non thyroidal illness syndrome，その他サイロキシン結合グロブリン（thyroxine binding globulin：TBG）欠損症を除外する．また頭部 MRI も可能な限り撮影することが望ましい．

● 治療と予後

治療量に関する明確なガイドラインはないが，LT₄ 25 μg/m²/日の少量から開始し，FT₄値が年齢基準値の平均から上限値に入るように適宜 LT₄量の調整を行う[4]．原発性甲状腺機能低下症と違い，血清 TSH 値は治療量の指標にはならないが，TSH 1 μU/mL 以上だと LT₄量が不十分であるとの報告もある．小児の LT₄量は，およそ 50〜100 μg/m²/日とされている[4]．

ACTH 分泌不全を伴っている場合には，LT₄ 治療により副腎不全をきたす可能性があるため，必ず最初にヒドロコルチゾンを補充してから LT₄を補充することが重要である．ヒドロコルチゾン補充をどのくらいの期間先行させるかに関してのエビデンスはない．CCHの予後に関しては明らかになっていない

が，CCH として発見される SOD では，高率に発達の遅れが合併することが報告されている[2]．

● 家族への説明のポイント・その他

①CCH は，下垂体機能低下症の一部として発見されることがあり，TSH 以外の下垂体前葉ホルモン分泌低下の有無をしっかり評価すべきである．

②ACTH 分泌不全を伴っている場合には，LT₄治療により副腎不全をきたす可能性があるため，最初にヒドロコルチゾンを補充してからLT₄を補充する．

③長期的な予後については，不明な点が多い．

📖 文 献

1) Adachi M, et al. Mass screening of newborns for congenital hypothyroidism of central origin by free thyroxine measurement of blood samples on filter paper. *Eur J Endocrinol* 2012；**166**：829-838
2) 長崎啓祐, 他. 先天性中枢性甲状腺機能低下症の診療状況の全国調査. 日マススクリーニング会誌 2017；**27**：9-15
3) Zwaveling-Soonawala N, et al. The severity of congenital hypothyroidism of central origin should not be underestimated. *J Clin Endocrinol Metab* 2015；**100**：297-300
4) Schoenmakers N, et al. Recent advances in central congenital hypothyroidism. *J Endocrinol* 2015；**227**：51-71
5) 田島敏広. 先天性中枢性甲状腺機能低下症の新たな病態—Immunoglobulin superfamily member 1 遺伝子異常症. 日小児会誌 2014；**118**：1578-1587

（長崎啓祐）

4）先天性甲状腺機能低下症の遺伝子異常

Molecular genetics of congenital hypothyroidism

● 疾患概要

先天性甲状腺機能低下症（CH）は，形態的に，甲状腺の発生過程に異常のある甲状腺形成異常（異所性甲状腺，甲状腺無形成，甲状腺低形成）と甲状腺ホルモン合成の過程に異常のあるホルモン合成障害（正所性，正常大〜腫大）に大別される．また視床下部・下垂体に異常のある中枢性CHも存在する．

甲状腺形成異常は，ほとんどが孤発例であるが，2％に家族集積性を認めることがフランスから報告されている[1]．また甲状腺形成異常の発症は女児に多いこと，奇形の合併頻度が正常対照と比して有意に高いことなどから，発症への遺伝的要因の関与が示唆されている．甲状腺形成異常の原因として，単一遺伝子異常の関与が報告されているが，その頻度は数％程度であり，多くの要因は不明である[2]．一方，甲状腺ホルモン合成障害は，さまざまな単一遺伝子異常が報告されており，日本の検討ではヨウ素過剰を否定され，典型的な甲状腺ホルモン合成障害と確定診断がなされた場合，少なくとも半数以上は常染色体劣性遺伝の遺伝子異常が同定されている[3][4]．

近年報告されている新規遺伝子変異を含め，甲状腺形成異常，甲状腺ホルモン合成障害，中枢性CHに分けて解説する．

● 甲状腺形成異常の遺伝子異常 （表1）

甲状腺の発生にかかわる転写因子による遺伝子異常として，*PAX8*，*NKX2-1*，*FOXE1* 異常症が知られている．また TSH 受容体シグナル伝達にかかわる *TSHR* 異常症で甲状腺低形成をきたしうる．近年の次世代シークエンサーを用いた解析により，新たな甲状腺形成異常の候補遺伝子（*JAG1*，*CDCA8*（*BOREALIN*），*Netrin 1*（*NTN1*）が報告されている[2]．

1. *TSHR* 異常症

TSH 受容体は 7 回膜貫通型の G 蛋白共役型受容体であり，このシグナルは甲状腺濾胞細胞の分化・増殖および甲状腺ホルモン合成・分泌にかかわっている．遺伝形式は基本的に常染色体劣性遺伝形式であるが，ヘテロ変異例においても軽度高 TSH 血症にか

かわっていることが報告されている．変異の種類により TSH 不応の程度が異なり，重度の甲状腺低形成を伴う重症 CH から甲状腺形態正常のサブクリニカル CH まで臨床像は幅が広い．わが国では R450H が創始者効果により高頻度を占め，中等症〜重症永続性先天性甲状腺機能低下症の 4％ と報告されている[4]．臨床的な所見から TSH 受容体異常症を疑うことは困難である．

2. *PAX8* 異常症

PAX8 は，甲状腺特異的に器官形成初期から成人期まで発現し，サイログロブリン（Tg）や甲状腺ペルオキシダーゼ（TPO）などの発現に関与する転写因子である．*PAX8* 異常症は，常染色体優性遺伝を呈し，わが国の永続性 CH の約 2％ と報告されている[4]．臨床像として，甲状腺低形成が多く，重症度は同一家系内においてもばらつきがみられる．異所性や甲状腺無形成も報告されている．腎尿路奇形の合併が報告されている．

3. *NKX2-1* 異常症

NKX2-1（以前は thyroid transcription factor-1 と呼ばれていた）は，甲状腺のほか，肺や腹側前脳に発現する転写因子であり，甲状腺においては Tg，TPO，TSH 受容体などを PAX8 と協調的に発現制御する．*NKX2-1* 異常症は，常染色体優性遺伝を呈する．甲状腺外の症状として，呼吸器症状（新生児呼吸窮迫症候群，反復性下気道感染症など）と神経症状（舞踏病アテトーゼ，運動発達遅滞など）を呈し，脳-肺-甲状腺症候群などとも呼ばれている．甲状腺機能低下は，通常は軽症で甲状腺形態にも異常を認めないが，低形成，片葉形成不全や無形成の症例も報告されている．

4. *FOXE1* 異常症

FOXE1（以前は thyroid transcription factor-2 と呼ばれていた）は，NKX2-1 と同様に Tg，TPO の転写調節にかかわる転写因子である．*FOXE1* 変異は常染色体劣性遺伝を示すきわめてまれな単一遺伝子異常である．甲状腺無形成や重度の甲状腺低形成に加え，

口蓋裂, 尖った毛髪, 後鼻腔閉鎖や二裂喉頭蓋が報告されている.

● 甲状腺ホルモン合成障害 〈表 1〉

甲状腺ホルモン合成過程にかかわるさまざまな遺伝子異常が報告されている. 甲状腺腫性 CH と称されるが, 必ずしも甲状腺腫大を伴う訳ではない. 現在までに *DUOX2*, *DUOXA2*, *TPO*, *TG*, *SLC5A5* (*NIS*), *SLC26A4* (*Pendrin*), *IYD* の 7 種の異常が知られているが, その発症頻度は人種によりかなり異なっている. 頻度の高い *DUOX2*, *TPO*, *TG* 異常症につき解説する.

1. *DUOX2* 異常症

dual oxidase 2 (DUOX2) は, NADPH oxidase family に属する蛋白で, 甲状腺濾胞側細胞膜に存在し, 濾胞内に過酸化水素を産生し, TPO とともにヨウ素の有機化にかかわっている. *DUOX2* 異常症は, 常染色体劣性遺伝を示し, 永続性もしくは一過性CHとなる.

わが国における有病率は約 20,000 人に 1 人と推定されており[4], 単一遺伝子異常による CH としては最も高頻度である. 新生児期には, 甲状腺腫大を伴う重症な甲状腺機能低下であるが, 幼児期に軽快し甲状腺ホルモンが中止できることが多い. ただし, 成人期に甲状腺腫大と甲状腺機能低下症から本変異がみつかった報告があり, 長期的な管理については不明な点が多い. DUOX2 の成熟因子である *DUOXA2* の変異例でも, *DUOX2* 変異と類似の臨床像が報告されているが, 非常にまれである.

2. *TPO* 異常症

Thyroid peroxidase (TPO) は, 甲状腺濾胞側細胞膜に発現し, Tg のヨウ素化に関与する. *TPO* 異常症は, 常染色体劣性遺伝で, 通常は完全型有機化障害を示す重症 CH である. まれに部分有機化障害を呈する軽症例 (片アレル変異例を含む) も報告されている. 非常にまれだが甲状腺腫瘍合併の報告があり, 定期的な甲状腺の超音波検査が望ましい.

3. *TG* 異常症

濾胞内に放出された無機ヨウ素は, Tg 上のチロシン残基で TPO および過酸化水素により有機化される. 同じく TPO の作用で 2 つのヨウ素化チロシン残基が縮合して, Tg 上で T_3 や T_4 が合成される. *TG* 異常症は, 常染色体劣性遺伝を示し, 中等症〜重度

の永続性 CH を呈する. 巨大甲状腺腫にもかかわらず Tg 低値を示し, 臨床的に診断可能である. *TG* 異常症の成人例において, 50% に甲状腺腫瘍の合併の報告があり, 定期的な甲状腺の超音波検査を行うべきである.

● 中枢性 CH

中枢性 CH のうち TSH 単独欠損症の原因遺伝子として, 従来から *TSHβ* や *TRHR* 異常症が知られていたが, 2012 年に X 連鎖性で巨大精巣を伴う *IGSF1* 異常症, 2016 年に X 連鎖性で難聴を伴う *TBL1X* 異常症が報告された.

1. *IGSF1* 異常症

Immunoglobulin superfamily 1 (IGSF1) は, Xq25 領域に存在する細胞膜糖蛋白であり, ラトケ嚢, 成人下垂体前葉, 精巣に強く発現している. X 連鎖性で, 思春期遅発, 巨大精巣, 肥満など多様な臨床像を呈するが, 随伴所見の出現頻度や重症度はさまざまである[5]. TSH 単独欠損症の遺伝子異常としては, 最も頻度が高いと推測される[5]. 中枢性 CH の所見に加え, プロラクチンの低値を呈する. FT_4 スクリーニングをおこなっている自治体から *IGFS1* 異常症の報告が多いことから, 他の地域では見逃されている可能性がある.

2. *TBL1X* 異常症

Transducin-like protein 1, X-linked (TBL1X) は, 甲状腺ホルモン受容体コリプレッサーである NCoR/SMRT 複合体のサブユニットであり, ヒト視床下部傍室核と下垂体に発現している. *TBL1X* 変異では, T_3 欠乏状態で NCoR/SMRT 複合体の機能異常により, *TRHR* や *TSHβ* の転写活性が減少し, 甲状腺ホルモン合成が減少すると報告されている. 中枢性 CH に加え, 難聴や脳 (注意欠陥・多動性障害など), 胃腸障害 (便秘症) をきたす可能性が報告されている.

● 遺伝子解析の位置づけ

現在, わが国において CH に対する遺伝子解析は, 保険適応はなく研究室レベルでのみ対応している状況である. 単一遺伝子異常が同定される頻度が 10〜20% 程度であること[3,4], また原因となる遺伝子が複数におよぶことから, 臨床的な有用性は限定的である. しかし, 変異が同定された場合には, 正確な

表 単一遺伝子異常による先天性甲状腺機能低下症

甲状腺形成異常

遺伝子名	蛋白機能グループ	遺伝形式	甲状腺形態	その他臨床症状・所見	CH 重症度
NKX2-1	Homeodomain-containing transcription factor	AD	正常～低形成 無形成や異所性の報告あり	舞踏病アテトーゼ，呼吸器障害	サブクリニカル～重症 CH 正常機能もあり
PAX8	Paired homeodomain transcription factor	AD	正常～低形成 無形成や異所性の報告あり	泌尿生殖器系の奇形	正常～重症例までさまざま
FOXE1	Forkhead/winged-helix transcription factor	AR	低形成～無形成	咽喉頭奇形，尖った毛髪	重症
JAG1	*Notch ligand*	AD	低形成～無形成	Alagille 症候群，先天性心疾患	サブクリニカル～重症 CH 正常機能もあり
TSHR	G-protein coupled receptor	AR/AD	正常～重度低形成	なし	サブクリニカル～重症 CH

甲状腺ホルモン合成障害

遺伝子名	蛋白質名	遺伝形式	甲状腺形態	その他臨床症状・所見	CH 重症度
DUOX2	dual oxidase 2	AR/(AD)	正常～甲状腺腫大	部分有機障害～有機化異常なし	初診時サブクリニカル～重症 CH 一過性 CH
DUOXA2	dual oxidase maturation factor 2	AR	正常～甲状腺腫大	部分有機障害～有機化異常なし	軽症 CH，一過性 CH
TPO	thyroid peroxidase	AR/(AD)	甲状腺腫大	胎児甲状腺腫（まれ），甲状腺腫瘍（まれ）	重症 CH，軽症のヘテロ変異あり
TG	thyroglobulin	AR	甲状腺腫大	胎児甲状腺腫，Tg 低値，甲状腺腫瘍	正常～重症 CH
SLC5A5	sodium iodine symporter	AR	正常～甲状腺腫大	^{123}I 摂取率低下	正常～重症 CH
SLC26A4	pendrin	AR	甲状腺腫大	感音性難聴，部分有機化障害	正常～軽症 CH
IYD	dehalogenase1	AR	甲状腺腫大	尿中 MIT，DIT 上昇 小児期に発達遅滞	正常～重症 CH

CH：congenital hypothyroidism，AD：autosomal dominant，AR：autosomal recessive，MIT：monoiodothyronine，DIT：diiodothyronine

遺伝カウンセリングが可能になるだけでなく，一部の遺伝子変異では疾患特異的な合併症や予後（*TG* 異常症や *TPO* 異常症における甲状腺分化がん発生や *DUOX2* 異常症における一過性 CH など）を予測し，適切な長期フォローアップが可能となる．遺伝形式，甲状腺形態，甲状腺機能低下の重症度（一過性か否か），甲状腺外の症状，有機化障害や濃縮障害の有無，Tg 値などからある程度原因遺伝子の異常を推測可能である（表）．

また近年の網羅的な次世代シーケンサーの解析から，純粋なメンデル遺伝で発症する病態の他に，複数の甲状腺ホルモン合成にかかわるヘテロ遺伝子異常の組み合わせにより発症する可能性が示唆されている．また従来甲状腺ホルモン合成障害の候補遺伝子とされていた *DUOX2* 異常症や *TPO* 異常症において，甲状腺低形成の症例が報告されており，今後低形成の症例も甲状腺ホルモン合成障害に関連した遺伝子異常の候補になるかもしれない．

● **家族への説明のポイント・その他**

①CH に対する遺伝子解析は保険適応外であり，研究室レベルでのみ対応している状況である．

②NBS TSH 高値で発見される多くの軽症例（正所性，正常大）の CH では，遺伝子変異はほとんど同定されない．

③甲状腺の形成異常は，多くが孤発性で，次子への再発の危険性は非常に低い．異所性や無形成甲状腺は，単一遺伝子異常はほとんど同定されない．

④甲状腺腫性 CH でホルモン合成障害と確定診断

された場合には，その約 50% は常染色体劣性遺伝の遺伝子異常によって発症する．したがってこの場合最大 25% の次子罹患の可能性がある．

📖 引用文献

1）Castanet M, et al. Familial forms of thyroid dysgenesis among infants with congenital hypothyroidism. *N Engl J Med* 2000；**343**：441-442
2）Peters C, et al. DIAGNOSIS OF ENDOCRINE DISEASE：Congenital hypothyroidism：update and perspectives. *Eur J Endocrinol* 2018；**179**：297-317
3）日本小児内分泌学会マス・スクリーニング委員会，他. 先天性甲状腺機能低下症マス・スクリーニングガイドライン（2014 年改訂版）. http://jspe.umin.jp/medical/files/CH_gui.pdf
4）鳴海覚志，他. 先天性甲状腺機能低下症の分子遺伝学. 日本小児科学会雑誌 2014；**118**：1450-1456
5）田島敏広. 先天性中枢性甲状腺機能低下症の新たな病態─Immunoglobulin superfamily member 1 遺伝子異常症. 日本小児科学会雑誌 2014；**118**：1578-1587

（長崎啓祐）

memo18　CH 遺伝子変異のトピックス

　次世代シーケンサーによる網羅的な遺伝子解析により CH の新規の病因遺伝子が国際学会などで相次いで報告されている．以下，最近論文発表された新規原因遺伝子を紹介する．

　2018年に甲状腺ホルモン合成障害によるCHの新規原因遺伝子として *SLC26A7* 変異が報告された（Cangul H, et al. Homozygous loss-of-function mutations in SLC26A7 cause goitrous congenital hypothyroidism. *JCI Insight* 2018；**3**：e99631）．SLC26A7 は，細胞内および基底膜に局在し，Cl^-/HCO_3^- 輸送体として細胞内 pH を変化させ，ヨウ素の取り込みとヨウ素の有機化に関与していると考えられている．*SLC26A7* 変異では難聴は伴わず，部分型の有機化障害を呈することが報告されている．

　TBL1X 変異を報告したオランダのグループから 2018 年に 5 家系 8 名の X 連鎖性の中枢性 CH の原因が IRS4 変異であると報告された．Insulin receptor substrate 4（IRS4）は，レプチン受容体を含むチロシンキナーゼ受容体によるシグナル伝達の媒介に関与しており，下垂体の TRH ニューロンにおけるレプチンシグナル伝達の障害によって男性 CCH をきたすと報告されている（Heinen CA, et al. Mutations in IRS4 are associated with central hypothyroidism. *J Med Genet* 2018；**55**：693-700）． 　　　　（長崎啓祐）

5）環境因子による甲状腺機能低下症

Hypothyroidism due to environmental factors

● 疾患概要

新生児スクリーニング（NBS）偽陽性となる環境要因として，①採血日齢，②ヨウ素欠乏，③ヨウ素過剰暴露（胎児造影，子宮卵管造影，母親の海藻類過剰摂取やヨウ素含有薬剤・うがい薬・消毒薬の使用），④母親に投与された抗甲状腺薬の経胎盤的移行，⑤母体からの阻害型抗TSH受容体抗体の経胎盤的移行が挙げられる[1][2]．

Basedow病の母親より出生した新生児が一過性甲状腺機能亢進症となる頻度は1：50,000，その後一過性中枢性甲状腺機能低下症となる頻度は1：35,000である[1]．

母体からの阻害型抗TSH受容体抗体の経胎盤的移行による一過性甲状腺機能低下症の発症頻度は40,000人に1人と報告されている[2]．

● 自然歴

ほとんどが一過性甲状腺機能低下症を示す．

自己免疫性甲状腺疾患を有する母親より出生した新生児では様々な甲状腺機能異常のパターンをとる[3]．Basedow病の母親より出生した新生児では出生時より甲状腺機能亢進症を示すものと，出生直後には甲状腺機能は正常〜低下しているが数日後に甲状腺機能亢進症となるものがある[4]．さらにその後一過性中枢性甲状腺機能低下症を呈することがある[1]．

Basedow病妊婦が大量の抗甲状腺薬〔プロピルチオウラシル（チウラジール®，プロパジール®）300mg程度〕で治療されている場合や，大量の抗甲状腺薬と甲状腺薬を併用されている場合（block and replacement therapy）に，胎児甲状腺腫性甲状腺機能低下症をきたすことがある．一方，Basedow病妊婦が無治療の場合，胎児甲状腺腫性甲状腺機能亢進症をきたすことがある．

● 一般臨床所見

甲状腺機能低下症の症状は原発性甲状腺機能低下症のものと変わらない．

高抗体価の阻害型TSH受容体抗体を有し，高度な甲状腺機能低下状態の萎縮性甲状腺炎母親より出生した新生児では重症な新生児仮死として出生することがある．

● 確定診断

NBSで精査となり，一過性甲状腺機能低下症と診断されることが多い．ヨウ素過剰暴露では尿中総ヨウ素の増加が認められる．母親が自己免疫性甲状腺炎を合併していれば，新生児の血液検査で甲状腺自己抗体が陽性となる．生活習慣（海藻類過剰摂取，ヨウ素含有うがい薬使用過多），胎児造影・子宮卵管造影の既往，周産期のヨウ素含有消毒薬の使用の有無，母親の甲状腺疾患の有無，母親の抗甲状腺薬・ヨウ素含有薬剤の内服の有無の病歴を詳細に聴取し，原因診断につなげる．

● 病　態

新生児では出生直後の生理的TSHサージの影響を受け，検体採取日齢が早いとTSHは高値となる．

1. ヨウ素過剰暴露

ヨウ素欠乏症は世界で最も多い一過性甲状腺機能低下症の原因であるが，世界で有数のヨウ素消費国であるわが国では見かけることはまれである．

わが国ではヨウ素過剰暴露による一過性甲状腺機能低下症を診る機会は少なくない．在胎36週以前の胎児はヨウ素に過剰に暴露された状況でも甲状腺へのヨウ素の取り込みを抑制できず，また，腎からのヨウ素排泄率も低いため胎児はヨウ素過剰の影響を受けやすい．児に吸収された過剰なヨウ素によるWolff-Chaikoff効果により甲状腺へのヨウ素の取り込みや甲状腺ホルモン合成障害が引き起こされることにより甲状腺機能低下症となる[2]．

ヨウ素過剰を起こしうる原因として，表に示すような原因があげられる．すなわち，ヨウ素剤による消毒，子宮卵管造影のときに使用する油性ヨウ素含有造影剤（1mLあたり480mgのヨウ素を含み5〜8mLを注入する），抗不整脈薬アミオダロン（重量あたり37%のヨウ素を含有）内服，ヨウ化カリウムの大量内服，生活習慣（海藻類過剰摂取，ヨウ素含有

表	ヨウ素過剰を引き起こす原因
・ヨウ素製剤による消毒
・ヨウ素含有造影剤
・抗不整脈薬アミオダロン
・ヨウ化カリウムの大量内服
・海藻類の過剰摂取
・ヨウ素含有うがい薬の使用過多

うがい薬使用過多），周産期のヨウ素含有消毒剤が挙げられる．ただし，油性ヨウ素含有造影剤を用いた子宮卵管造影をうけた妊婦から出生したすべての新生児が一過性甲状腺機能低下症を発症するわけではなく，むしろ発症の頻度は低く，何らかの他の環境要因，遺伝要因の関与が想定されている[2]．

2. 母体の Basedow 病

Basedow 病母体に投与された抗甲状腺薬・ヨウ化カリウムや一部の慢性甲状腺炎の母体が産生する阻害型 TSH 受容体抗体が胎児に移行して，甲状腺を抑制することがある．一方で，未治療 Basedow 病母体から出生した児では TSH 受容体抗体が胎児に移行して新生児 Basedow 病となることがある．Basedow 病母親より出生した新生児では，母親から移行した過剰な甲状腺ホルモン，TSH 受容体抗体，抗甲状腺薬のバランスにより複雑な臨床経過をとる．

3. 母体の慢性甲状腺炎

母親が慢性甲状腺炎，特に萎縮性甲状腺炎を有する場合，阻害型 TSH 受容体抗体が経胎盤的に移行し，新生児に一過性甲状腺機能低下症きたすことがある[1,5]．母親の抗体価と新生児の甲状腺機能低下症の程度は相関するので，母親の抗体価から新生児の甲状腺機能をある程度予測できる．

● 治療と予後

精査時に TSH が異常高値であれば速やかにレボチロキシンナトリウム（LT4，チラーヂン® S）を 10 μg/kg/日，分 1 で治療を開始する．1〜2 週ごとに甲状腺機能検査を行い，適切な時期に補充療法を中止する．

適切な補充療法を行えば成長発達の予後は良好である．しかし，高度な甲状腺機能低下状態の萎縮性甲状腺炎母親より出生した新生児では，一過性重症甲状腺機能低下症となり，直ちに補充療法を開始しても知能予後は低下することがある．

● 家族への説明のポイント

母親の生活習慣（海藻類過剰摂取，ヨウ素含有うがい薬使用過多），妊娠前の子宮卵管造影検査の有無，甲状腺疾患の有無，内服歴（ヨウ素を含有内服薬，抗甲状腺薬），周産期のヨウ素含有消毒剤などにより新生児に一過性甲状腺機能異常症をきたすことがある．

基本的には一過性甲状腺機能低下症であり，適切な時期に補充療法を中止できる．適切な補充療法を行えば成長発達の予後は良好である．

📖 文　献

1) Polak M, et al. Fetal thyroïdology. *Best Pract Res Clin Endocrinol Metab* 2014；**28**：161-173
2) 日本小児内分泌学会マス・スクリーニング委員会，他. 先天性甲状腺機能低下症マス・スクリーニングガイドライン（2014 年改訂版）．http://jspe.umin.jp/medical/files/CH_gui.pdf
3) 網野信行ほか．新生児甲状腺機能異常症の発症予測　甲状腺疾患合併妊婦における検討．日本内分泌学会雑誌 1991；**67** suppl. 1：121-131
4) Matsuura N, et al. TSH-receptor antibodies in mothers with Graves' disease and outcome in their offspring. *Lancet* 1988；**331**：14-17
5) Matsuura N, et al. Familial neonatal transient hypothyroidism due to maternal TSH-binding inhibitor immunoglobulins. *N Engl J Med* 1980；**303**：738-741

（南谷幹史）

1）副腎疾患のスクリーニング概要

Outline of screening for congenital diseases

● 概　略

　先天性副腎過形成（CAH）は，副腎皮質でのグルココルチコイド生合成に必要な酵素の先天的な欠損により，グルココルチコイドの合成障害と ACTH の過剰分泌をきたす常染色体劣性遺伝疾患である．現在 6 種類の病型が知られており（表），共通した主な臨床症状は，グルココルチコイド合成障害による副腎不全，および性分化疾患（DSD）である．DSD は，グルココルチコイド合成経路と一部共通した合成経路をもつ性ステロイド産生過剰，もしくは不足に伴う胎生期の外性器形成障害によって生じる．原因となる疾患によって 46,XY DSD もしくは 46,XX DSD のいずれかが生じる．21-水酸化酵素欠損症（21-OHD）が先天性副腎過形成全体の 95% を占める．

　わが国では 1989 年より 21-OHD の新生児スク

リーニング（NBS）が行われている．NBS の目的は，新生児期から乳児期にかけて生じる致死的な急性副腎不全（adrenal crisis）の予防と，46,XX 症例における非典型的外性器による性誤認の予防である．スクリーニング導入後，21-OHD のほとんどは NBS で発見され，新生児期より治療が開始され良好な予後を得ることが可能となっている．21-OHD の NBS には濾紙血中の血清 17-ヒドロキシプロゲステロン（17-OHP）値が用いられ，17-OHP 高値は，ほかの先天性副腎過形成，早産児で認めることがあり，スクリーニングの精度管理上，問題点となる．

　本項では，17-OHP 高値で NBS 陽性になりうる先天性副腎過形成の臨床上における注意点について述べ，次項で 21-OHD について詳細を述べる．

● 病　態

　CAH はコレステロールからコルチゾール産生ま

**表　** 17OHP 高値をとりうる先天性副腎過形成の病型

疾患名	OMIM	欠損酵素名	責任遺伝子	頻度	非典型的外性器 XX	非典型的外性器 XY	古典型における塩喪失	臨床診断	補足
21-水酸化酵素欠損症（21-OHD）	201910	21-水酸化酵素（P450c21, 21-hydroxylase）	CYP21A2（AR）	1/20,000	+	−	+	17-OHP 高値 17-OHP/11-DOF 比の上昇 21-DOF 高値	
3β-水酸化ステロイド脱水素酵素欠損症（3β-HSDD）	201810	3β-水酸化ステロイド脱水素酵素II型（3β-HSD）	HSD3B2（AR）	1/10^6	+	+	+	17-OH pregnenolone/17-OHP 比の上昇	二次性徴期での性腺補充療法が必要
11-水酸化酵素欠損症（11β-OHD）	202010	11β-水酸化酵素（11β hydrosylase, P450c11）	CYP11B1（AR）	1/10^5 国内では低い（約 1/10^6）	+	−	−	11-DOF/Cortisol の上昇	幼児期以降，低レニン性高血圧をきたす
P450オキシドレダクターゼ欠損症（PORD）（Antley-Bixler症候群）	201750	P450オキシドレダクターゼ（POR）	POR（AR）	稀 ただし日本では多く，21-OHD に次ぐ可能性	+	+	−	尿中ステロイドプロフィル	頭蓋骨早期癒合症などの骨病変をきたす

AR：常染色体劣性遺伝，17-OHP：17-ヒドロキシプロゲステロン，11-DOF：11-デオキシコルチゾール，21-DOF：21-デオキシコルチゾール，3β-HSD：3β-水酸化ステロイド脱水素酵素

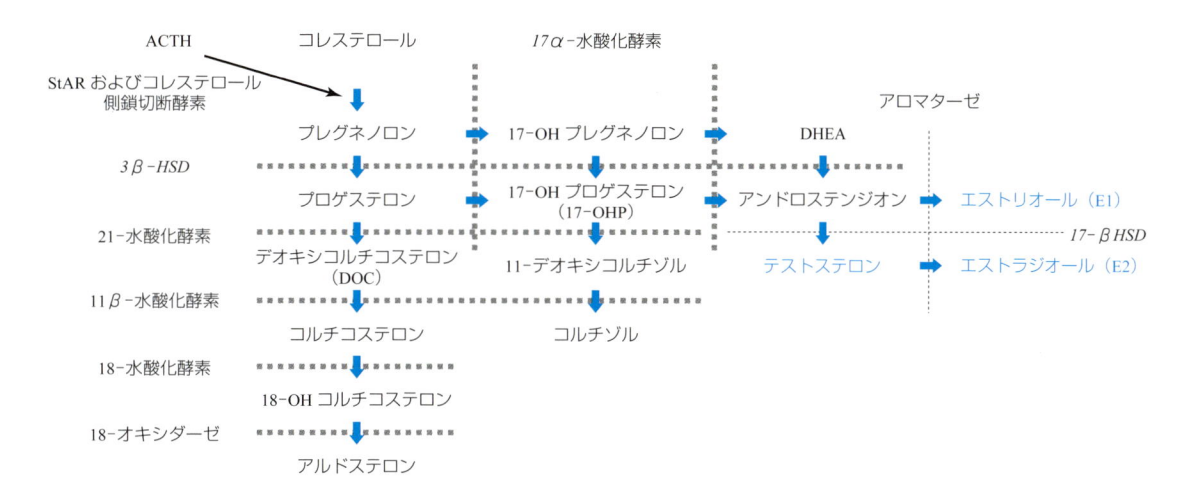

図1 副腎，および性腺でのステロイド合成経路

太い破線は副腎皮質で発現している酵素を指す．黒字は副腎皮質で代謝，産生されるステロイド，青色文字は副腎皮質で産生されないステロイドで，性腺などで産生される．

でに必要な過程が障害されることによって生じる．コルチゾール産生障害により下垂体からのACTH分泌が過剰となり代償的に副腎の過形成をきたす．このため先天性副腎過形成と呼ばれる．

　一般的にCAHとして知られる6病型は，先天性リポイド副腎過形成（現在ではStAR異常症と呼ばれることが多い），3β-水酸化ステロイド脱水素酵素（3β-HSD）欠損症，21-OHD，11β-水酸化酵素欠損症（11β-OHD），17α-水酸化酵素欠損症（17-OHD），P450酸化還元酵素欠損症（PORD）である．いずれもコルチゾール産生過程の障害によって起こる遺伝性疾患で，指定難病（先天性副腎皮質酵素欠損症）である．このうち，StARはコレステロールをミトコンドリア内へ運ぶ輸送体であり，StAR異常症はその機能喪失によって生じる．PORDは，21-水酸化酵素などの複数の副腎皮質酵素を活性化する電子伝達系補酵素であるPORの欠損によるものである．この2病型以外の4病型はステロイド合成酵素の欠損によるものである．

　ヒトの体内で生理的活性をもつステロイドホルモンは，コルチゾールに代表されるグルココルチコイド，アルドステロンに代表されるミネラロコルチコイド，性ホルモンであるエストロゲン，プロゲステロン，テストステロンで，これらはコレステロールを基質とし，同じ生成経路を共有する（図1）．目的

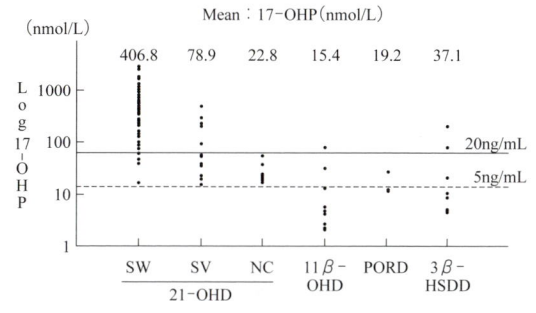

17-OHP：10nmo/L=3.3ng/mL

図2 NBSにおける17-OHPの値と21-OHDの病型．また21-OHD以外のCAHの17-OHPの値

これらは複数の海外の文献に基づくもので，無治療時ではあるが，NBS以外で測定されたものも含む．
（Tsuji-Hosokawa A, et al. Newborn screening for congenital adrenal hyperplasia in Tokyo, Japan from 1989 to 2013：a retrospective population-based study. *BMC Pediatr* 2015；**15**：209 をもとに作成）

とするホルモン合成に必要とする酵素が異なるため，副腎や性腺（精巣，卵巣）は，それぞれに応じた組み合わせの酵素を発現させることで目的とする機能を果たす．したがってCAHによるグルココルチコイド合成障害は，二次的な性ステロイド，特にテストステロンの合成障害/産生過剰いずれかを引き起こす．胎生期の外性器分化はアンドロゲン（＝テストステロン，アンドロステンジオン）に依存するため，CAHによる胎生期のアンドロゲン不足/過

剰は非典型的外性器の原因となる.

先天性副腎過形成の新生児期の共通した大きな問題点は2つである. 一つはグルココルチコイド産生障害による adrenal crisis, もう一つは, 非典型的外性器による性別判定困難である. adrenal crisis はしばしば急激に発症し致死的な経過を辿りうる医学的にも緊急性の高い状態である. 治療はグルココルチコイドの補充で容易に行うことができるため, 診断的価値が極めて高い. 出生時性別判定困難は, 両親への精神的なダメージが大きく, 性別判定を円滑に行うことはその後の養育環境などを考慮した場合, 大変重要である. スクリーニング対象となる21-OHD ではこの2つの問題が生じ, その介入を速やかに行うために NBS の対象となっている.

● 検査項目 (17-OHP)

21-OHD のスクリーニング指標である 17-OHP は, 21-水酸化酵素によりステロイド核の 21 番目の炭素が水酸化され, 11-デオキシコルチゾール (11-DOF) へと変換される. したがって 21-水酸化酵素が欠損した場合, この反応の基質である 17-OHP が上昇するが, 実際にはいくつか注意すべき点がある. 1つ目は CAH の他の病型で上昇することがあること (図2). 2つ目は, 早産児で偽陽性が多く, 陽性適中率が低下すること, である. 陽性患者を診療する場合にはこれらに留意する必要がある.

● 分類 (17-OHP 高値となる CAH)

17-OHP 高値をきたしうる CAH として, 21-OHD の他に, 11β-OHD, 3β-HSDD, PORD の計4疾患が知られている (図2). CAH は糖質コルチコイド産生障害という共通点はもつものの, それぞれの病型における臨床像は大きく異なるため, 治療法や臨床的なアプローチは各病型に合わせたものが必要となる. 17-OHP 高値をとる CAH はほとんどが 21-OHD であるものの, 正確な病型診断は必須である.

NBS で 17-OHP 高値を指摘された児を診療する際は, 必要に応じて専門医療機関と密に連携をとり, 診断を進めていくことが肝要である.

1. 21-OHD (OMIM:201910)

NBS 発見対象疾患である. 詳細は次項「21-水酸化酵素欠損症」(p.124) 参照.

2. 3β-HSDD (OMIM:201810)

3β-HSDD は同遺伝子の変異により, 副腎皮質や性腺に存在するⅡ型 3β-水酸化ステロイド脱水素酵素 (3β-HSD) の活性が低下する疾患である. 本疾患では, Δ4-ステロイドである 17-OHP の産生は障害され, 低値をとることが予測されるが, 実際には逆説的に高値を示す例があり, その値は時に 21-OHD の古典型に匹敵するレベルとされる. この原因として, 大量に産生された 17-ヒドロキシプレグネノロンが末梢組織のⅠ型 3β-HSD により 17-OHP に変換される機序が考えられている.

3. 11β-OHD (OMIM:202010)

CYP11B1 遺伝子の変異により, 副腎皮質束状層や網状層に存在する 11β-水酸化酵素 (P450c11) の活性が低下する疾患である. 日本ではまれな疾患で, 発症頻度は 100 万人に 1 人, CAH の約 1% を占めるにすぎないとされる[11]. しばしば 21-OHD との鑑別が問題となる疾患である. 11-DOF の上昇に伴い, 二次的に上流にある 17-OHP が上昇する.

4. PORD (OMIM:201750)

POR 遺伝子の変異や欠失による P450 オキシドレダクターゼ (POR) 産生障害により生じる疾患である. POR は様々なミクロソーム酵素の補酵素として働く. POR 活性依存的に酵素は 17α-水酸化酵素 (P450c17), 21-水酸化酵素, アロマターゼ (P450arom) であり, PORD ではこれらの酵素活性が低下する. P450c21 の活性低下により NBS で 17-OHP 高値を認めることがあり, 診断の契機となる.

● 21-OHD の診断と病型診断の重要性

図3は, 日本小児内分泌学会から出された「21-水酸化酵素欠損症の診断・治療のガイドライン (2014年改訂版)」に掲載された診断フローチャートからの引用である. これをみても理解できるように, CAH の病型診断では鑑別が可能な簡潔な指標はなく, 尿中ステロイドプロフィルや, いくつかのステロイドの測定を組み合わせて行うのが実情である. 一般に 3β-HSDD では Δ5/Δ4 ステロイド比 (例:17-ヒドロキシプレグネノロン/17-OHP) を, PORD では尿中ステロイドプロフィルを, 11β-OHD では血中 DOC 値をみることが鑑別に有用である. ただしこれらは 17-OHP 以外は保険収載されていないため, 一部の

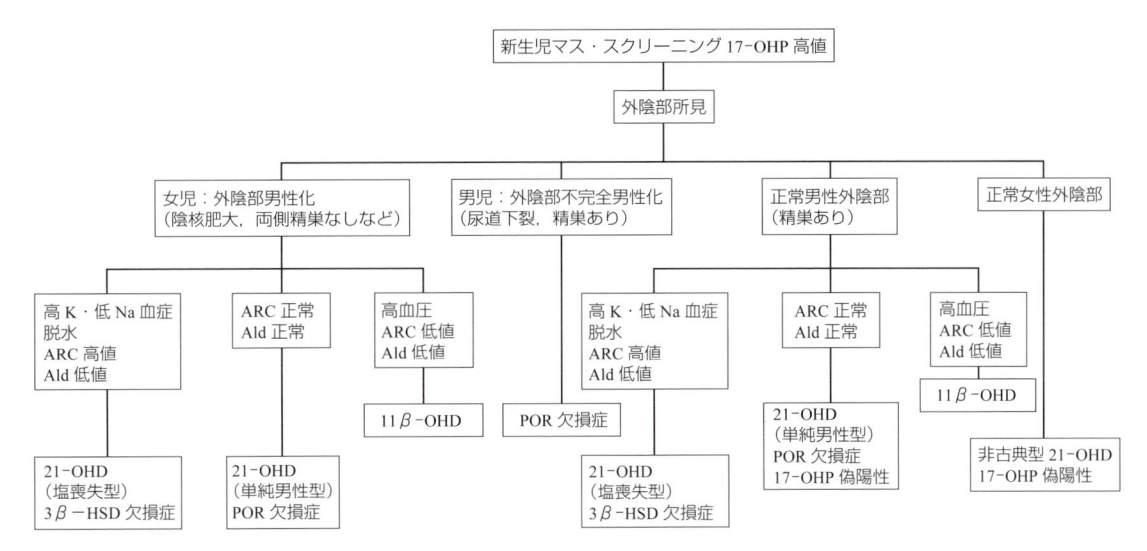

図3 新生児スクリーニングで 17-OHP 高値をとる児の鑑別診断フローチャート

ARC：血中レニン活性，Ald：アルドステロン濃度.

（天野直子，他．副腎皮質機能低下症の診療アルゴリズム．小児内科 2012；44：588-592）

医療施設では病型診断が困難である．また病型診断自体，判明するまでに相当の時間を要することが多いと考えられる．以上のような点をふまえて，CAH の疑いがある児への初期対応を行う必要がある．

● CAH の初期対応の考え方

CAH の初期対応で最も問題となるのは adrenal crisis と社会的性の決定である．このうち adrenal crisis は糖質コルチコイド補充，輸液という共通の治療によって対応が可能であり，その対応法は CAH すべての病型共通である．

まず求められるのは，的確に副腎不全があるかどうかの判定である．

一方，性決定は先に述べたように病型によって異なる場合があるため注意が必要である．非典型的外性器をもつ新生児の社会的性の決定は医療的社会的緊急事態であり，迅速な判断が要求されると同時に，確実な医療的診断やデータに基づいて遂行される必要がある．厳密な意味で他の病型を否定するには外性器所見を含む身体所見，超音波検査での性腺の位置や，内性器の有無などの把握が必要である．

特に 21-OHD，11β-OHD では性腺の発生，機能は正常に分化するので，卵巣は腹腔内に留まり，精巣は下降する．さらにグルココルチコイド補充療法を開始する前に尿や血清の検体を十分量採取しておき，必要に応じて追加検査を出せるようにしておくことが望ましい．一度治療を開始した後では，鑑別が困難になることが予測されるからである．

参考文献

・ 宮川雄一，他．先天性副腎過形成（CAH）精査機関での診断のポイント〜17-OHP 高値をとる CAH の病型診断と遺伝学的検査について〜．日マススクリーニング会誌．2015；25：9-17
・ 田島敏広，他．先天性副腎過形成．日本小児内分泌学会（編）．小児内分泌学 改訂第 2 版．診断と治療社，2016：371-394
・ Tsuji A, et al. Newborn screening for congenital adrenal hyperplasia in Tokyo, Japan from 1989 to 2013：a retrospective population-based study. *BMC Pediatr* 2015；15：209
・ 日本小児内分泌学会，他．21-水酸化酵素欠損症の診断・治療のガイドライン（2014 年改訂版）．http://jspe.umin.jp/medical/files/guide20140513.pdf

（鹿島田健一）

2）21-水酸化酵素欠損症

21-hydroxylase deficiency

● 疾患概要

21-水酸化酵素欠損症（21-OHD）は，*CYP21A2* 遺伝子の変異や欠失により，副腎皮質に存在する 21-水酸化酵素（P450c21）の活性が低下する疾患で，発症頻度は 18,000〜19,000 人に 1 人とされる．P450c21 は 17-OHP を 11-DOF に，プロゲステロンを 11-デオキシコルチコステロン（DOC）に変換する酵素であり，最終的にそれぞれがコルチゾール，アルドステロンに変換される．重症型ではコルチゾールやアルドステロンの産生障害が生じ，副腎不全や塩喪失をきたす．一方，P450c21 の活性低下により余剰となったコルチゾール前駆体は，最終的にはテストステロンとして分泌され，46,XX 症例では，胎生期に外性器の男性化をきたす．

21-OHD は重症度に応じて，大きく古典型，非古典型の 2 つに分かれる．古典型は非古典型に比べ重症であり，46,XX 症例では出生時に外性器男性化を認める．古典型はさらに最重症の塩喪失型と単純男性化型の 2 つに分類される．塩喪失型は，出生後早期に塩喪失による脱水，高カリウム血症をきたし，早期に治療を開始しないと致死的経過をたどる可能性が高い．一方，単純男性化型は塩喪失傾向が明らかでなく，無治療でも生存が可能である．非古典型は軽症型で，女性罹患者（46,XX 症例）の出生時外性器に男性化を認めないものをさす．この 3 つの病型は *CYP21A2* 遺伝子の変異による酵素の残存活性に依存し，残存酵素活性に応じた連続した病態と考えることができ，しばしば鑑別が困難なことがある．新生児スクリーニング（NBS）は新生児期に古典型を発見することを目的としている．

● 自然歴

NBS 対象である古典型の自然歴について述べる．NBS 開始前には，46,XX 症例は主に出生時の外性器男性化で気づかれた．一方，46,XY 症例の場合は，塩喪失型は新生児期から乳児期にかけての adminal crisis やショックで，単純男性型では幼児期にアンドロゲン過剰に伴う思春期早発症で気づかれることが

多かった．46,XY では外性器の変化がわかりづらく見逃されることが多かったためである．NBS 開始後は古典型の患者はほとんど全てが NBS で発見されていると考えられ，こうした症例の報告は国内ではほとんどみられない．NBS 開始前の患者男女比は 1:2 であったが，開始後は 1:1 になっている．NBS 開始前の男性患者の約半数は単純男性型で見逃されている，あるいは原因不明の突然死とされているケースであったと考えられている．

● 一般臨床所見

出生時，女児では外性器男性化を認める．男性化の程度は外性器，内性器の男性化の程度に応じて分類された Prader 分類がよく用いられる（図 1）．なお 46,XX 症例では性腺は卵巣で腹腔内にあるため，陰嚢様の構造物があっても性腺を触れることはなく，子宮は保たれている．

副腎皮質刺激ホルモン（ACTH）高値による皮膚色素沈着も重要な所見であるが，これらは注意深く観察しないとわかりにくいことも多い．また副腎不全存在下では体重増加不良となるため，スクリーニング陽性者で体重増加不良が明らかな場合には，患者である可能性が高い．

● 検査所見

17-OHP 高値，ACTH 高値が最も特徴的である．塩喪失がある場合には，低 Na 血症，高 K 血症を伴う．アルドステロン産生障害があるものの，実際に塩喪失傾向にある患者では血中のレニンやアルドステロンは高値をとる．従って高アルドステロン血症や高レニン血症が本疾患を否定する根拠にはならない．

● 確定診断法

実際には 17-OHP が著明高値（例えば＞100 ng/mL）であれば，21-OHD と診断可能である．ただし，厳密に他の CAH と簡単に鑑別できる方法はないため，慎重を期するためには，複数の検査所見を併せて行うことが必要である．特に尿中ステロイドプロフィル（慶應大学　長谷川奉延先生に依頼する）

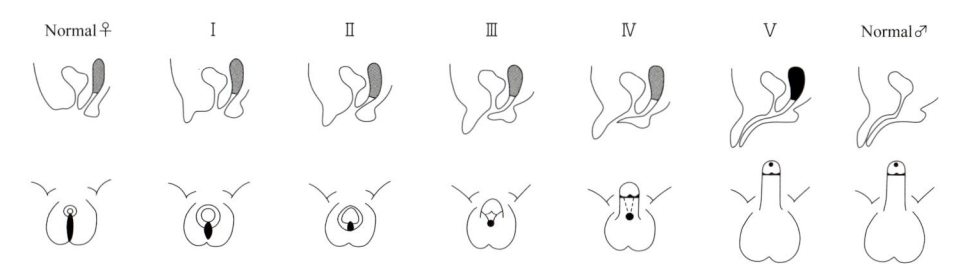

図1 ▶ Prader 分類による外性器男性化の評価
左より，完全女性型，I～V度，完全男性型．
（Prader A. Der Genitalbefund beim Pseudohermaphroditismus femininus des kongenitalen androgenitalen Syndroms. *Helv Paediatr Acta* 1954；**9**：231-248）

は，検体採取の簡便性と迅速性から，CAH の病型を鑑別するうえで有用な検査である．

通常，21-OHD の診断は臨床的に可能とされ，遺伝子検査は必ずしも必須ではない．遺伝相談や，非古典型と古典型を区別するうえで遺伝子検査は有用である．*CYP21A2* の遺伝学的検査は通常の遺伝子に比べ構造異常を伴うことが多く，その解析，解釈には専門的な知識を必要とすることが多い．検査には PCR 法＋Sanger 法だけでなく MLPA 法などを併用することが望ましく，遺伝学的検査を検討する場合には検査機関とよく相談のうえ行う必要がある．

● 治療および予後

治療は，産生が障害されているグルココルチコイド，ミネラロコルチコイドをそれぞれ内服で補充する．発熱時などストレスがかかる際には，グルココルチコイドのストレス量の追加内服，必要に応じて経静脈的な投与が必要となる．補充療法は生涯必要であるものの，新生児期に速やかに治療を開始すれば，生命予後は良好であり，ほぼ健常人に近い寿命をもつと考えられる．また知的予後も通常は正常であり，一般健常人と同様な社会的生活を送ることができると考えられる．

一方，46,XX 症例にとって 21-OHD は性分化疾患（DSD）としての側面もあり，その点に注意を払うことは大切である．46,XX 症例では，胎生期にアンドロゲンに暴露されているため，脳も外性器内性器と同様に男性化が生じている可能性が指摘されている．この点，性自認は女性であり，障害されることはないことが疫学的に判明している．一方，性役割，すなわち「男性らしさ，女性らしさ」として表現さ

れる行動様式は，男性化を認める．ただし性役割は個人の指向の問題と捉えることができ，核型と表現型のねじれは医療的介入の対象とはならない．このことから 21-OHD の 46,XX 症例は現在女性での養育をすることが推奨され，幼児期早期に外性器形成術を施行することが多い．早期から小児外科，小児泌尿器科医との連携が必要である．

手術は一期的に行われることが多いが，腟の形成が悪い場合などは複数回必要になることもある．成人 46,XX 症例のおける性的活動性，結婚，妊娠，出産についての報告は多数あるが，全般的に健常女性と比較し低いとされる．この点においては将来的によりよい治療法を模索することが必要である．

● スクリーニングの考え方・問題点

21-OHD の NBS における問題点は複数あるが，ここでは，早産児における偽陽性，および早期の副腎不全発症の 2 つについて述べる．

NBS ではしばしば偽陽性が問題となるが，21-OHD も例外ではない．このうち，早産児において偽陽性が多くなることは以前より指摘されている．特に 37 週未満で出生した児に多い（図2）．原因としては胎児副腎から産生される中間代謝産物による 17-OHP の測定系との交叉反応と実際にストレスにより 17-OHP が高値となっている例が存在するためである．現在広くスクリーニングで用いられている ELISA 法では交叉反応を防ぐことは困難である．このことから国内のいくつかの検査施設では早産児に対するカットオフを別途設けることで偽陽性を減らすようにしているが，必ずしも十分な成果は得られていない．解決方法の一つは，特異性の高い測定系，

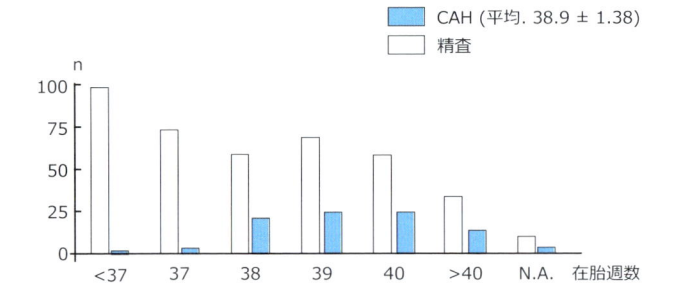

CAH（平均. 38.9 ± 1.38）
精査

図2 在胎週数とスクリーニング精査対象者，CAH（21-OHD）患者数

東京都マススクリーニングのデータを集積したもの．在胎37週以下では陽性適中率が著しく低下する．
（Tsuji-Hosokawa A, et al. Newborn screening for congenital adrenal hyperplasia in Tokyo, Japan from 1989 to 2013：a retrospective population-based study. *BMC Pediatr* 2015；**15**：209）

例えばタンデムマス法で測定することが考えられるが，コストの面から，ごく一部の施設を除き，導入はされていない．

未治療児の早期副腎不全がいつ頃から生じうるか，という点は重要である．経験的に生後7〜10日で既に血清 Na が 125 mEq/L 未満，あるいは血清 K が 7 mEq/L 以上を示す重篤な塩喪失症状をきたしている症例がある．NBS で日齢5〜7日に採血をすることを踏まえると，こうした児を重症化する前に発見するには，採血を規定通りに行うこと，検体を遅滞なく検査機関に送ることが大変重要であること考えられる．

● 家族への説明のポイント

以下いくつか項目別にポイントを挙げる．

①NBS で要精密検査となっている場合，両親の心配は相当なものであり，治療することで良好な予後（社会性も含め）が得られる旨をお話することが大切である．

②46,XX 症例での外性器の問題は，手術が必要なことが多いものの，女性にアサインすることについてコンセンサスが得られており，女性として養育することを encourage するように話す．

③ストレス時のグルココルチコイドの増量，および早期受診の必要性については，繰り返し話すことで，大事に至ることのないように心がける．

④遺伝学的な話は，常染色体劣性遺伝形式である旨も含め話をする必要があるが，遺伝子検査をするかどうかは，個々の事情で異なる．

📖 **参考文献**

・ 宮川雄一，他．先天性副腎過形成（CAH）精査機関での診断のポイント〜17-OHP 高値をとる CAH の病型診断と遺伝学的検査について〜．日マススクリーニング会誌 2015：**25**：9-17
・ 中川竜一，他．21-水酸化酵素欠損症の遺伝子解析．日マススクリーニング会誌 2018：**28**：9-15
・ 田島敏広，他．先天性副腎過形成．日本小児内分泌学会（編）．小児内分泌学 改訂第2版．診断と治療社，2016：371-394
・ Tsuji-Hosokawa A, et al. Newborn screening for congenital adrenal hyperplasia in Tokyo, Japan from 1989 to 2013：a retrospective population-based study. *BMC Pediatr* 2015：**15**：209
・ 日本小児内分泌学会マス・スクリーニング委員会，他．21-水酸化酵素欠損症の診断・治療のガイドライン（2014 年改訂版）．http://jspe.umin.jp/medical/files/guide20140513.pdf

（鹿島田健一）

3）21-水酸化酵素欠損症以外の先天性副腎過形成症

Congenital adrenal hyperplasia other than 21-hydroxylase deficiency, detected by NBS

● はじめに

先天性副腎皮質過形成症（CAH）は，コルチゾール分泌が障害され，副腎皮質刺激ホルモン（ACTH）分泌過剰となり，副腎皮質が過形成となる先天性の疾患群である．CAH のスクリーニングはわが国で 95% 以上を占める 21-水酸化酵素欠損症（21-OHD）が主目的で，指標として 17-ヒドロキシプロゲステロン（17-OHP）の上昇を用いる．一方，CAH の他の病型として，リポイド皮質過形成，17α-水酸化酵素欠損症，3β-水酸化ステロイド脱水素酵素（3β-HSD）欠損症，11β-水酸化酵素欠損症（11β-OHD），および P450 酸化還元酵素（POR）異常症がある．

本項では，17-OHP が上昇する 3β-HSD 欠損症，11β-OHD，POR 異常症について述べる．いずれも常染色体劣性遺伝疾患である．図に副腎皮質におけるステロイドホルモン生合成経路を示す．障害される酵素により，産生されるホルモンの割合が異なるため，ホルモンの尿中の代謝産物を網羅的に測定するステロイドプロフィル検査が診断の参考になる．尿ステロイドプロフィル検査は保険未収載であり，現時点では，慶應義塾大学病院臨床検査科（本間佳子先生），慶應義塾大学医学部小児科（長谷川奉延先生）で行われている．

● 3β-水酸化ステロイド脱水素酵素（3β-HSD）欠損症

1. 疾患概要

副腎，性腺に発現する II 型 3β-HSD が欠損し，コルチゾール，アルドステロン，アンドロゲンの合成障害と Δ5-ステロイドの過剰産生をきたし，副腎皮質過形成と外性器異常をきたす．17-OHP の低下が予測されるが，実際には 17-OHP が上昇する例が存在する．上昇した 17-ヒドロキシプレグネノロン（17-OHP5）が，末梢に発現する I 型 3β-HSD により変換されるなどの機序が推測されているが詳細は不明である[1]．古典型の頻度は，約 100 万人に 1 人とされる．

2. 臨床病型と自然歴

古典型（塩喪失型，非塩喪失型），非古典型がある．古典型は，コルチゾール分泌低下による副腎不全症状と ACTH 分泌過剰による色素沈着をきたす．アルドステロン分泌低下による塩喪失症状を認めるが，非塩喪失型も存在する．46,XY 症例では，テストステロン分泌低下によりほぼ全例に外性器異常を認める．46,XX 症例ではデヒドロエピアンドロステロン（DHEA）が過剰分泌から，軽度の外性器男性化をきたす．非古典型は早発恥毛や思春期以降の女性における多毛や月経異常の原因となる．

3. 一般臨床所見

副腎不全症状（哺乳力低下，体重増加不良，嘔吐，脱水，意識障害，ショックなど），全身の皮膚色素沈着，塩喪失症状（低ナトリウム血症，高カリウム血症，脱水）．外性器所見として，46,XY 症例では尿道下裂，停留精巣などの不完全な男性化を認め，46,XX 症例では正常女性型から男性化（軽度の陰核肥大，陰唇癒合）を認める．

4. 確定診断法

II 型 3β-HSD 遺伝子（*HSD3B2*）変異のホモ接合体，または複合ヘテロ接合体の確認．

5. 異常代謝産物の所見

血漿 ACTH 高値，血漿レニン活性（PRA）の高値，DHEA，DHEA-S の高値

血中 17-OHP5/17-OHP 比などの Δ5/Δ4 ステロイドホルモン比，17-OHP5/コルチゾール比の上昇，尿ステロイドプロフィル検査での 17OHP5，pregnane-triol 高値[2]．

6. 治療と予後

コルチゾールとアルドステロン分泌低下に関する治療は，21-水酸化酵素欠損症に準じる．外陰形成術が必要な場合がある．

7. 家族への説明のポイント

①ストレス時に急性副腎不全を起こす可能性があるため，予防法や体調不良時の対応について詳細に説明する必要がある．

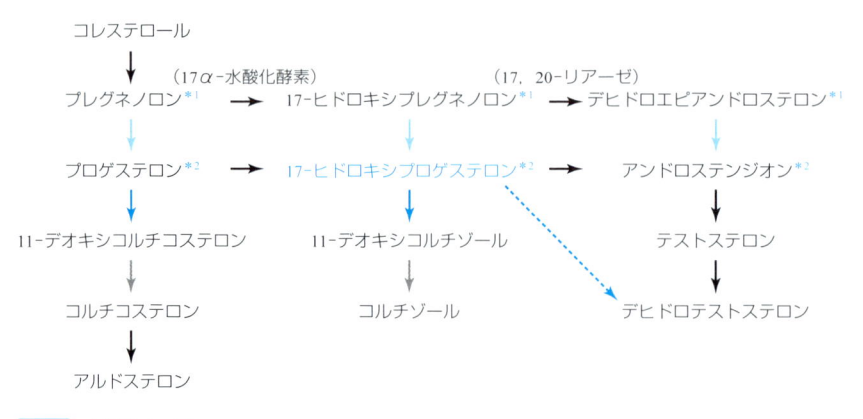

コレステロール

（17α-水酸化酵素） （17，20-リアーゼ）

プレグネノロン*1 → 17-ヒドロキシプレグネノロン*1 → デヒドロエピアンドロステロン*1

プロゲステロン*2 → 17-ヒドロキシプロゲステロン*2 → アンドロステンジオン*2

11-デオキシコルチコステロン　11-デオキシコルチゾール　テストステロン

コルチコステロン　コルチゾール　デヒドロテストステロン

アルドステロン

図　代謝マップ

⟶：3β-水酸化ステロイド脱水素酵素，⟶：21-水酸化酵素，⟶：11β-水酸化酵素，⟶：POR 依存酵素，⟶：17α-水酸化酵素（17,20-リアーゼ活性も有する），⇢：backdoor pathway，*1：Δ5-ステロイド，*2：Δ4-ステロイド

②外性器異常に関しては経験豊かな小児泌尿器科医へのコンサルトが必要である．

11β-水酸化酵素欠損症（11β-OHD）

1. 疾患概要

11β-水酸化酵素（P450c11）の欠損により，コルチゾール分泌が低下する．アルドステロンの分泌も低下するが，弱いミネラルコルチコイド作用を有する11-デオキシコルチコステロン（DOC）の分泌過剰をきたすため，ミネラルコルチコイド過剰となり高血圧をきたす．また，副腎アンドロゲンの分泌過剰も認める．わが国での頻度は先天性副腎皮質過形成症全体の1%前後である．

2. 自然歴

古典型，非古典型がある．古典型は，急性副腎不全症状と色素沈着をきたす．46,XX症例では出生時に外性器の男性化を認める．治療が不十分な場合，早期に骨端線が閉鎖し低身長となり，46,XX症例では乳房発育不良や多毛などを認め，46,XY症例では性器肥大，陰毛出現などの性早熟を認める．高血圧は，生後数年してから発見されることが，まれに認めない場合もある[3]．非古典型は早発恥毛や思春期以降の女性における多毛や月経異常の原因となる．

3. 一般臨床所見

副腎不全症状，全身の皮膚色素沈着，若年性高血圧を認める．46,XY症例では性早熟（性器肥大，陰毛出現など），46,XX症例では外性器の男性化（陰核肥大，陰唇陰囊融合など）を認める．

4. 確定診断法

P45011β遺伝子（CYP11B1）変異のホモ接合体，または複合ヘテロ接合体の確認．

5. 異常代謝産物の所見

血漿ACTH高値，PRA低値，血清DOC，11-デオキシコルチゾールの基礎値，ACTH負荷後の血清テストステロン・DHEA・DHEA-S高値．尿ステロイドプロフィル検査でテトラヒドロ-11-デオキシコルチゾール高値[2]．

6. 治療と予後

高血圧に対しては，ACTH分泌過剰の抑制のためグルココルチコイド製剤を投与する．その他は，21-水酸化酵素欠損症に準じる．

7. 家族への説明のポイント

3β-HSD欠損症と同様だが，高血圧が合併することがあるとも伝える．

P450酸化還元酵素（POR）異常症

1. 疾患概要

P450酸化還元酵素（POR）は，多くの酵素の補酵素として作用する．異常症ではコレステロール合成障害，ビタミンA不活性化障害により骨症状をきたし，副腎，性腺，胎盤でのステロイド合成障害をきたす．副腎では17α-水酸化酵素，21-水酸化酵素などが障害され，コルチゾール，アンドロゲンの合成が障害される．46，XY症例，46,XX症例とも外性

器異常をきたすが，46,XX 症例における機序は，胎盤のアロマターゼ活性低下によるアンドロゲン蓄積と，上昇した 17-OHP から backdoor pathway を介しアンドロゲンが産生されるためと考えられる．胎盤でのアンドロゲン蓄積は母体の男性化をきたす．17-OHP が正常例や軽度上昇例も存在し，NBS で発見されないこともある．わが国の先天性副腎酵素欠損症の 2.4% を占める[4]．

2.　自然歴
1）発症形態

副腎不全症状，外性器異常，骨症状の程度は様々であり，必ずしも全て症状がそろわない例も存在する．コルチゾール低下が小児期に出現する例も報告されている．ステロイド合成障害により二次性徴も障害される．

3.　一般臨床所見

副腎不全をきたす例が存在する．骨症状は，頭蓋骨早期癒合，顔面中部後退，肘関節の骨癒合，くも状指趾などが特徴的で，咬合不全，後鼻腔閉鎖，側弯などもみられる．46,XY 症例で小陰茎，尿道下裂，停留精巣が，46,XX 症例で陰核肥大と陰唇癒合がみられる．妊娠中の母体は多毛，嗄声，顔貌変化を認める．

4.　確定診断法

POR 遺伝子変異のホモ接合体，または複合ヘテロ接合体の確認．

5.　異常代謝産物の所見

血清 17-OHP の軽度上昇，ACTH 負荷試験でプロゲステロン，17-OHP5，17-OHP，DOC，コルチコステロンの上昇．尿中ステロイドプロフィル検査でのプレグナントリオロン高値，および 11-ヒドロキシアンドロステロン/プレグナンジオール低値[2]．

6.　治療と予後

副腎不全症状がある場合は，21-水酸化酵素欠損症に準じた糖質コルチコイドを補充する．外陰形成術が必要となる場合がある．二次性徴の障害に対しては，性ホルモンの補充を行う．

7.　家族への説明のポイント

3β-HSD 欠損症と同様の説明に加え，思春期の発来が障害される場合があること，多彩な症状に対しては他科との連携が必要であることを説明する．

📖 文　献
1）高澤　啓，他．1．3β 水酸化ステロイド脱水素酵素異常．小児科臨床 2012；**65**：951-958
2）本間　桂，他．内分泌疾患マススクリーニングにおけるトピックス ろ紙血 170HP 陽性者の尿中ステロイドプロフィル．日マススクリーニング会誌 2016；**26**：170
3）渡邉早苗，他．11β-水酸化酵素欠損症．日本臨床 2005；**63** Suppl. 3：288-291
4）55 P450 酸化還元酵素欠損症．小児慢性特定疾病 HP，https://www.shouman.jp/disease/details/05_25_055/

（沼倉周彦）

第4章
ガラクトース血症

1）高ガラクトース血症のスクリーニング概要

Outline of screening for hypergalactosemia

● ガラクトースの代謝と病態

　哺乳類の乳汁中に含まれる主な糖質は乳糖である．経口摂取された乳糖は，腸管内で二糖類分解酵素の作用を受け，六炭糖系の単糖類であるグルコースとガラクトースとして吸収される．門脈を経て肝臓に運ばれたガラクトースは，ガラクトキナーゼ（GALK）の作用でリン酸化されてガラクトース-1-リン酸となり，次いでガラクトース-1-リン酸ウリジルトランスフェラーゼ（GALT）の作用で UDP-グルコースと反応して UDP-ガラクトースとグルコース-1-リン酸が生じる．UDP-ガラクトースは，生体内での糖鎖合成などに利用されるほか，UDP-ガラクトース 4'-エピメラーゼ（GALE）が作用すると UDP-グルコースが再生する．これら一連の反応系で代謝されるのは α-D-ガラクトースである．異性体である β-D-ガラクトースは，ガラクトースムタロターゼ（GALM）によって α 体に変換される必要がある．GALM→GALK→GALT→GALE から成るガラクトース代謝系を「Leloir 経路」と呼ぶ．肝初回通過効果によって，肝静脈—下大静脈以降の体循環血液中にガラクトースはほとんど検出されない（図）．

　高ガラクトース血症（表）を呈する最重要疾患は，GALT の欠損によるガラクトース血症 I 型である．欧米白人では頻度が高く（約 1/6 万人），乳糖摂取制限で治療可能なことから，新生児スクリーニング（NBS）の対象疾患となった．

● 高ガラクトース血症のスクリーニング法

　スクリーニング検査法の変遷に伴って発見されうる疾患が拡大しながら現在に至っている．

1．ボイトラー法

　GALT の反応では UDP-ガラクトースとグルコース-1-リン酸が生成するが，後者がさらにリボース-5-リン酸まで連続的に代謝される過程で補酵素 NADP$^+$ から NADPH が生成される．NADPH は 340 nm 紫外光を照射すると蛍光を発するので，蛍光が減弱していればガラクトース血症 I 型が疑われる．

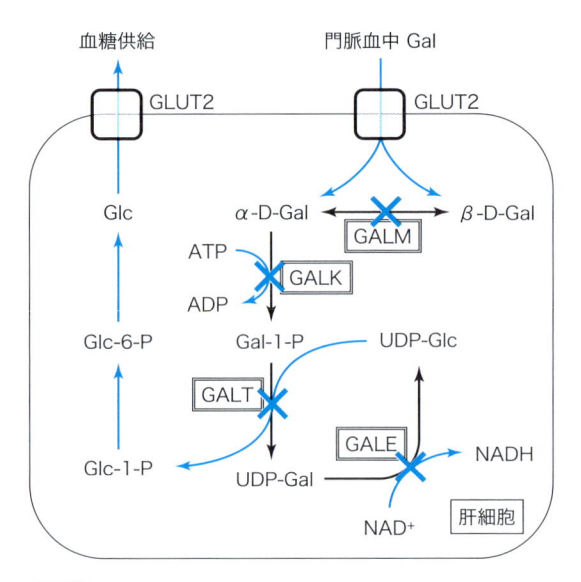

図　ガラクトース代謝経路

Gal：ガラクトース，Glc：グルコース，P：リン酸，UDP：ウリジンニリン酸，GALK：ガラクトキナーゼ，GALT：ガラクトース-1-リン酸ウリジルトランスフェラーゼ，GALE：UDP-ガラクトース 4'-エピメラーゼ，GALM：ガラクトースムタロターゼ，GLUT：グルコーストランスポーター，✖：代謝障害部位

　ただし，連鎖反応系に関わるグルコース-6-リン酸脱水酵素欠損症も同様の所見を示すので，鑑別が必要である．また，血液濾紙検体の乾燥が不十分なまま封筒に入れるなどすると，酵素が失活して偽陽性を生じることがあり，特に梅雨～夏季に多い．

2．ペイゲン法

　血中ガラクトースを測定する方法で，大腸菌とそのバクテリオファージを含む寒天培地を使用する．このファージは「ガラクトース濃度が高くなると溶菌が阻止される」性質を有し，培地に静置した血液濾紙片周囲の大腸菌発育円の径が，含まれるガラクトース濃度に比例する．この方法で測定されるのは，ガラクトース・ガラクトース-1-リン酸・UDP-ガラクトースを合わせた濃度となっている．

3．酵素法

　血中ガラクトース濃度を測定する方法で，NADH が生成する反応を共役させて蛍光光度で定量する．半定量法であるペイゲン法は，現在国内ではすべて

表　ガラクトース血症Ｉ～Ⅳ型の特徴				
	Ⅰ型	Ⅱ型	Ⅲ型	Ⅳ型
欠損酵素（酵素名略称）	ガラクトース-1-リン酸ウリジルトランスフェラーゼ（GALT）	ガラクトキナーゼ（GALK）	UDP-ガラクトース4'-エピメラーゼ（GALE）	ガラクトースムタロターゼ（GALM）
遺伝子（局在）	GALT（17q21-q22）	GK1（17q24）	GALE（1p36）	GALM（2p22.1）
N　Gal	増加	著増	軽度増加	増加
B　Gal-1-P	著増	痕跡レベル	著増	正常
S*　ボイトラー	蛍光なし	正常	正常	正常
国内患者頻度**	1/184万出生	1/89万出生	1/16万出生	1/8万出生
臨床症状	哺乳不良，嘔吐，下痢，筋緊張低下，肝障害，肝不全，白内障	若年性白内障	末梢型：無症状 全身型（極めて稀）：Ⅰ型に類似	若年性白内障

*　：新生児スクリーニング（NBS）指標：Gal；ガラクトース，Gal-1-P；ガラクトース-1-リン酸
**：（Ⅰ型～Ⅲ型の頻度）大和田操，青木菊麿：ガラクトース代謝に関る先天性酵素障害症の新生児マス・スクリーニング成績：ガラクトース血症Ⅰ，Ⅱ，Ⅲ型の発生頻度の検証．特殊ミルク情報 2012；48：68-73．より引用
（Ⅳ型の頻度）日本人ゲノム参照パネルから求めた保因者頻度より推定．Iwasawa, S. et al. The prevalence of GALM mutations that cause galactosemia：A database of functionally evaluated variants. Molecular genetics and metabolism 126, 362–367（2019).より引用

酵素法に置き換えられた．この方法では，①血液濾紙検体にガラクトース脱水素酵素を添加して得られる「ガラクトース濃度（Gal）」，②先にアルカリホスファターゼ処理によってガラクトース-1-リン酸もガラクトースに変換してから①を行って得られる「総ガラクトース濃度（T-Gal）」，③両者の差から得られる「ガラクトース-1-リン酸濃度」という3通りの値が指標として用いられる．

● 発見されうる疾患

　ガラクトース濃度測定の追加によって，NBS対象疾患はGALT，GALK，GALEの各欠損症に広がったが，実際にはいずれの酵素欠損症もわが国では頻度が極めて低い．一方，これら3酵素欠損以外のガラクトース高値例が数多く発見されている．その原因として先天性門脈-体循環シャント（CPSS），シトリン欠損症による新生児肝内胆汁うっ滞（NICCD），Fanconi-Bickel症候群（GLUT2欠損症）などがある．2018年には，原因不明高ガラクトース血症例の網羅的遺伝子解析から，ガラクトースムタロターゼ

（GALM）欠損症が新たな原因として同定され[1]，これまでの原因不明高ガラクトース血症の相当数を示める可能性があるといわれている．

● 検体採取に関する注意点

　代謝酵素が正常ならガラクトースは迅速に代謝される．CPSSでは肝動脈系を介する代謝によって空腹時には異常が消失するため，哺乳後1～2時間で採血しないと高値が確認できない．酵素欠損症例の異常値は遷延するが，評価を標準化するため同様の手順で採血すべきである．幼児期以降に耐容性を評価する場合は，牛乳など200 mL程度を飲用させてから検査する．ガラクトースの測定は健康保険適応となっておらず，NBS検査機関へ血液濾紙検体を提出して測定を依頼する必要がある．

文献

1) Wada Y, et al. Biallelic GALM pathogenic variants cause a novel type of galactosemia. Genet Med 2018（doi：10.1038/s41436-018-0340-x）

（但馬　剛）

2) ガラクトース血症I型

Galactosemia type I

● 疾患概要

ガラクトース-1-リン酸ウリジルトランスフェラーゼ（GALT：責任遺伝子 *GALT*，局在 17q21–q22）の異常に起因する常染色体劣性遺伝性疾患である．Gal-1-P から UDP-Gal の代謝が障害されて，Gal-1-P の蓄積によって種々の症状をきたす．Isselbacher らが 1956 年，従前より知られていた「古典型ガラクトース血症」が GALT 活性の低下に起因することを初めて明らかにした[1]．GALT 活性を簡易に評価する「ボイトラー法」を導入して，1960 年代から新生児スクリーニング（NBS）が始まり，欧米では 4 万〜6 万人に 1 人と比較的高い頻度が報告されている[2]．日本では特殊ミルク事務局による調査によると国内頻度は約 184 万出生に 1 例と報告されている[3]．

● 臨床病型・自然歴

1. 古典型

哺乳開始とともに哺乳不良，嘔吐，下痢，筋緊張低下，黄疸，肝腫大，凝固障害などが現れる．治療開始が遅れれば肝不全へと進展するほか，大腸菌性敗血症の合併頻度が高く，致死的となる．II 型と同様に白内障も生じる．長期管理例では，精神発達遅延，振戦，運動失調，発語失行，構音障害，骨密度低下，卵巣機能不全などの合併が少なくない．

2. Duarte 異型

ホモ接合体の GALT 活性が正常の半分程度を示す遺伝子多型（アレル頻度：欧米 7%，日本 2%）である．5′ 側非翻訳領域の 4 塩基欠失（c.-119_-116delGTCA）＋3 種類のイントロン多型（c.378-27 G＞C，c.508-24 G＞A，c.507+62 G＞A）＋c.940A＞G（p.N314D）から構成され，活性低下の主要因は c.-119_-116delGTCA である[4]．この多型と活性喪失型変異の複合ヘテロ接合体は NBS で発見されるが，臨床症状を示さない[5]．

● 確定診断法

1. 赤血球 GALT 活性測定

一部の検査機関は NBS 事業の枠内で実施しているが，基本的に当該自治体外からの依頼検査には対応していない．

＊定量性はないが，ボイトラー法で活性低下の判断は可能である．

2. *GALT* 遺伝子解析

2019 年現在，健康保険「遺伝学的検査料」の算定が認められておらず，研究的検査となる．欧米白人では共通変異 p.Q188R（アレル頻度 70%）が知られているが，日本人患者では特定の高頻度変異は見出されていない[6]．

● 異常代謝産物の所見

1. 酵素法による血中ガラクトース

2019 年現在，血液濾紙ガラクトース濃度の測定法は，ほぼ全ての自治体で「酵素法」が用いられている．基準値設定は自治体間でかなりの相違がある．（「5）ガラクトース関連の基準値」p.188 参照）酵素欠損症罹患者では T-Gal＞20 mg/dL を呈することが多く[3,6]，下記「著明増加」の目安と考えられたい．

2. ボイトラー蛍光なし

・酵素法で 3 指標が著明に増加（Gal-1-P 増加が優位）：GALT 欠損症[3]

・酵素法では異常なし：

① グルコース 6-リン酸脱水素酵素（G6PD）欠損症

② 血液濾紙検体不良による酵素の失活（乾燥不十分など）

3. ボイトラー蛍光微弱

・酵素法で 3 指標が軽度〜中等度増加：GALT 欠損症の保因者，あるいは変異アレルと Duarte 多型の複合ヘテロ接合体

・酵素法では正常範囲：血液濾紙検体不良による酵素の失活（乾燥不十分など）

● 治療と予後

1. ガラクトース摂取制限

GALT 欠損症が疑われたら，母乳や通常の粉ミルクは直ちに中止し，ガラクトース除去ミルクへ変更する．治療開始が遅れれば肝不全へと進展するほか，大腸菌性敗血症の合併頻度が高く，致死的とな

る．ガラクトース除去ミルクは，恩賜財団母子愛育会「特殊ミルク事務局」を通じて無料で提供されるが，初回入手までは市販の乳糖除去ミルクが利用できる．GALT 欠損症のコントロール目標は Gal-1-P $<5\,mg/dL$ とされている[6][7]．

2.　ガラクトースを多く含む食品

乳児の平均的な 1 回授乳量である 200 mL の乳汁（ガラクトース含有量＝約 5 g）に匹敵する量の乳糖・ガラクトースを，1 回の食事で実際に摂取しうる食品は，生クリーム・ヨーグルト・乳飲料・アイスクリーム・チョコレートなど少数の「一次乳製品」に限られる[8][9]．

3.　食事療法と予後

GALT 欠損症の頻度が高い欧米諸国では，乳製品以外に含まれる微量の乳糖・ガラクトースも厳格に制限する方針（約 30 mg/日未満）が主流であるが，精神発達遅延，各種の神経症状（振戦，運動失調など），言語障害（発語失行，構音障害など），骨密度低下，卵巣機能不全などの防止効果は十分ではない．その一方で，比較的緩和された方針（平均 50 mg/日程度）を採る地域との比較でも，長期予後成績に差がないことが報告されている[10]．

4.　食事療法の効果を減じる要因

年齢とともに増加する内因性ガラクトースの生成（成人で約 1 g/日）[11]や，各種の糖タンパクの糖鎖合成基質となる UDP-Gal の不足などが指摘されている[11]が，現状では摂取を極力控える方針で臨まざるを得ないと考えられる．個々の症候に対しては，それぞれに応じた治療が必要となる．

● 家族への説明のポイント

①本来のスクリーニング対象であるガラクトース血症 I 型の国内頻度は 100 万〜200 万出生に 1 例程度と極めて稀であるが，インターネットで見つかるのは I 型の重篤な症状・経過に関する情報ばかりで，家族は強い不安を抱いて来診することが多い．

②ボイトラー法が正常であれば，説明の冒頭で I 型の心配はないことを伝えるのが望ましい．

③I 型であったとしても，国内症例の診断と経過を検証した文献[3]によれば，間違いなく I 型と判断された 16 例中 12 例では，本疾患に関連する症状が認められていないことから，わが国の患者では適切な管理によって良好な予後を期待できると考えられる．

文　献

1）Isselbacher KJ, et al. Congenital galactosemia, a single enzymatic block in galactose metabolism. *Science* 1956；**123**：635-636

2）Berry GT. Classic galactosemia and clinical variant galactosemia. Adam MP, et al（eds）. GeneReviews® ［Internet］. University of Washington, 1993-2019 ［Updated 2017］

3）大和田操, 他. ガラクトース代謝に関る先天性酵素障害症の新生児マス・スクリーニング成績—ガラクトース血症 I，II，III 型の発生頻度の検証—. 特殊ミルク情報 2012；**48**：68-73

4）Fridovich-Keil JL, et al. Duarte variant galactosemia. Adam MP, et al（eds）. GeneReviews® ［Internet］. University of Washington, 1993-2019 ［2014］.

5）Carlock G, et al. Developmental outcomes in Duarte galactosemia. *Pediatrics* 2019；143. pii：e20182516

6）岡野善行. ガラクトース-1-リン酸ウリジルトランスフェラーゼ欠損症. 日本臨床 別冊 先天代謝異常症候群（上），第 2 版. 日本臨牀社，2012：20-25

7）日本先天代謝異常学会（編）. 新生児マススクリーニング対象疾患等診療ガイドライン 2015. 診断と治療社，2015：174-180

8）堀内幸子, 他. 平成 10 年度特殊ミルク改良開発部会・第二部会共同研究報告「糖質代謝異常症の食事療法−1—ガラクトース血症および糖原病について—」. 特殊ミルク情報 1999；**35**：62-76

9）特殊ミルク共同安全開発委員会（編）. わかりやすい肝型糖原病食事療法（第 1 版）. 恩賜財団母子愛育会 特殊ミルク事務局，2003：43-47

10）Bosch AM. Classical galactosemia revisited. *J Inherit Metab Dis* 2006；**29**：516-525

11）Tang M, et al. Innovative therapy for classic galactosemia-tale of two HTS. *Mol Genet Metab* 2012；**105**：44-55

（但馬　剛）

3) ガラクトース血症 II 型

Galactosemia type II

● 疾患概要

ガラクトキナーゼ（GALK：責任遺伝子 *GK1*，局在 17q24）の異常に起因する常染色体劣性遺伝性疾患である．Gal のリン酸化が障害され，Gal が増加する疾患である．蓄積したガラクトースからは，ガラクチトールが生じる．臨床的に問題となるのは，水晶体内にガラクチトールが蓄積して白内障を惹起する．新生児スクリーニング（NBS）では，血液濾紙中のガラクトースが増加しており，ボイトラー法は正常となる．特殊ミルク事務局の調査によると，国内頻度は約 89 万人に 1 人で[1]，欧米白人と同等である．

● 臨床病型・自然歴

両側性の白内障が唯一の症状であり，通常の授乳で哺育していれば顕在化すると考えられる．保因者でも若年性白内障のリスクが高まる可能性が指摘されている．

● 一般臨床所見

眼科的所見を除き，特段の症状や臨床検査値の異常等は認められない．

● 確定診断法

1. 赤血球 GALK 活性測定

国内では実施が難しくなっている．

2. *GK1* 遺伝子解析

2019 年現在，研究的検査となる．国内症例では p.A198V，p.R256W，p.T344M，p.G349S などが報告されている．

3. 生化学的診断

GALK 欠損症では T-Gal，Gal が著明に増加して，Gal-1-P が低いパターンを示す．また，ボイトラー蛍光正常である．7 例の解析で Gal 48.2 ± 14.1 mg/dL（26.4-65.9 mg/dL）という報告がある[2]．基準値については，「5) ガラクトース関連の基準値」（p.188）を参照．

● 治療と予後

GALK 欠損症が疑われたら，母乳や通常の粉ミルクは直ちに中止し，ガラクトース除去ミルクへ変更する．ガラクトース除去ミルクの初回入手までは市販の乳糖除去ミルクが利用できる．乳児の平均的な 1 回授乳量である，200 mL の乳汁（ガラクトース含有量＝約 5 g）に匹敵する量の乳糖・ガラクトースを 1 回の食事で実際に摂取し得る食品は，生クリーム・ヨーグルト・乳飲料・アイスクリーム・チョコレートなど少数の「一次乳製品」に限られる．

GALK 欠損症のコントロール目標は Gal＜5 mg/dL とされている[3]．早期のガラクトース除去により白内障の発症を防ぐことができる．すでに白内障を発症していても，ガラクトース除去により改善する可能性がある．

● 家族への説明のポイント

本来のスクリーニング対象であるガラクトース血症 I 型の国内頻度は 100 万〜200 万人に 1 人程度と極めてまれである．ボイトラー法が正常であれば，説明の冒頭で I 型の心配はないことを伝えるのが望ましい．

📖 文 献

1) 大和田操，他．ガラクトース代謝に関る先天性酵素障害症の新生児マス・スクリーニング成績—ガラクトース血症 I，II，III 型の発生頻度の検証—．特殊ミルク情報 2012；**48**：68-73
2) 岡野善行．ガラクトキナーゼ欠損症．別冊 新領域別症候群シリーズ 先天代謝異常症候群（上），第 2 版．日本臨牀社，2012：26-28
3) 日本先天代謝異常学会（編）．新生児マススクリーニング対象疾患等診療ガイドライン 2015．診断と治療社，2015：174-180

（但馬 剛）

4）ガラクトース血症 Ⅲ 型

Galactosemia type III

● 疾患概要

　UDP-ガラクトース 4'-エピメラーゼ（GALE：責任遺伝子 *GALE*，局在 1p36）の異常に起因する常染色体劣性遺伝性疾患である．GALE 活性低下が赤血球・白血球に限定されている「末梢型」と，肝臓をはじめ血球以外の臓器・組織でも GALE 活性が著しく低下している「全身型」に分類されている．全身型の報告例は全世界で 4 家系に留まっており[1]，国内での報告はない．肝臓など NAD^+ が多量に存在する環境下では変異酵素が安定化しての活性が保たれることが，「末梢型」欠損症の機序として提起されている．

　ガラクトース代謝経路(p.132)に示すように UDP-ガラクトース（UDP-Gal）とともに，上流に位置するガラクトース（Gal），ガラクトース-1-リン酸（Gal-1-P）が蓄積する．新生児スクリーニング（NBS）血液濾紙では主に Gal-1-P が増加し，ボイトラー法は正常となる．特殊ミルク事務局によると国内頻度は約 16 万人に 1 人と報告されている[2]．

● 臨床病型・自然歴

1．末梢型

　臨床症状を示さない．NBS で発見されるケースは，ほぼすべてが末梢型と考えられる．

2．全身型

　ガラクトース血症 1 型と同様の症状に加え，発達遅延，筋緊張低下，感音性難聴，顔面や四肢などの形成異常などが報告されている．

● 一般臨床所見

　末梢型の場合，特段の症状や臨床検査値の異常等は認められない．

● 確定診断法

1．赤血球 GALE 活性測定

　一部の検査機関は NBS 事業の枠内で実施しているが，基本的に当該自治体外からの依頼検査には対応していない．

2．*GALE* 遺伝子解析

　2019 年現在，研究的検査となる．欧米の全身型症例では p.V94M がホモ接合性に同定されている[2]．国内症例に関するまとまった知見はない．

● 異常代謝産物の所見

　GALE 欠損症では「T-Gal，Gal-1-P が著明に増加，Gal 正常〜軽度高値，ボイトラー蛍光正常」というパターンを呈する．16 例の解析で T-Gal 24.3 ± 8.6 mg/dL（9.9〜34.3 mg/dL），Gal 2.7 ± 0.5 mg/dL（2.1〜3.4 mg/dL）という報告がある[3]．基準値は「5）ガラクトース関連の基準値」（p.188）を参照．

● 治療と予後

　GALE 欠損症が疑われる場合も，Gal-1-P が 20 mg/dL 以上であれば，母乳や通常の粉ミルクは中止し，ガラクトース除去ミルクへ変更する．診断確定までのコントロール目標は，ガラクトース血症 1 型に準じて Gal-1-P＜5 mg/dL とする[6]．

　末梢型では，生後 1〜3 カ月で Gal-1-P は低下する[3]ので，診断が確定し，症状もなければ，生後 6 カ月以降に制限を解除して，Gal-1-P の再上昇がないことを確認する[4]．

● 家族への説明のポイント

　①本症の大部分は治療不要である．

　②ボイトラー法で正常であれば心配がいらないことを伝える．

📖 文 献

1）Dias Costa F, et al. Galactose epimerase deficiency：expanding the phenotype. *JIMD Rep* 2017：**37**：19-25
2）大和田操，他．ガラクトース代謝に関る先天性酵素障害症の新生児マス・スクリーニング成績：ガラクトース血症 I，II，III 型の発生頻度の検証．特殊ミルク情報 2012：**48**：68-73
3）岡野善行．UDP-ガラクトース 4-エピメラーゼ欠損症．別冊日本臨牀 先天代謝異常症候群(上)，日本臨牀社，2012：29-31，岡野善行．先天代謝異常症を見逃さない：ガラクトース血症．小児内科 2010：**42**：1079-1083
4）日本先天代謝異常学会（編）．新生児マススクリーニング対象疾患等診療ガイドライン 2015，診断と治療社，2015：174-180

（但馬　剛）

5) ガラクトース血症 IV 型
Galactosemia type IV

● 疾患概要（歴史，頻度，遺伝形式）

GALM（ガラクトースムタロターゼ，aldose 1-epimerase）はガラクトースを利用する経路（Leloir 経路）において，a/β-D-ガラクトースの相互変換反応（異性化）を触媒している酵素である．生体では摂取した乳糖が分解されて生じた β-D-ガラクトースを a-D-ガラクトースに変換する方向に反応が進んでいる．GALM 欠損症（ガラクトース血症 IV 型）は 2018 年にわが国で発見された新しいガラクトース血症であり[1]，常染色体劣性遺伝形式をとる．

ガラクトース血症 IV 型は現時点で unpublished data を含めて国内の 10 数例のみが知られており，その頻度は未だ明らかではない．しかしながら，健常人バリアントデータベースを元にした推計では日本人集団で 8 万人に 1 人，アフリカ人集団では 1 万人に 1 人と高頻度であることが予想されている[2]．

● 自然歴（発症形態，病型）

GALK1 欠損症（ガラクトース血症 II 型）と類似した表現型をとる．新生児スクリーニングでガラクトース血症を契機に発見される．一部で先天性白内障を呈するが，これまでに報告されている症例ではガラクトース除去により軽快している．知的障害や肝機能異常といった，全身の合併症は報告されていない．これまで報告されているガラクトース血症 IV 型はすべて日本国内の症例であり，ガラクトース除去が行われている．このため，全くの無治療の場合での自然歴は明らかになっていない．

● 一般臨床所見

先天性白内障を呈することがある．それ以外の臨床症状・身体所見は報告がない．乳糖・ガラクトース制限が行われていない場合，ガラクトース血症を呈するが，それ以外の血液や尿の一般検査での異常は認めない．

● 確定診断法

確定診断は主に遺伝学的解析，すなわち *GALM* 遺伝子の変異の検出による．日本人では病的バリアントの約 50% を p.Gly142Arg，約 30% を p.Ile99Leufs Ter46 が占めている．

患者由来リンパ球での GALM 蛋白の発現低下や，リンパ芽球での酵素活性消失も診断の根拠となりうる．

後述のように生化学的診断としての代謝ブロックの証明は，その手法が確立していない．そのため生化学的な確定診断は現時点では不可能である．

● 異常代謝産物の所見

血中ガラクトース高値を呈する．ガラクトース-1-リン酸は，新生児期ある程度（数 mg/dL）検出されるが，乳児期早期以降はほぼ検出されない．代謝ブロック（β-D-グルコースの蓄積，a-D-グルコースの減少）の存在は生体内では証明されていない．生体内でのこれらの比率を測定する実験系が確立されていないためである．a/β-D-グルコースが水溶液中で非酵素学的に速やかに平衡化することが代謝ブロックの証明を妨げている．

● 代謝マップ（異常代謝産物の由来）

図にガラクトースの代謝経路（Leloir 経路）と GALM を示した．

● 治療と予後

乳糖・ガラクトース除去が基本である．先天性白内障を呈した 2 症例については乳糖制限された後 1 例で軽快し，もう 1 例は残存しているものの視力に影響はない．白内障に対して手術が必要となった症例は報告されていないが，無治療で放置された症例がないためかもしれない．10 例中 2 例では乳糖制限を緩める（または中止）することができている．現時点では 17 歳の症例が最高齢（unpublished）であり，長期的な予後はまだ明らかではない．これまでに肝障害や卵巣機能不全といった臓器障害，知的障害などの精神運動発達の遅れは報告されていない．

● 家族への説明のポイント，その他

①現時点では白内障が唯一の症状である．

②白内障予防のため乳児期の乳糖制限を行い，定期的な血液検査でガラクトースの上昇がないことを確認する．定期的に眼科受診を行う．

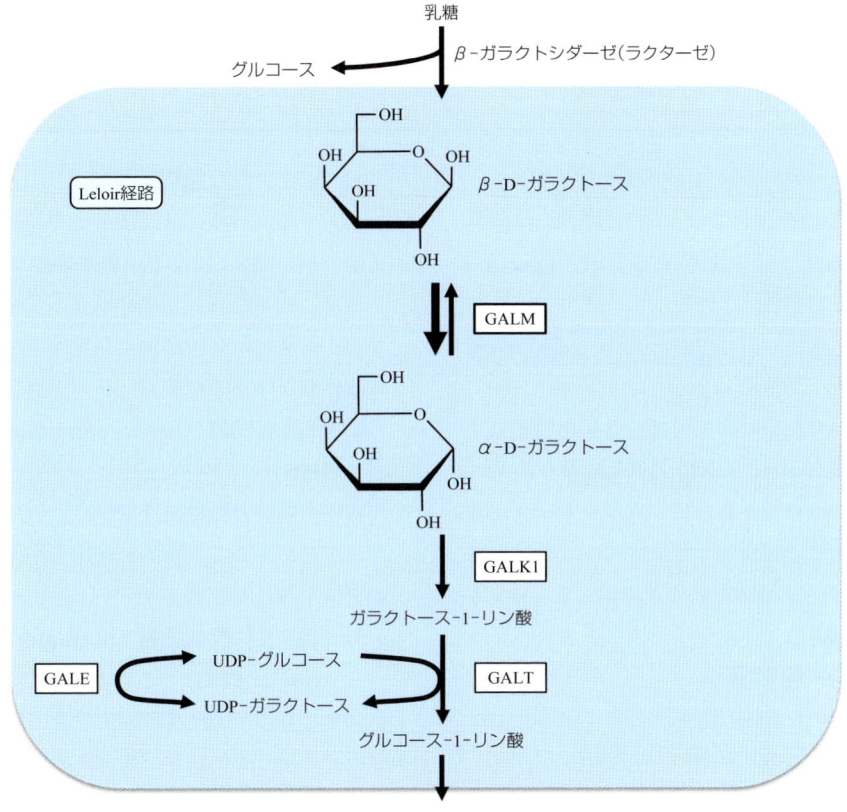

乳糖

グルコース　　←　　β-ガラクトシダーゼ(ラクターゼ)

Leloir経路

β-D-ガラクトース

GALM

α-D-ガラクトース

GALK1

ガラクトース-1-リン酸

GALE　　UDP-グルコース
　　　　　UDP-ガラクトース　　　　GALT

グルコース-1-リン酸

解糖系、グリコーゲン合成、ペントースリン酸経路

図 ▶ ガラクトースの代謝経路（Leloir 経路）と GALM
（Wada Y, et al. Biallelic *GALM* pathogenic variants cause a novel type of galactosemia. *Genet Med* 2018；**278**：43885 をもとに改変）

📖 **文　献**

1) Wada Y, et al. Biallelic *GALM* pathogenic variants cause a novel type of galactosemia. *Genet Med* 2018；**278**：43885
2) Iwasawa S, et al. The prevalence of *GALM* mutations that cause galactosemia：a database of functionally evaluated variants. *Mol Genet Metab* 2019；**126**：362–367
3) Inagaki K, et al. Affinity purification and glucose specificity of aldose reductase from bovine lens. *Arch Biochem Biophys* 1982；**216**：337–344

（菊池敦生，呉　繁夫）

memo19　ガラクトース血症における白内障の発症機序

　ガラクトース血症においては水晶体にガラクチトールが蓄積することで白内障を発症する．ガラクチトールは余剰のガラクトースがアルドースレダクターゼ（aldose-reductase：AR）に触媒され生じる．AR が発現している組織ではガラクチトールが生じ，通常は尿中に排泄される．しかしガラクチトールは細胞膜を容易に超えないため水晶体では蓄積して浸透圧ストレスから水晶体線維の浮腫・混濁をもたらし，白内障を発症する．

　同様に AR により触媒されるグルコースでの知見（グルコースはソルビトールに変換される）によれば，AR はリング状をなす pyranose form である α/β-D-ガラクトースではなく，両者の中間体である直鎖状の aldehyde form に対して作用することが示唆される[3]．α/β-D-ガラクトースのいずれが蓄積しても中間体を経由した相互変換反応が起こるため，AR が中間体からガラクチトールへの変換を触媒し，どちらの異性体が有意に蓄積するかに関わらず白内障が生じることになる．

（菊池敦生）

6）高ガラクトース血症：その他の疾患

Other causes of hypergalactosemia

新生児スクリーニング（NBS）におけるガラクトース陽性例の鑑別疾患としては，先天性門脈-体循環シャント（CPSS），新生児肝炎症候群，Fanconi-Bickel 症候群などが挙げられる．

● 先天性門脈-体循環シャント

1．疾患概要

ガラクトースは肝臓での初回通過効果を顕著に受ける物質の一つであり，肝臓を迂回して体循環系へ流入するシャント血流があれば，ガラクトースが末梢血中に現れることになる．ガラクトース血症 NBS の知見から，CPSS の頻度として新生児 3 万人に 1 人という値が挙げられている[1]〜[3]．

2．臨床病型・自然歴

CPSS はシャント血管と肝内門脈の状態に基づいて分類されている．

1）肝外門脈-体循環シャント（extrahepatic portosystemic shunt：EHPSS）

肝内門脈の形成不良を伴うものは，肝臓への門脈還流の有無によって I 型（門脈欠損症）・II 型（門脈低形成）に分類される．

2）肝内門脈-体循環シャント（intrahepatic portosystemic shunt：IHPSS）

肝内門脈枝と肝静脈または下大静脈との間にシャント血管が認められるもの．静脈管開存や肝血管腫も吻合関係としては肝内シャントに含まれる．

3．一般臨床所見

1）肝障害・肝腫瘍

門脈血流が減少した肝組織には，脂肪変性・萎縮性変化・腫瘍性病変など様々な病的変化が高率に生じる[4]．

2）門脈体循環性脳症

腸内細菌が産生するアンモニアが吸収された後，肝初回通過効果を免れるため，血中濃度が上昇し（報告例の多くは 100〜300 μg/dL 程度[5]），未診断例では意識障害・異常行動・発達退行などの症状を繰り返す．

3）高マンガン血症

食品中のマンガンはほぼすべてが肝初回通過効果を受ける．CPSS による過剰な血中マンガンは，淡蒼球はじめ中枢神経組織に蓄積し，MRI で T1 高信号/T2 正常という特徴的な所見を呈する[6]．臨床症状は伴わないことが多い．

4）肝肺症候群（hepatopulmonary syndrome：HPS）

肺内微細動静脈の血管拡張による動静脈シャントが二次的に生じて，換気血流比不均等から低酸素血症を呈することがある．

5）門脈性肺高血圧症（portopulmonary hypertention：PPH）

HPS と並んで CPSS 患者に呼吸困難を引き起こす原因であり，肺動脈性肺高血圧症の範疇に分類される[7]．

6）その他

CPSS に伴う症候として，新生児一過性胆汁うっ滞，急性肝不全，心不全，直腸出血，糸球体腎炎，膵炎，高インスリン性低血糖症，アンドロゲン過剰症なども報告されている[4]．

4．確定診断法

1）血清総胆汁酸

門脈シャント効果によって上昇する血清総胆汁酸（TBA）は，CPSS の指標として有用である[8]．一般的な上限値は 10 μmol/L 程度であるが，新生児〜乳児期にはより高値であり，40 μmol/L 以上が持続する場合は CPSS の可能性が示唆される．ガラクトースと合わせ，採血は哺乳 1〜2 時間後のタイミングで行う必要がある．

2）腹部超音波検査，腹部造影 CT

静脈管血流の残存，肝血管腫，その他の肝内シャント血管の有無や，門脈本幹と肝内門脈枝の形成状態などに関する診断的所見が確認できる．

3）門脈血管造影

門脈系血管の走行異常に関する最も確定的な所見を明らかにすると同時に，シャント血管の試験的閉

塞によって門脈圧上昇の程度を評価し，閉鎖術の実施可能性に関する情報を得ることができる．

5. 異常代謝産物の所見

NBS で陽性となる CPSS 症例の多くはシャント血流量が少なく，ガラクトースの上昇は軽度に留まるが，シャント血流量が多ければ顕著な上昇も呈しうる．肝障害等に対する高ガラクトース血症の影響は不明だが，ガラクチトールは増加するので，放置すれば白内障は生じうると考えられる[2]．

6. 治療と予後

1）乳糖・ガラクトース摂取制限

ガラクトース≧10 mg/dL またはガラクトース-1-リン酸≧20 mg/dL を示す場合は，乳糖除去ミルクあるいはガラクトース除去ミルクを用いた乳糖制限を行う．

2）高アンモニア血症の抑制

アンモニア上昇傾向を認める場合は，腸内細菌に対する非吸収性抗菌薬（メトロニダゾール，カナマイシンなど）や，腸管内 pH を低下させてアンモニアの吸収を抑制するラクツロースを投与する．さらに高値が続く場合はタンパク摂取制限も考慮する．

3）シャント血管の閉鎖

肝内門脈シャントや肝血管腫は，1〜2 歳頃までに自然消退する可能性がある[5]ので，成長発達状況やアンモニア，肝機能などを監視しながら経過観察する．新生児期の静脈管開存は一過性で自然閉鎖する可能性が高い[9]が，遷延する場合は消退困難とされる[4]．肝外門脈シャントは自然消退しないのが通例である．

持続性 CPSS では，門脈性肺高血圧症の合併などによって，若年でも重篤な転帰に至りうる[4]．シャント血管閉鎖の適応・実施時期に関する定見はなく，必要性と実施可能性・方法（外科手術または血管カテーテルによる閉鎖）について，早い段階から十分に検討しておく必要がある．

4）肝移植

門脈欠損ないし高度低形成の症例で，シャント血管が閉鎖困難と判断される場合には，肝移植が唯一の治療法となる[3]．ただし PPH を併発している場合は改善困難で，死因となることも少なくない[4]．

7. 家族への説明のポイント

高ガラクトース血症で新生児期に発見されるCPSS 症例の多くは，短期間で自然消退しシャント量も少ない予後良好例が多くを占める．シャント量の多い遷延例は様々な症状が出現する可能性があり，治療によって発症を防ぐことができる．

● 新生児肝炎症候群

新生児期の胆汁うっ滞を伴う肝障害を包摂する呼称で，多彩な原因が知られているが，特定に至らないケースが多い．ガラクトース高値を伴う場合は，「シトリン欠損症による肝内胆汁うっ滞（NICCD）」を中心に鑑別診断を進める必要がある（詳細は「5）シトリン欠損症」（p.48）の項を参照）．

文献

1) Gitzelmann R, et al. Hypergalactosemia in a newborn：self-limiting intrahepatic portosystemic venous shunt. *Eur J Pediatr* 1997；**156**：719-722
2) Ono H, et al. Clinical features and outcome of eight infants with intrahepatic porto-venous shunts detected in neonatal screening for galactosemia. *Acta Paediatr* 1998；**87**：631-634
3) Franchi-Abella S, et al. Complications of congenital porto-systemic shunts in children：therapeutic options and outcomes. *J Pediatr Gastroenterol Nutr* 2010；**51**：322-330
4) Bernard O, et al. Congenital portosystemic shunts in children：recognition, evaluation, and management. *Semin Liver Dis* 2012；**32**：273-287
5) Raskin NH, et al. Portal-systemic encephalopathy due to congenital intrahepatic shunts. *N Engl J Med* 1964；**270**：225-229
6) Uchino A, et al. Manganese accumulation in the brain：MR imaging. *Neuroradiology* 2007；**49**：715-720
7) Krowka MJ, et al. Hepatopulmonary syndrome and portopulmonary hypertension：a report of multicenter liver transplant database. *Liver Transpl* 2004；**10**：174-182
8) Sakura N, et al. Elevated plasma bile acids in hypergalactosaemic neonates：a diagnostic clue to portosystemic shunts. *Eur J Pediatr* 1997；**156**：716-718
9) 但馬剛，他．先天性門脈─体循環シャントによる高ガラクトース血症．別冊日本臨牀 新領域別症候群シリーズ 先天代謝異常症候群（上），第2版．日本臨牀社，**2012**：32-39

（但馬　剛）

memo20 **Fanconi-Bickel 症候群**

グルコーストランスポーター 2（GLUT2：責任遺伝子 *SLC2A2*，局在 3q26.2–q27）の異常に起因する常染色体劣性遺伝性疾患（推定頻度 1/100 万人以下）である．GLUT2 は肝細胞，腎尿細管上皮細胞，小腸上皮細胞，膵 β 細胞に発現している促通拡散型輸送タンパクで，グルコースのほかにガラクトース，フルクトース，マンノースも輸送する．グリコーゲン蓄積による肝腎腫大，血糖調節異常（食後高血糖・空腹時低血糖），Fanconi タイプの尿細管障害，低リン血性くる病，成長障害などを呈し，乳児期に診断されることが多いが，新生児スクリーニング（NBS）にてガラクトース高値で発見されることもある．国内報告例のレビューによれば，10 例中 5 例が NBS ガラクトース高値で精査となっており，総ガラクトース濃度は 48〜128 mg/dL という著明な高値を示していた[1]．

報告例によれば，NBS 発見時点で血糖異常，尿糖，汎アミノ酸尿，高カルシウム尿，高リン尿，血清 ALP 著増などは確認されうるが，肝腫大，肝逸脱酵素上昇などは新生児期には認めがたいようである[1〜4]．ガラクトース高値例の原因としてまれな疾患ではあるが，血糖値や尿細管機能関連項目を鑑別検査に加えることが，見落としの防止に有用と考えられる．　　　　　　　　　　　　　　　　　　　　　　　　（但馬　剛）

📖 **文　献**

1) 岡野善行. Fanconi-Bickel 症候群. 日スクリーニング会誌 2001；**11**：29–31.
2) Müller D, et al. Fanconi-Bickel syndrome presenting in neonatal screening for galactosaemia. *J Inherit Metab Dis* 1997；**20**：607–608
3) Yoo HW, et al. Identification of a novel mutation in the GLUT2 gene in a patient with Fanconi-Bickel syndrome presenting with neonatal diabetes mellitus and galactosaemia. *Eur J Pediatr* 2002；**161**：351–353
4) Peduto A, et al. A novel mutation in the GLUT2 gene in a patient with Fanconi-Bickel syndrome detected by neonatal screening for galactosaemia. *J Inherit Metab Dis* 2004；**27**：279–280

第5章
確定診断のための特殊検査

1) スクリーニング陽性者への対応と確定診断

Diagnostic approaches for neonatal screening positive case

● 概　略

　新生児スクリーニング（NBS）で「陽性」と判定された場合，家族の心情に配慮しながら，図に示すフローチャートに従って再検査，再採血検査，精密検査等によって確定診断を進める．

● 陽性者に遭遇した時の対応

　「スクリーニング陽性」に遭遇した時，図に示すような流れで再検査，再採血，精密検査などが行われる．以下にいくつかの用語の定義を述べる[1]．

1. 初回検査

　初回採血された検体の検査をいう．

2. 再採血検査

　「陽性の可能性がある」と判断されたとき，家族に連絡して医療機関を受診していただき再度採血して検査をする．不備検体のために再度採取された検体の検査もさす．3回目は再々採血と呼ばれる．

3. 精密検査・即精査

　疾患の可能性が濃厚な場合，再採血検査のみならず他の生化学検査等を同時に行って，直接確定診断に進む．初回検査後に直接精密検査に進む場合「即精査」と呼ばれる．「即精査」はカットオフを大きく超えている時のみならず，カットオフ値ギリギリでも確定診断を急ぐ必要のある疾患も含む．

4. 再検査・一次検査・二次検査

　再検査：初回の検体を用いて，スクリーニング検査機関で確認する検査である．初回検査と再検査の測定値を伝えることは，医療機関での判断のための情報となる．

　①一次検査：初回採取検体で行われる行政指定検査．

　②二次検査：初回の検体を使って，スクリーニング検査法とは異なる方法で検査する．例えば，血液濾紙を用いた LC-MS/MS によるカルニチンの異性体解析，GC/MS による血中有機酸測定などである．

5. 確認検査

　一次，二次検査で陽性を示した検体について，確認のために行う2回目の検査をいう．

● 確定診断の方法

　検査項目，対象となる疾患，および主な確定診断のための検査項目を表に示している．

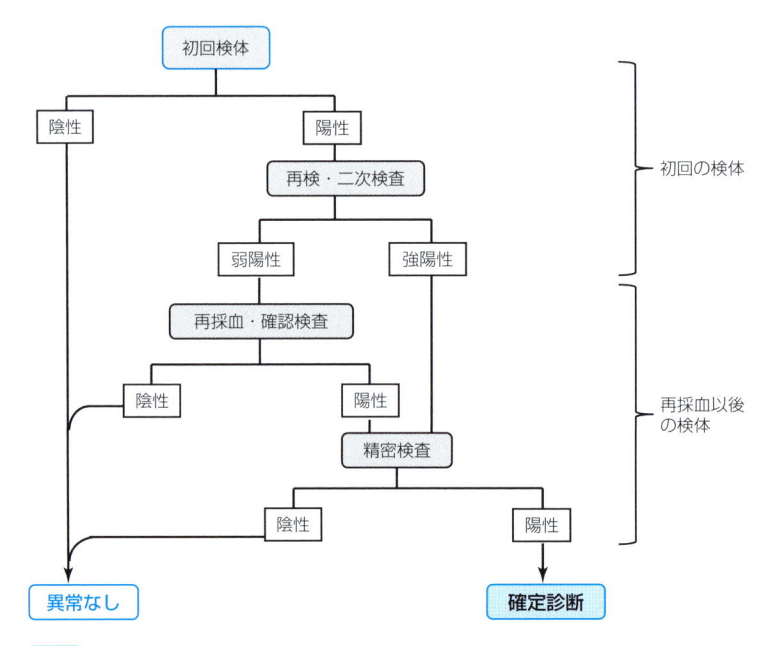

図　新生児スクリーニング検査の判定の流れ

表　新生児スクリーニング検査項目・対象疾患・主な診断検査

検査項目		疾患	診断のための主な検査
①タンデムマス	アミノ酸	アミノ酸血症	アミノ酸分析，GC/MS 分析，BH_4 負荷試験，プテリジン分析，ホモシステイン測定等
		尿素回路異常症	血中アンモニア，アミノ酸分析，GC/MS 分析，遺伝子解析等
	アシルカルニチン	有機酸血症	GC/MS 分析，酵素測定，遺伝子解析等
		脂肪酸代謝異常症	血清 AC，GC/MS 分析，酵素測定，遺伝子解析等
②ガラクトース		ガラクトース血症	ボイトラー検査，Gal-1-P，酵素測定，遺伝子解析，肝胆系異常のスクリーニング
③TSH		先天性甲状腺機能低下症	甲状腺関連ホルモン検査，画像検査等
④17-OHP		先天性副腎過形成症	副腎関連ホルモン検査等

GC/MS 分析：尿中有機酸分析，AC：アシルカルニチン　Gal-1P：ガラクトース-1-リン酸
2019 年現在，①～④の 4 個の血液濾紙ディスク（直径 3 mm）がスクリーニング検査に用いられている．

1. アミノ酸代謝異常症

アミノ酸分析を行う．GC/MS 分析も補助診断として役立つ疾患がある．例えば，メープルシロップ尿症では分枝鎖 α-ケト酸の増加がみられる．

2. 尿素回路異常症

血中アンモニアの測定，アミノ酸分析による尿素回路の構成するアミノ酸の評価，GC/MS 分析による尿中オロット酸測定などである．

3. 有機酸代謝異常症

生化学診断のためには GC/MS 分析が必須である．必要に応じて酵素測定，遺伝子解析による確定診断も行われる．

4. 脂肪酸代謝異常症

血液濾紙で漫然と再採血検査を続けるべきではない．血清アシルカルニチン分析の方が有用である．GC/MS 分析では急性期にジカルボン酸尿症がみられる程度で特異的所見は少ない．遺伝子解析によって確定診断することが多い．

5. ガラクトース血症

ボイトラー法，Gal-1P 測定が I 型，II 型の鑑別に有用である．IV 型も含めて鑑別のためには遺伝子検査が必要となる．

6. 内分泌疾患

先天性甲状腺機能低下症，先天性副腎過形成症が疑われたら，専門医療機関で関連するホルモン検査によって診断に進む．

● **偽陽性と偽陰性（見逃し例）**

NBS では，「偽陽性」と「偽陰性（見逃し例）」の問題がついてまわる．見逃し（偽陰性）をなくすことが最優先であるが，カットオフを下げると偽陽性が多くなり，現場で混乱を引き起こす．一方偽陽性を少なくするためにカットオフ値を上げると「見逃し例」を出す危険性がある．

● **偽陽性者への対応**

再検査の連絡を受けた家族のストレスは決して小さくないことを知っておくべきである．「心配で夜も寝られなかった」，「近所の人が出産のお祝いに来てくれても，一人孤独だった」，「母乳が出なくなった」，あるいは「聞いたことのない病名で近くに知っている人がいなくて非常に不安だった」などが，最終結果が出るまでの親の気持ちなのである．そして最終的に「異常なし」の結果を伝えても，「こんなことならマススクリーニングを受けるのではなかった」と考える家族もいるのである[2]．NBS の対象疾患の自然歴，偽陽性率などの意味を理解したうえで，家族の心情に配慮したカウンセリング，精神的支援が必要である．

文献

1）鈴木健, 他. 検査に関する用語. 日マススクリーニング会誌 1998：8 Suppl.：22
2）追田麻莉, 他. 新生児スクリーニング陽性・偽陽性という結果が親の心理社会面に与える影響に関する文献的検討. 日遺伝カウンセリング会誌 2011；32：157-167

（山口清次）

2) プテリジン分析
Pteridine analysis

● 測定の意義・適応

新生児スクリーニング（NBS）で発見される高フェニルアラニン血症に対して，テトラヒドロビオプテリン（BH_4）欠損症の鑑別診断が必要であり，プテリジン分析が行われている[1]~[4]．BH_4欠損症の診断にとって重要なプテリジン化合物はネオプテリン（N）とビオプテリン（B）であり，この2つのプテリジン分析だけでもBH_4欠損症の診断が可能であるが，一般にはBH_4経口負荷試験や乾燥濾紙血ジヒドロプテリジン還元酵素（DHPR）活性の測定と組み合わせて行われている．

● 検　体

尿，血清または血漿，髄液などを用いて行われる還元型プテリジンは酸化されやすいため，抗酸化剤として少量のアスコルビン酸を添加する必要がある．

● 測定方法[2]

酸化型のプテリジンは蛍光をもつため微量の測定が可能である．しかし，生体内に存在するプテリジンの大部分は還元型で蛍光を持たず不安定なため，一般には酸化型に変換してから測定している．広く用いられている方法は Fukushima-Nixon 法で，ヨード酸化したプテリジンを高速液体クロマトグラフィー（HPLC）で分離し蛍光検出器で定量している．酸性ヨード処理で，すべての還元型 B は酸化され，B として定量できる．アルカリ性ヨード処理では，BH_4とqBH_2はプテリン（P）に分解され，BH_2と B だけが B として定量できるため，酸性とアルカリ性のヨード処理で B 値の差を求めればBH_4とqBH_2（実際にはほとんどがBH_4）の値を知ることができる．

● データの読み方

N 値，B 値は年齢により正常値がかなり異なるため，判定には年齢対照のコントロール値と比較するなど注意が必要である．BH_4欠損症の鑑別診断は，N と B が共に低値であり，またその比率（N/B）が正常であれば GTP シクロヒドロラーゼⅠ（GTPCH）欠損症，N 高値で B 低値のため N/B 値が著しく高値であれば6 ピルボイルテトラヒドロプテリン合成酵

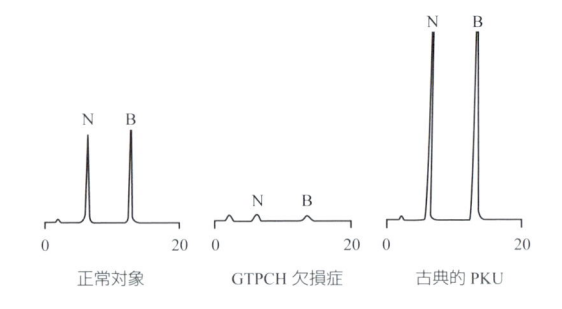

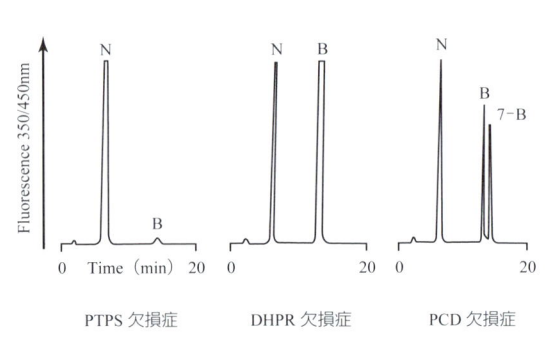

図 プテリジン分析と BH_4 欠損症

素（PTPS）欠損症，N と B が共に高値であり N/B 値が低値であればジヒドロプテリジン還元酵素（DHPR）欠損症かあるいは古典的 PKU と考えられる．最後の N と B が共に高値の場合，尿を酸性とアルカリ性条件下でヨード酸化処理しその差で活性型のBH_4を測定し，B に占めるBH_4の割合が高ければ古典的 PKU，低ければ DHPR 欠損症と考えられる．しかし DHPR 欠損症と古典的 PKU の鑑別には乾燥濾紙血 DHPR 活性の測定が必要である．また，プテリン $4a$ 脱水素酵素（PCD）欠損症[3]の場合は B の直後に 7-ビオプテリン（7-B）のピークを認める（図）[4]．

文　献

1) Shintaku H. Disorders of tetrahydrobiopterin metabolism and their treatment. *Curr Drug Metab* 2002；**3**：123-131
2) 新宅治夫．血液/髄液のプテリジン分析．小児内科 2014；**46**：496-500
3) 新宅治夫．BH4 欠乏症の分子遺伝学．日マススクリーニング会誌 2004；**14**：9-16
4) 新宅治夫．バイオプテリンと小児神経疾患．脳と発達 2009；**41**：5-10

（新宅治夫）

3）ホモシスチン測定

Homocystin measurement

測定の意義・適応

　新生児スクリーニング（NBS）で重要なホモシスチン尿症（HCU）は，シスタチオニン β 合成酵素（CBS）の先天的な欠損により，ホモシステイン（Hcy）が増量して高 Hcy 血症をきたす．増加した Hcy は図に示すようにホモシスチンとなって尿に大量に排泄されるが，Hcy から産生されるシステイン（Cyt）は低下し，シスチンによるジスルフィド結合が障害され，結合織の脆弱性の原因となる（図）．HCU はメチオニンによりスクリーニングされるため高メチオニン血症として発見されるが，その本体は高 Hcy 血症であり，血中 Hcy 濃度の測定が診断上必須となる[1]．高 Hcy 血症は HCU のほかビタミン B_6，ビタミン B_{12} や葉酸の欠乏によってもみられることが知られている．

　Hcy は必須アミノ酸であるメチオニンの中間代謝過程で作られる，チオール基をもつ分子量 135 の含硫アミノ酸の一種で，生体内タンパク質の構成アミノ酸ではない．葉酸，ビタミン B_6，ビタミン B_{12} などのビタミンが補酵素として働き，Hcy からもとのメチオニンに再生される．Hcy は酸化される過程でフリーラジカルを生じ，血管内皮細胞障害や血小板の凝縮により血栓の形成を促進し血管障害などを引き起こすことから，動脈硬化促進作用の指標としても注目されている．

検査方法

　血液中の Hcy は 70〜80％ が蛋白質に結合し，それ以外も大部分は Hcy やほかの低分子チオール化合物と結合し遊離のものは 1％ であるが，これらすべての Hcy を含んだ量を総 Hcy 値として測定している．採血後放置すると測定値が上昇する傾向があるので，直ちに血漿分離を行い凍結する必要がある．測定は HPLC 法や ELISA キットによる方法がある．

図　シスチンのジスルフィド結合

システインがジスルフィド結合により 2 つ結合するとシスチンになる．このジスルフィド結合によりシスチンを含む蛋白質繊維の強度が増すが，シスチンの低下は水晶体の脱臼や解離性大動脈瘤の原因となる．

データの読み方

　HCU のスクリーニングに際して Hcy が測定される．通常，血漿 Hcy 濃度は，蛋白結合型を含む総 Hcy 量として測定され，正常値は 3〜15 nmol/mL 未満で，総 Hcy 値が 15 nmol/mL（15 μmol/L）以上を高 Hcy 血症と呼んでいる．また，Hcy からメチオニン生成の代謝系路（再メチル化経路）において葉酸，ビタミン B_{12} はメチル基転移の補酵素として働いており，これらが欠乏すると Hcy が増加することが知られている．HCU ではベタインを投与してこの再メチル化経路で Hcy を下げる治療を行うがこの治療効果の指標として Hcy の測定は大変有効である（図）[2]．

文献

1）新宅治夫．新生児マス・スクリーニング．小児科診療 2013：**76**：93-102
2）Valayannopoulos V, et al. Betaine anhydrous in homocystinuria：results from the RoCH registry. *Orphanet J Rare Dis* 2019：**14**：66

（新宅治夫）

4) タンデムマス分析（LC-MS/MS, 血清分析）

Serum acylcarnitine measurement using tandem mass spectrometer

● タンデムマス法とは

「タンデムマス分析」とは，タンデム型質量分析計（MS/MS）を使用し，分子イオンと断片化イオンを組み合わせて測定する分析法である．図のように，液相中の試料をエレクトロスプレーイオン化装置で脱溶媒・イオン化して質量分析計内に導入し，第一質量分析室で分子イオンを，第二質量分析室で断片イオンを選択し，検出器で観測された断片イオンの強度を定量に利用する．

物質の定量には，^2H（重水素；d とも表記）や ^{13}C で置換された安定同位体標識物質を内部標準として使用する．例えば，アセチルカルニチン（C2）に対して重水素標識アセチルカルニチン（d_3–C2）が使用され（通常 d_3–C2 は C2 と同等の物理的挙動を示す），それらのイオン強度の比と d_3–C2（内部標準物質）の濃度を用いて C2 の濃度が計算できる（安定同位体希釈法）．

タンデムマス分析には，試料を LC カラムでクロマト分離してから質量分析計に導入する方法（LC-MS/MS 法）と，カラムを通さずそのまま質量分析計に導入（フロー・インジェクション）する方法（FI-MS/MS 法）があり，新生児スクリーニングでは後者が行われる．

精密検査として行われるのは，FI-MS/MS 法による血清アシルカルニチン分析である．

● 血清アシルカルニチンの特徴と分析法

血清アシルカルニチン分析の特徴は，①長鎖脂肪酸酸化異常症の診断精度が高いこと，②濾紙血 C5-OH 上昇例での病態評価に有利であること，である．

血清分析では，マイクロチューブに血清 3 μL を入れ，内部標準液 100 μL，メタノール液 100 μL を加えて撹拌し，超遠沈除蛋白後の上清を FI-MS/MS 分析する．定量計算は濾紙血分析と同じ．

● 血清アシルカルニチン分析と濾紙血アシルカルニチン分析の違い

濾紙血は，全血を塗布して作成するので，赤血球を主体とする細胞成分が約半分含まれており，濾紙血のアシルカルニチン分析では赤血球内アシルカルニチンを測り込んでいる．

特に長鎖アシルカルニチンはほとんど細胞（赤血球）内に存在しており，一方，（非飢餓時健常者の）血清中の長鎖アシルカルニチン濃度は極めて低い．

赤血球は赤芽球の成熟（核とミトコンドリアを失う）により形成される．このため赤血球内ではアシルカルニチンは新たに産生されず，赤芽球だった時に産生されたものが貯められており，遊離カルニチン・短鎖〜中鎖アシルカルニチンを中心に赤血球膜を介して緩徐に出入りしていると想定される．

血清中のアシルカルニチン濃度は，おおむね肝・腎・筋細胞での短鎖アシル–CoA の代謝（ケトン体・有機酸代謝）を強く反映しており，脂肪酸酸化異常症などで血清中に増加する長鎖アシルカルニチンは，壊れた肝・筋細胞に由来すると想定される．

長鎖脂肪酸酸化異常症（CPT2 欠損症や VLCAD 欠損症）では長鎖アシルカルニチンが蓄積するが，軽

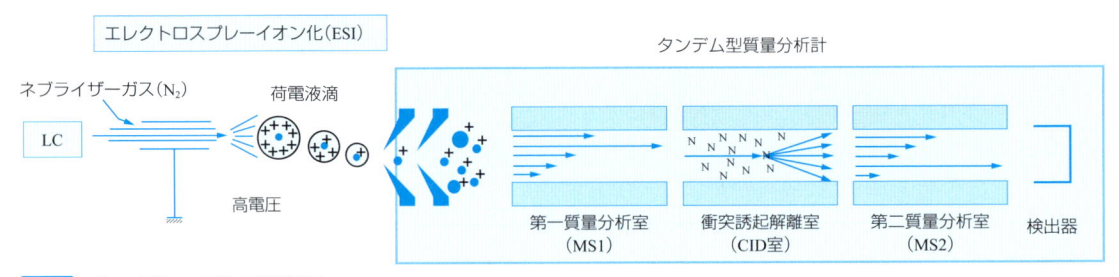

図 ▶ タンデムマス法の概念図

LC：液体クロマトグラフ

表 血清アシルカルニチン分析での精密検査カットオフ値（μM：福井大学[*]）

指標	C8	C14:1	C16	C18:1	(C16+C18:1)/C2	C14/C3	C16-OH	C18:1-OH	C5-OH
血清	0.20	0.20	0.15	0.15	—	—	0.015	0.015	0.15
濾紙血	0.30	0.40	—	—	（99.9 パーセンタイル）	（99.9 パーセンタイル）	0.050	0.050	1.0
対象疾患	MCAD 欠損症	VLCAD 欠損症	CPT2 欠損症				三頭酵素欠損症		ビオチン欠乏など

[*]：測定値は標準化されていないので検査施設ごとに値の調節が必要である

症例での蓄積の程度は軽微である．軽微な蓄積については細胞内アシルカルニチン濃度を測定しても増加量の判別が困難である一方，血清中長鎖アシルカルニチンは非患者では極めて微量であり，増加量を評価しやすい．

よって，新生児スクリーニング（NBS）で陽性判定となった長鎖脂肪酸酸化異常症疑い例では，酵素活性測定や遺伝子解析に進む前に，必ず血清アシルカルニチン分析を行う．表に示したように，診断指標物質のカットオフ値は濾紙血分析でのカットオフ値と比べ低い値に設定されている（このカットオフ値が適切かどうかについてはさらに患者データにより検証が必要）．

また，C5-OH などの水酸基を有するアシルカルニチンは，赤芽球の代謝過程で産生されると成熟の過程で赤血球中に蓄積され，濾紙血分析では，赤血球寿命に対応して，長期間高い値が持続することになる．一方血清 C5-OH 濃度は，採血時の肝細胞などでの病態を直接反映したものとなる．

早産低出生体重児ではビオチンの貯蔵が少なく，出生後しばらくすると軽度のビオチン欠乏状態に陥りやすく，濾紙血分析で C5-OH が上昇してくることがある．また，複合カルボキシラーゼ欠損症・メチルクロトニルグリシン尿症患者，あるいは母がこれらの患者である新生児でも濾紙血分析で C5-OH が上昇するが，これらの鑑別には血清中 C5-OH アシルカルニチン分析と尿有機酸分析が必要である．ビオチン欠乏状態が改善した早産低出生体重児や母が患者の新生児では，血清中 C5-OH は上昇していない．

● 濾紙血アシルカルニチン分析の危険性と利点

脂肪酸酸化異常症の確認検査として濾紙血アシルカルニチン分析を行ってはいけない．新生児期を過ぎるとカットオフ値の設定が困難であり，偽陰性の原因となるからである．

ただし，CPT1 欠損症については，細胞内長鎖アシルカルニチンの減少と遊離カルニチンの蓄積が本症の病態であるため，確認検査として濾紙血アシルカルニチン分析が必須である．

低出生体重児でのビオチン欠乏状態の評価に濾紙血アシルカルニチン分析での C5-OH 濃度を使ってはいけない．赤血球寿命に対応した過去の変化を反映しているからである．

（重松陽介，湯浅光織）

---

memo21　濾紙血中アシルカルニチンと血清中アシルカルニチンの違い

濾紙血中アシルカルニチン	赤芽球は脱核時にミトコンドリアを失い，AC は代謝されずに血球内に留まる．古い赤血球は 1～2 ヵ月前の変化も反映している．
血清中アシルカルニチン	肝や腎で生じる短鎖 AC が主に含まれる．採取時の病態を反映．

5）GC/MS 有機酸分析

Organic acid analysis by gas chromatography mass spectrometry（GC/MS）

● 有機酸とは何か

有機酸はアミノ酸の中間代謝過程の代謝産物である．すなわちアミノ基は外れたカルボン酸を有機酸と呼ぶ．アミノ酸の種類は 20 種類であるが，有機酸は数十種類以上あり，それぞれの代謝体を含めると数百種類あると予想される（例えば，イソ吉草酸の代謝体はイソバレリルグリシンである）．弱酸性で，血中に留まるとアシドーシスに傾くため生体では恒常性を保つために直ちに尿中に排泄される．このため有機酸は尿中に圧倒的に多いため，通常尿中有機酸分析が行われる．無数の複雑な有機酸プロフィールを測定するためには，ガスクロマトグラフ質量分析計（GC/MS）が不可欠である．

● 尿中有機酸分析とサンプル

検体は蓄尿でなく部分尿数 mL で分析可能である（1 mL で可能）．以下の前処理が行われる．

1. クレアチニン測定

尿中有機酸はクレアチニン当たりの有機酸濃度で表す．

2. 有機酸抽出

塩酸酸性下で酢酸エチルなどによって溶媒抽出する（溶媒法）．別の方法として，溶媒を使わず，真空にして直接水分を飛ばす方法もある（直接法）．溶媒法では，有機酸のみが抽出されるので，分析サンプルがクリーンで世界的には最もポピュラーな方法である．直接法は，有機酸以外にアミノ酸，核酸，糖類なども同時に分析できるが，分析結果が複雑になり GC カラムへの負荷が大きい．

3. 有機酸の誘導体化

有機酸を揮発性物質に変えて GC 分析する目的である．トリメチルシリル（TMS）誘導体が最もポピュラーである．この他に目的に応じてメチル化，tert-ブチルジメチルシリル誘導体化なども使用される．

4. GC/MS 分析

誘導体化した試料 1 μL を GC 分析する．図1に示すように，GC で分離された有機酸は質量分析室（MS）に入り，マススペクトルが測定される．

5. GC/MS 分析データ

GC/MS 分析では，トータルイオンカレント（TIC）が得られる．これは GC のガスクロマトグラム に相当する．この段階では，化合物同定の情報はピーク保持時間のみである．MS 分析によって，それぞれのピークのマススペクトルが得られピーク同定される．ピーク保持時間とマススペクトルの情報を合わ

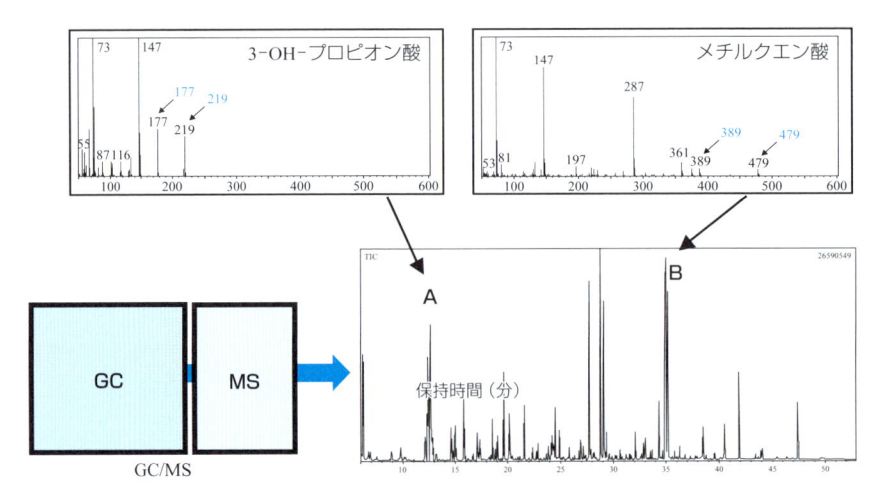

図1 GC/MS のクロマトグラム（TIC）とマススペクトル
GC 分析だけでは，ピークを同定する情報はピーク保持時間のみであるが，質量分析（MS）を結合することによって，それぞれのピークのマススペクトル（ピークの顔）が得られる．

せればより正確に同定できるようになる.

6. 有機酸プロフィールによる生化学診断

GC/MS 分析で見られるピークはいわゆるカルボン酸だけではない. 蓄積した有機酸とその代謝産物がしばしば複数みられる. **図2** に, プロピオン酸血症を例示している. 蓄積したプロピオニル–CoA がいろいろな代謝を受けてメチルクエン酸, 3–OH–プロピオン酸, プロピオニルグリシンなどが異常有機酸として尿中に出現する. これらの組み合わせから診断する.

またこれにメチルクロトニルグリシン尿症の有機酸パターンが同時に出現すると複数のカルボキシラーゼの障害される「複合カルボキシラーゼ欠損症」という診断となる.

有機酸分析による生化学診断とは, 疾患特異的な

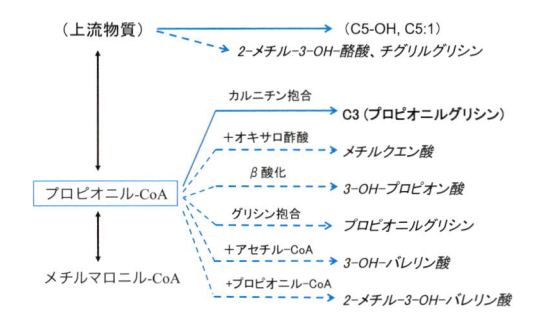

図2 蓄積したプロピオニル–CoA 由来の異常代謝産物（プロピオン酸血症）

実線：カルニチン抱合体でタンデムマス分析で測定されるアシルカルニチン, 破線：蓄積した代謝産物（プロピオニル–CoA）由来の有機酸, ＋オキサロ酢酸：TCA 回路のクエン酸合成酵素反応, ＋アセチル–CoA：アセチル–CoA との縮合, ＋プロピオニル–CoA：2 分子の重合

表1 タンデムマス・スクリーニングで発見される疾患の尿中有機酸所見

	マーカー[*1]	タンデムマス法の対象疾患	尿中有機酸所見（GC/MS）
有機酸代謝異常症	C3	メチルマロン酸血症	メチルマロン酸, メチルクエン酸, 3–OH–プロピオン酸
	C3	プロピオン酸血症	メチルクエン酸, 3–OH–プロピオン酸, プロピオにルグリシン
	C5	イソ吉草酸血症	イソバレリルグリシン
	C5–OH	β–ケトチオラーゼ欠損症	2–メチル–3–OH–酪酸, チグリルグリシン, メチルアセト酢酸
	C5–OH	メチルクロトニルグリシン尿症	メチルクロトニルグリシン, 3–OH–イソバレリン酸
	C5–OH	ヒドロキシメチルグルタル酸血症	ヒドロキシメチルグルタル酸, メチルグルタル酸, メチルグルタコン酸
	C5–OH, C3	複合カルボキシラーゼ欠損症	メチルクエン酸, メチルクロトニルグリシン, 3–OH–イソバレリン酸, 乳酸, ピルビン酸
	C5–DC	グルタル酸血症 1 型	グルタル酸（大量）, 3–OH–グルタル酸
脂肪酸代謝異常症	C4, C5, C8, C16	グルタル酸血症 2 型	グルタル酸, エチルマロン酸, 磯バレリルグリシン, 2–OH–グルタル酸, ジカルボン酸尿
	C8	MCAD 欠損症	ヘキサノイルグリシン, スベリルグリシン
	C16–OH	三頭酵素欠損症	3–OH–ジカルボン酸, ジカルボン酸尿
	Specific AC[*2]	多くのβ酸化異常症 CPT-1 欠損症, CPT-2 欠損症, CACT 欠損症, VLCAD 欠損症, 全身性カルニチン欠乏症など	（急性期に）非ケトン性ジカルボン酸尿
アミノ酸代謝異常症	Phe	フェニルケトン尿症	フェニルピルビン酸, フェニル乳酸
	[Leu＋Ileu], Val	メープルシロップ尿症	2–ケトイソバレリン酸, 2–ケトカプロン酸, 2–ケトメチルイソバレリン酸, 2–OH–イソバレリン酸, 2–OH–イソカプロン酸
	Cit	シトルリン血症 I 型 アルギニノコハク酸尿症	オロット酸, ウラシル

[*1]：タンデムマス分析の主なスクリーニング指標指標
[*2]：Specific AC＝疾患特異的なアシルカルニチン

有機酸プロフィールから「パターン診断」する作業である．表1にタンデムマス所見と，対応する疾患をあげている．

筆者らはマススペクトルの特性から自動的に有機酸を抽出して定量し，異常有機酸の組み合わせから生化学診断を自動的に行う「GC/MS で多自動解析／自動診断プログラム」を開発し，現在世界中で広く使われている．

● タンデムマスと GC/MS 分析

タンデムマスによってアシルカルニチン（AC）とアミノ酸分析を行い，それぞれの診断指標の異常が検出されたとき，GC/MS 分析が確定診断に応用される．GC/MS による尿中有機酸分析は，大部分の有機酸代謝異常症には極めて有用であるが，脂肪酸代謝異常症，アミノ酸代謝異常症の補助診断として

も有用である．しかし，脂肪酸代謝異常症では安定期には異常を示さないなど，その有用性は限られている．表2に，GC/MS 分析とタンデムマス分析の比較をしている．

📖 参考文献

・Sweetman L. Organic acid analysis. Hommess FA（eds.）. Techniques in Diagnostic Human Biochemical Genetics. *Wiley-Liss Inc.*, 1991：143-176
・山口清次（編）．有機酸代謝異常ガイドブック．診断と治療社，2011：195
・山口清次（編）．タンデムマススクリーニングガイドブック．診断と治療社，2013：152
・但馬　剛．新生児マススクリーニング対象疾患の診断と治療．日本医事新報 2017：**4838**：35-43
・Kimura M, et al. Automated metabolic profiling and interpretation of GC/MS data for organic acidemia screening：a personal computer-based system. *Tohoku J Exp Med* 199：**188**：317-334

（山口清次）

表2 ▶ GC/MS 分析とタンデムマス分析の比較

	GC/MS 分析	タンデムマス分析
測定項目	有機酸	アシルカルニチン アミノ酸
サンプル	通常は尿	血液濾紙，血清
前処理法	やや煩雑（抽出・誘導体化）	簡単（とくに非誘導体化）
測定時間	約30〜60分	約2分
1日処理数	20〜30検体	400〜600検体
診断可能な疾患	おもに有機酸代謝異常症の確定診断 一部の脂肪酸酸化異常症，アミノ酸代謝異常症の補助診断	脂肪酸酸化異常症 有機酸代謝異常症 アミノ酸代謝異常症
有利な点	有機酸代謝異常症の診断に強い	脂肪酸酸化異常症の診断に強い
データの特徴	総合的化学診断 ・診断マーカーの検出 ・ケトーシスなどの情報も得られる	疾患特異的なマーカーを検出
分析情報	異性体の鑑別も可能 ・ガスクロマトグラフによるピーク保持時間による鑑別 ・マススペクトルで鑑別可能	分子量の情報のみ
データ解釈	熟練を要する（自動解析ソフトもある）	自動化されている
ランニングコスト	タンデムマスよりやや高い	安価
特性	確定診断，治療評価，患者の状態の評価などに向いている	マススクリーニングに適している

6）アミノ酸分析
Amino acid analysis

● 測定の意義・適応

　新生児スクリーニング（NBS）で発見されるアミノ酸代謝異常症の診断には血液・尿のアミノ酸分析が必要である．アミノ酸分析はアミノ酸代謝異常症だけでなく有機酸代謝異常症や尿素回路異常症の診断にも有用である．

　アミノ酸代謝異常症では特定のアミノ酸が血液と尿の両方で増加するのが特徴である．一方，血液中のアミノ酸分析が正常で，尿中にアミノ酸の異常排泄が認められる場合は，腎臓でのアミノ酸再吸収の異常，つまり尿細管のアミノ酸転送酵素の異常が原因と考えられる．

● 検　体

　一般に血清または血漿，尿などを用いて行われる．乾燥濾紙血からの抽出液によるアミノ酸定量は血漿アミノ酸濃度に比べて30％程度低く出るため注意が必要である．

● 検査方法[1]

1．カラムクロマトグラフィー法

　アミノ酸はカラムで分離溶出後，検出器で定量するが，アミノ酸そのものはUV吸収が弱いため，通常は誘導体化して測定する．この誘導体化試薬には，ニンヒドリン（NIN）とオルトフタルアルデヒド（OPA）があり，それぞれ異なった特徴がある．発色剤のNIN反応はアミノ酸に極めて特異的な性格を持った検出法で，第1級アミンと第2級アミン両方の十分な感度を得ることができ，ほかの夾雑物の影響を受けずにアミノ酸濃度を測定できる．アミノ酸全自動分析装置は陽イオン交換樹脂で分離するため分析に時間かかるが，アミノ酸同士の分離がよく，NIN発色で定量するため多くのアミノ酸を一度に検査できる利点がある．高速液体クロマトグラフィー法（HPLC法）はOPAで発色するため2級アミノ酸は定量できないが，分析時間が短い利点がある．負荷試験などで特定のアミノ酸を高速で高感度に測定する場合に有利である．

2．タンデムマス法

　質量分析計で分離定量する方法で，乾燥濾紙血によるマススクリーニングが可能である．測定項目が限られる．精度も劣るため，あくまでも1次スクリーニングとして利用されている．

● アミノ酸分析でわかること

1．PKU と HCU

　フェニルケトン尿症（PKU）ではフェニルアラニンの上昇だけでなくチロシンの低下も認められる．ホモシスチン尿症（HCU）ではメチオニンの上昇でスクリーニングするため，発見された高メチオニン血症からHCUを診断するため精密検査ではホモシステインの測定を行い，その増加を証明する必要がある．

2．MSUD

　メープルシロップ尿症（MSUD）は分枝鎖アミノ酸のロイシン，イソロイシン，バリンの増加が特徴で，タンデムマススクリーニングではこれらの合計の増加で発見されるが，精密検査ではそれぞれのアミノ酸の分離定量が必要となる．また治療効果の判定はロイシン値の測定で行われている．

3．尿素回路異常症

　尿素回路異常症は，アルギニンの上昇によりアルギナーゼ（ARG）欠損症，アルギニノコハク酸の上昇を伴わないシトルリンの上昇によりシトルリン血症I型（ASS欠損症）とII型（シトリン欠損症）などが発見できる．

4．シトリン欠損症

　シトリン欠損症はシトルリン以外にメチオニン，スレオニン，セリンなどのアミノ酸も上昇する．またシトルリンとアルギニノコハク酸の上昇でアルギニノコハク酸尿症（ASL欠損症）が診断できる[1]．

📖 文　献

1）山口清次，他．タンデムマス法の診断指標．新しい新生児マススクリーニング　タンデムマスQ&A 2012．厚生労働科学研究（成育疾患克服等次世代育成基盤研究事業），2012：17

（新宅治夫）

7）酵素活性測定
Enzyme activity assays

● 意義・有用性

先天性代謝異常症は，遺伝子解析が実用化される以前から，蛋白機能を反映する代謝産物レベルの測定と，酵素活性測定によって診断されてきた．新生児スクリーニング（NBS）対象疾患の診断においても，酵素活性低下を証明することが理想的であるが，実用面では白血球・線維芽細胞で発現している酵素に限られる．同一の酵素でも測定法は様々であり，標準的な値は存在しないため，測定値は同じ方法で測定された正常参照値（健常対照群の平均値など）に対する比活性（％）として評価する．

● アミノ酸代謝異常症

メープルシロップ尿症とホモシスチン尿症I型では白血球や皮膚線維芽細胞で酵素活性が測定できる．他の疾患については肝組織が必要となる．

1．メープルシロップ尿症

真の罹患者の頻度は極めて低いが，異化亢進状態では分枝鎖アミノ酸が筋肉から多量に動員されて非特異的な軽度上昇を示すため，NBSでも哺乳不足によると考えられる偽陽性例は少なくない．そのようなケースの除外診断も含め，分枝鎖α-ケト酸脱水素酵素（BCKDH）活性測定は有用である[1]が，2019年現在，国内では提供されていない．なお，BCKDHは多種類のサブユニットからなる複合体であるため，遺伝子解析は容易ではなかったが，現在は遺伝子パネルによる一斉解析が保険診療として実施可能となっている．

2．ホモシスチン尿症I型

シスタチオニン合成酵素の活性測定も現在は提供されていないが，メチオニン高値＋総ホモシステインの顕著な上昇から診断は容易であり，遺伝子解析での確認につなげればよい．

● 有機酸代謝異常症

このグループの対象疾患は，いずれも白血球や線維芽細胞で酵素活性を測定できるが，診断の中心は尿中有機酸分析所見である．細胞破砕液を粗酵素源とする測定系では，罹患例の活性は重症度に関わらず著明な低下を示すことが多く，定量的評価法としては限界がある[2]が，有機酸分析で曖昧な所見を認める場合などの除外診断には有力な手段となる．

1．メチルマロン酸血症

反応系には活性型ビタミン B_{12}（アデノシルコバラミン）を添加するため，メチルマロニル-CoAムターゼ自体の異常では酵素反応の低下を認める．一方，ビタミン B_{12}の欠乏・吸収障害ないし細胞内での活性型補酵素合成経路の障害では，酸素活性の低下は証明できない．血清ビタミン B_{12}濃度と血漿総ホモシステイン濃度を測定して，コバラミン代謝経路の障害部位を絞り込み，遺伝子解析による確定を試みる．

● 脂肪酸代謝異常症

アミノ酸・有機酸代謝異常症では，哺乳によるタンパク負荷の増大に伴って，異常代謝産物の蓄積が顕著となっていくのに対し，脂肪酸代謝異常症では，哺乳が進むにつれスクリーニング指標となるアシルカルニチンの蓄積が目立たなくなる．一定程度以上の残存酵素活性を有する比較的軽症例では，タンデムマス分析による再検を繰り返すと正常化していく傾向があり，特に濾紙血での再検は罹患者の見逃しにつながる危険が高い．

有機酸代謝異常症とは異なり，脂肪酸代謝異常症の代謝物測定（血清アシルカルニチン分析）は，感度・特異性が必ずしも十分ではなく，酵素機能の評価が特に重要となる．

また，脂肪酸代謝異常症のNBSでは，哺乳が不足していると脂肪酸動員が亢進して偽陽性が生じやすく，除外診断にも酵素活性測定の必要性が高い．

1．MCAD欠損症・VLCAD欠損症

リンパ球破砕液を粗酵素源とする中鎖および極長鎖アシル-CoA脱水素酵素（MCAD，VLCAD）活性測定では，有機酸代謝酵素とは対照的に，活性値は定量限界未満から正常域まで連続的な分布を示し（図1，図2），低血糖症や骨格筋症状の発症リスクの評価に有用と考えられる[2][3]．ヘテロ保因者の多く

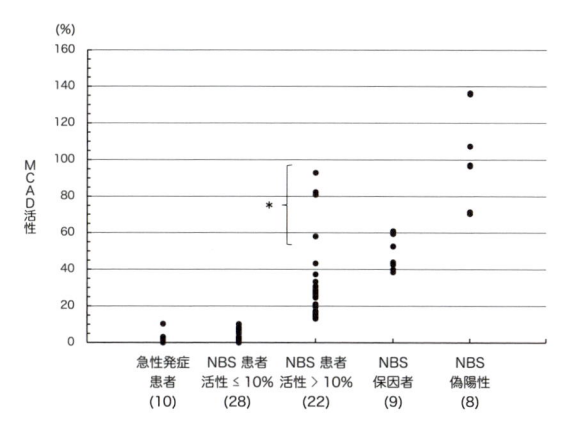

図1 リンパ球 MCAD 活性測定値の分布（文献 3 の測定法による）

これら 5 例の活性値は保因者ないし正常レベルだが，血中 C8 高値が持続し，遺伝子解析で両アレルの変異が同定された．それぞれ少なくとも 1 アレルに p.E253K，p.K271E，p.V41L のいずれかを保有しており，これらの変異は Tajima らの測定法[6]では機能低下を証明できない特異な性質を有すると考えられる．
NBS：新生児スクリーニング

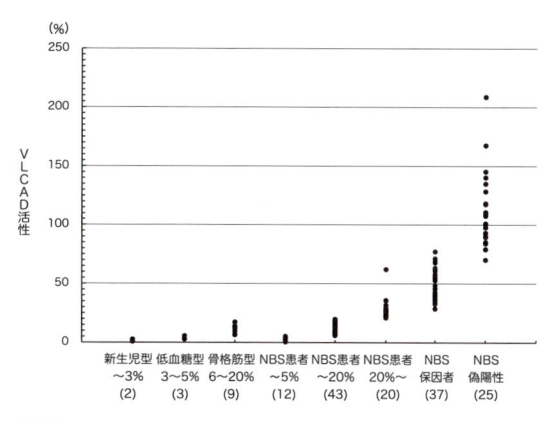

図2 リンパ球 VLCAD 活性測定値の分布（文献 4 の測定法による）

NBS：新生児スクリーニング

も判定可能である．

2. CPT2 欠損症

カルニチンパルミトイルトランスフェラーゼ（CPT）活性測定では，CPT1 と CPT2 の活性を分ける必要があり，界面活性剤処理でミトコンドリア外膜を破壊すると CPT1 が失活して CPT2 活性だけを測定できる[4]．CPT2 活性値は重症度との相関性が乏しいことが知られており，急性発症リスクや病型の推測には適さない[5]．

CPT2 欠損症に類似する長鎖アシルカルニチン増加所見が続くにも関わらず，CPT2 活性が正常であった場合は，カルニチン・アシルカルニチントランスロカーゼ（CACT）欠損症の可能性がある．

3. 脂肪酸代謝能測定

三頭酵素（TFP）欠損症の酵素活性測定は，酵素基質を作成する必要があり，測定は容易ではない．CPT1，CACT，TFP など活性測定がなされていない酵素も含め，脂肪酸代謝異常症については，培養細胞に長鎖脂肪酸を代謝させて中間体の各種アシルカ

ルニチン生成を定量する脂肪酸代謝能測定（*in vitro probe assay*）によって，酸素障害の有無と部位を評価することが可能である．国内では皮膚線維芽細胞を用いる方法[6]と，末梢血リンパ球の短時間培養系を用いる方法[7]が提供されている．

文献

1) 但馬剛，他．メープルシロップ尿症の酵素診断．日スクリーニング会誌 2009；**19**：45-49

2) Tajima G, et al. Screening of MCAD deficiency in Japan：16 years' experience of enzymatic and genetic evaluation. *Mol Genet Metab* 2016；**119**：322-328

3) 但馬剛，他．VLCAD 欠損症の確定検査．特殊ミルク情報 2014；**50**：11-13

4) Tajima G, et al. Newborn screening for carnitine palmitoyltransferase II deficiency using（C16＋C18：1）/C2：Evaluation of additional indices for adequate sensitivity and lower false-positivity. *Mol Genet Metab* 2017；**122**：67-75

5) 但馬剛．タンデムマススクリーニングの対象疾患に新たに加わったカルニチンパルミトイルトランスフェラーゼ-2 欠損症．日小児会誌 2019；**123**：711-722

6) Yamaguchi S, et al. Bezafibrate can be a new treatment option for mitochondrial fatty acid oxidation disorders：evaluation by in vitro probe acylcarnitine assay. *Mol Genet Metab* 2012；**107**：87-91

7) Yuasa M, et al. Evaluation of metabolic defects in fatty acid oxidation using peripheral blood mononuclear cells loaded with deuterium-labelled fatty acids. *Dis Markers* 2019（doi：10.1155/2019/2984747）

（但馬　剛）

8) *In vitro* probe assay

● 概　要

　新生児スクリーニング（NBS）で脂肪酸代謝異常症が疑われた際には，酵素活性や遺伝子解析などによる確定診断が必要である．*In vitro* probe assay（IVPアッセイ）は，そのような確定診断に用いられる特殊検査法の一つである[1]．しかし，皮膚線維芽細胞を用いるため皮膚生検が必要で，「新生児マススクリーニング対象疾患等診療ガイドライン」においては，確定診断検査としては補助的な位置づけにある．

　一方，新規の遺伝子変異が見つかった場合や，酵素活性を測定しにくい三頭酵素（TFP）欠損症やグルタル酸血症2型（GA2）では，診断のみならず重症度予測や判定にも応用できるという側面がある．また，ベザフィブラートなどの薬剤反応性を *in vitro* で予測する際にも用いられる[2]．

● 原理と方法

　図1に示すように，低濃度ブドウ糖，脂肪酸フリー，十分量のカルニチンを含む特殊な培養液で細胞を培養する．ブドウ糖欠乏状態の細胞ではエネルギーのため β 酸化系が活発になる．このような環境でパルミチン酸を少量加えると脂肪酸の β 酸化が促進される．もしも長鎖脂肪酸の β 酸化が障害されていれば，アシルカルニチン（AC）プロフィールでは長鎖アシルカルニチンの増加が観察される．中鎖脂肪酸の β 酸化が障害されていると AC プロフィールは，中鎖の AC が増加する．このようにして β 酸化系の障害部位と β 酸化能の障害程度を評価できる．

● データの読み方

1. いくつかの IVP アッセイの結果

　正常，および脂肪酸 β 酸化障害の解析例を，図2に例示している．

　①正常な状態（図2A）：最終産物のアセチル–CoAを反映してアセチルカルニチン（C2）のみが主要なピークとして観察される．

　②中鎖脂肪酸 β 酸化障害（図2B，MCAD 欠損症）：中鎖の AC（C4，C6，C8）の増加が観察される．

　③長鎖脂肪酸 β 酸化障害（図2C，VLCAD 欠損症）：長鎖 AC（C12，C14，C16）の増加が観察される．

　④広範囲の β 酸化障害〔図2D，GA2〕：短鎖から長鎖までの広範囲の AC（C4，C6，C8，C10，C12，C14）の増加が観察される．

2. IVP アッセイの応用例

　β 酸化が障害されると特徴的な AC パターンが観察される．細胞の環境を変えて，AC プロフィールの観察をすることによって β 酸化への影響を評価することができる．図3にベザフィブラート（BEZ）の β 酸化異常症に対する治療効果を観察した例を示している．

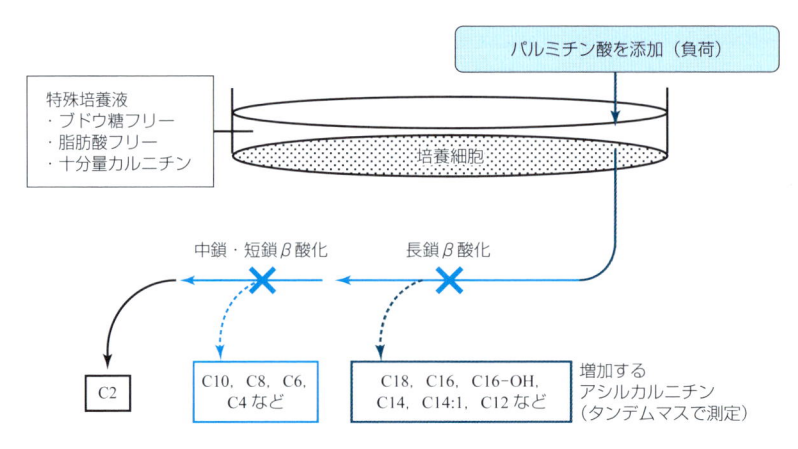

図1 In vitro Probe Assay の原理

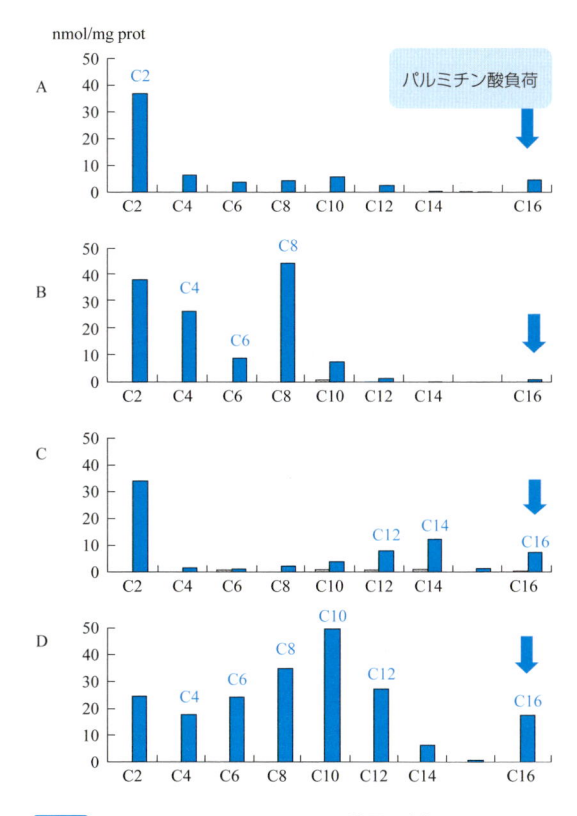

図2 In vitro probe assay の結果の例

A：正常，B：中鎖β酸化異常症（MCAD 欠損症），C：長鎖β酸化異常症（VLCAD 欠損症），D：広範囲β酸化障害（GA2）

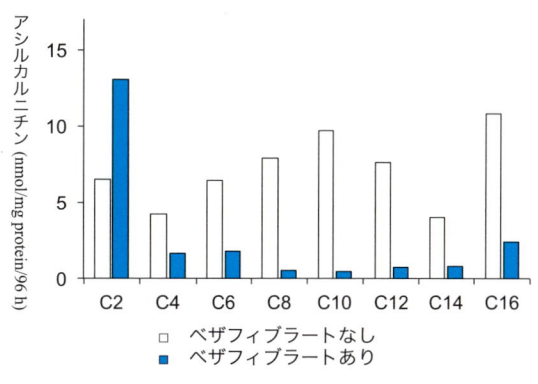

図3 IVP アッセイを用いた乳幼児期発症型グルタル酸血症 2 型に対するベザフィブラートの反応性

あるいは特定の薬剤を加えたりして，β酸化能の増悪，緩和などを判定すれば，治療法開発にも役立つ．

📖 文 献

1）Okun JG, et al. A method for quantitative acylcarnitine profiling in human skin fibroblasts using unlabelled palmitic acid：diagnosis of fatty acid oxidation disorders and differentiation between biochemical phenotypes of MCAD deficiency. *Biochim Biophys Acta* 2002；**1584**：91-98

2）Yamada K, et al. Efficacy of bezafibrate on fibroblasts of glutaric acidemia type II patients evaluated using an in vitro probe acylcarnitine assay. *Brain Dev* 2017；**39**：48-57

3）Yamada K, et al. Clinical, biochemical and molecular investigation of adult-onset glutaric acidemia type II：Characteristics in comparison with pediatric cases. *Brain Dev* 2016；**38**：293-301

4）Yamaguchi S, et al. Bezafibrate can be a new treatment option for mitochondrial fatty acid oxidation disorders：evaluation by *in vitro* probe acylcarnitine assay. *Mol Genet Metab* 2012；**107**：87-91

5）Li H, et al. Effect of heat stress and bezafibrate on mitochondrial beta-oxidation：comparison between cultured cells from normal and mitochondrial fatty acid oxidation disorder children using in vitro probe acylcarnitine profiling assay. *Brain Dev* 2010；**32**：362-370

（山田健治，山口清次）

使用した細胞は GA2 で，広範囲にβ酸化が障害される疾患である．図3の白いカラムは BEZ 添加してない培養液を使って行った IVP アッセイの結果である．青いカラムは培養液に BEZ を加えた状態で行った結果である．BEZ 存在下では（青いカラム）すべての AC が正常化していることが分かる．臨床的に BEZ 投与の治療効果が期待されることを示す[4]．

同様の方法で，培養環境を変えてβ酸化への影響を評価することができる．例えば，温度を変えたり[5]，

9）遺伝子診断，遺伝子型とテイラーメイド治療

Genetic diagnosis, genotype and tailor made therapy

● 方　法

1. 新生児スクリーニング

2014 年から全国でタンデムマスによる新生児スクリーニング（NBS）が開始されたことにより，先天代謝異常症に関していえば対象疾患は従来の 4 疾患から少なくとも 17 疾患（1 次対象疾患）に増加した．後述のように，遺伝子型を同定した上で患者のフォローアップを行うことは，本人の臨床的重症度を推測する上でも非常に有用である．一方で，遺伝子検査に関しては多くの NBS 対象疾患が保険収載されてはいたものの，その保険点数で遺伝子解析を受託する検査施設はなかった．

2. 遺伝子パネル

2015 年 5 月から「日本医療研究開発機構（AMED）難治性疾患実用化研究事業 新生児マススクリーニング対象疾患等のガイドライン改訂に向けたエビデンス創出研究」班（深尾班）で，2 次対象疾患も含めた遺伝子パネルを用いて NBS 対象疾患の遺伝子解析を行い，研究班で運用する仕組みが構築された．その後，「かずさ DNA 研究所 かずさ遺伝子検査室」が保険点数内で遺伝子検査を受注可能になったため，2017 年 11 月からは保険診療を組み込んだ仕組みに変更を行っている．研究班を通した解析はウェブページ（http://www.jsiem.com/）で受付を行っている．また，フォローアップ研究も同時に進行しており，この班研究で遺伝子診断された症例に関し，遺伝子診断後，主治医に対するアンケート調査を定期的に行う予定となっており，患者の臨床像についてデータの蓄積を継続している．

● 意　義

1. 遺伝子表現型相関について

NBS 対象疾患を含め，先天代謝異常症は代謝酵素の働きの低下や欠失で病気を発症する．そのため，該当酵素をコードしている遺伝子の変異と機能変化との間に強い相関を持つことがあり，疾患の遺伝子型と臨床像に密接な関連〔遺伝子型表現型相関（genotype–phenotype correlation）〕を認めるケースが少な

くない．遺伝子表現型の明らかになっている疾患では，遺伝子変異を同定することで患者の臨床的重症度や予後が予測でき，その患者の臨床的重症度や予後が推測でき，その患者に対する過不足のない適切な医学的管理，遺伝カウンセリングが可能になる．遺伝子型を知ることが診療における一つの道標になるわけである．

2. テイラーメイド治療の可能性

もう 1 つは，わが国における遺伝子変異と臨床経過の関連，特に治療反応性との関連の情報が蓄積されることにより，さらに遺伝子型表現型相関が明瞭となり，今後新たに診断される症例に重要な情報を提供できる可能性がある．わが国においては個々の疾患の頻度は低く，全国レベルでの情報収集がどうしても必要である．

遺伝子型を決定してフォローすることは，その患者にとっても，そして社会にとっても重要である．そして患者ごと，遺伝子型ごとで個人の病態に照らしたテイラーメイド治療が実践できる可能性も持つことになる．

先天代謝異常症は遺伝学的なバックグラウンドが関係するため，人種間における疾患発生頻度や遺伝子型に差異を認めるケースが多い．

3. *PCCB* における Y435C 変異の例

実例としてプロピオン酸血症における *PCCB* の Y435C 変異について述べる．プロピオン酸血症は NBS 開始までは，新生児期もしくは乳児期に非常に強いアシドーシス発作で発症する疾患であり，プロピオン酸血症と診断されれば，厳格なタンパク制限を必要とし，シックデイ対応に細心の注意を払うべき疾患として治療を行うことが当然であった．しかし，NBS が契機となってプロピオン酸血症と診断される国内の症例において，*PCCB* に Y435C 変異をもつ症例が多数見つかってきている．この変異を持つ症例は最軽症型といわれ日本人に多い[1]．この Y435C 変異を少なくとも 1 アレルでも持つ症例は，発熱などのストレスがかかる状態であっても現在ま

でのところ代謝クライシスをきたした報告例はなく，食事療法は不要となるかもしれない．現在研究班でこの変異を持つ症例の臨床経過に関する研究が進行中である．すなわち上述の治療方針を大きく緩和しカルニチン投与主体で経過をみていくなど，従来のフォロー方法からガイドラインを大きく修正できる可能性がでてくる．

ただ，「本当に今後も代謝クライシスをきたさないか？」「プロピオン酸血症の合併症である心筋症やQT延長をきたす可能性はないか？」などの長期的な予後に関しては，今後も情報を集積する必要がある．継続的に情報を蓄積し，Y435C変異1つをとっても臨床像に関して十分なエビデンスを積み重ねる必要がある．

● 現在の活動

この班研究では，疾患群ごとに適切なパネル担当医へ割り振ることで，専門的な遺伝子解析・評価に加えて主治医へのアドバイスも可能となっている．2017年11月からは保険診療を組み込んだ仕組みに変更しており，現在は，①保険収載されているNBS対象疾患は保険で遺伝学的検査を行ったうえで，経過観察をしていく研究とし，②保険収載されていないNBS対象疾患は研究班費用での遺伝子解析を従来通り行って経過観察を行う研究となった．

①の保険収載パターンにおけるフローを示す（図）．主治医と患者家族に「遺伝子変異を同定してフォローする研究」がその患者および社会にとって重要であることを理解していただき，公的な新生児マススクリーニングの効果をよりよいものにしてくために，できる限り班研究への参加をお願いしている．また，この班研究では，日本先天代謝異常学会のレジストリシステムであるJaSMIn（Japan Registration System for Metabolic and Inherited diseases）の登録も同時に促している．解析依頼数については，生化学的に診断されている症例のおよそ3/4の症例で，該当疾患の責任遺伝子に変異が同定できている．今後は難病プラットフォームと共同のレジストリー構築を行う予定で，このシステムで一元的に新

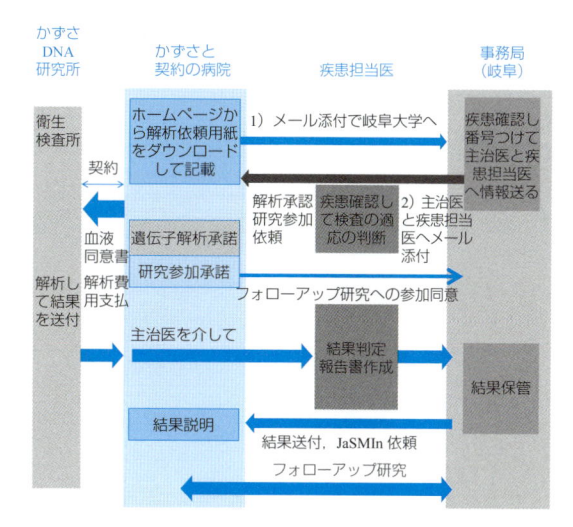

図▶ 保険収載検査における班研究を通した解析フロー

生児マススクリーニング陽性例のフォローアップができる体制づくりを行っている（今後このレジストリー情報はhttp://www.jsiem.com/で公表していく予定）．ぜひご協力をお願いしたい．

● おわりに

先天代謝異常症は各症例の頻度が非常にまれであるため，単一の施設ごとにおける症例データの解析には限界があると考えられる．そのため，こうした班研究を通しての全国規模での症例データの解析や，遺伝子型・臨床像の蓄積を考慮することが，エビデンス創出には必要になる．さらに，患者の長期予後を推測するには，やはり長期的な臨床像の追跡調査が必須である．この研究が今後も継続的な事業となることで，症例の蓄積がすすみ，遺伝子型によって同一疾患であってもその診療ガイドラインを個別化できる可能性があり，テイラーメイド治療に繋がっていくと考える．

📖 文 献

1) Yorifuji T, et al. Unexpectedly high prevalence of the mild form of propionic acidemia in Japan：presence of a common mutation and possible clinical implications. *Human genetics* 2002；**111**：161-165

（笹井英雄，深雄敏幸）

10）有機酸・脂肪酸代謝異常症の出生前診断
Prenatal diagnosis of organic acid disorder

● 有機酸・脂肪酸代謝異常症の出生前診断

有機酸・脂肪酸代謝異常症の中には，生後まもなく急性の経過をとって，どんな治療にも反応せず死亡したり，乳児期に死亡するような重症例がある．このような経験をした家族から，次子について遺伝相談を受けるとき，出生前診断の情報があれば有用である．

通常は前の子の遺伝子型をもとに遺伝子解析が行われるが，有機酸・脂肪酸代謝異常症の出生前診断には，GC/MS やタンデムマスによる羊水分析ができるという特徴がある．羊水分析は採取から1～2日以内に結果が出せるという利点があり，また遺伝子解析の結果と合わせて評価すれば，より確実な診断ができる．

● 出生前診断の方法

表1に示すように，妊娠16～18週頃に羊水穿刺して羊水を検査する方法と，妊娠9～12週頃に絨毛採取して遺伝子解析する方法がある．

1．羊水検査

図に示すように，妊娠16～18週頃に羊水5～10 mL を採取して遠心し，上清中の代謝産物をガスクロマトグラフ質量分析計（GC/MS）とタンデムマスによって分析する．同時に羊水の沈渣をとり，直接，遺伝子解析も可能である．またこの沈渣中の羊水細胞を培養して，酵素や遺伝子を解析することもある．羊水細胞は培養には時間がかかる（4～8週間）．

2．絨毛検査

絨毛検査は妊娠の早いうちに検査できる利点がある．しかし，絨毛採取のできる施設は限られていることと，得られる情報は遺伝型のみである．

3．遺伝子診断

絨毛細胞，羊水沈渣あるいは羊水培養細胞を用いて遺伝子検査が行われる．結果判明までに1～2週間かかることもあるが，遺伝子解析には前の子の遺伝子型が分かっていることが望ましい．絨毛，羊水由来の培養細胞を用いる場合，まれではあるが母親由来の細胞の混入も念頭に置くべきである．

● 羊水の生化学検査（質量分析法）

子宮内で羊水中に分泌される胎児尿の中に含まれる代謝産物を，GC/MS による有機酸分析，ならびにタンデムマスによるアシルカルニチン分析で検査する[1)2)]．この方法は検体が検査室に届いてから実質1～2日以内に結果を出せる．

1．GC/MS 分析

羊水中の微量成分を分析するので，「安定同位体希釈法」という超高感度分析を行う．安定同位体とは自然界の化合物と同じ性質をもっているので，目的とする化合物の内部標準として加えて高感度分析を行う．さらに分析感度をよくするために，tert-ブ

表1 出生前診断のための検体と検査項目

	検査項目	結果までの時間	特徴（長所と短所）
羊水上清	有機酸 アシルカルニチン	2～3日以内	1．迅速な結果（2～3日以内） 2．分析の経験，熟練が必要 3．試薬（安定同位体）が高価
羊水沈渣	遺伝子解析	約1週間	上の子どもの遺伝子型が判明していること
羊水培養細胞	酵素活性 酵素蛋白 遺伝子解析	4～8週間	1．上の子どもの遺伝子変異がわかっているほうが望ましい 2．遺伝子解析の結果は明瞭 3．培養に時間がかかる 4．酵素検査には熟練が必要 5．検査可能施設は限られている
絨毛細胞	遺伝子解析	1～2週間	1．上の子どもの遺伝子変異がわかっているほうが望ましい 2．絨毛採取施設が限られている

羊水採取時期は16～18週，絨毛採取は9～12週頃

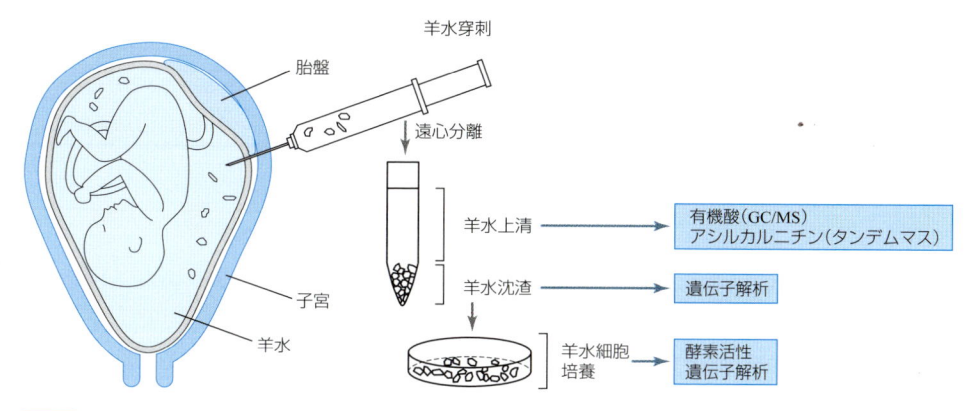

羊水穿刺

胎盤

遠心分離

羊水上清 → 有機酸（GC/MS）
アシルカルニチン（タンデムマス）

羊水沈渣 → 遺伝子解析

子宮

羊水

羊水細胞
培養 → 酵素活性
遺伝子解析

図 　有機酸代謝異常症の出生前診断の方法

表 2 　GC/MS とタンデムマスによる出生前診断の診断指標

疾　患	GC/MS 分析		タンデムマス分析	
	指　標	内部標準	指　標	内部標準
メチルマロン酸血症	MMA	d_3–MMA	C3	d_3–C3
プロピオン酸血症	MC	d_3–MC	C3	d_3–C3
イソ吉草酸血症	IVG	d_3–IVG	C5	d_9–C5
グルタル酸血症 I 型	GA	d_4–GA	C5-DC	d_3–C5-DC
マルチプルカルボキシラーゼ欠損症	MCG	d_2–MCG	C5-OH	d_3–C5-OH

MMA：メチルマロン酸，MC：メチルクエン酸，IVG：イソバレリルグリシン，GA：グルタル
酸，MCG：メチルクロトニルグリシン，C3：プロピオニルカルニチン，C5：イソバレリルカル
ニチン，C5-DC：グルタリルカルニチン，C5-OH：3-ヒドロキシイソバレリルカルニチン
内部標準物質の d_2，d_3，d_4 および d_9 は安定同位体の重水素の数で，生体試料の物質に比べその数
だけ質量数が大きい

チルジメチルシリル誘導体化，および選択イオンモ
ニタリング（SIM）法というモードで分析するため，
通常の尿中有機酸分析の数十倍の感度が得られる．
目的とする疾患と診断指標，および用いる内部標準
物質を**表 2** に示す．

2. タンデムマス分析

　必要な羊水の量は 0.1 mL（通常 10 μL）でよい．
前処理法は基本的にマススクリーニングと同様の方
法で，ブチル誘導体化法でアシルカルニチン分析を
行う．測定モードは多重反応モニタリング（MRM）
分析を採用して，できる限り化合物を安定した形に
して高感度分析を行う．内部標準物質として加えた
安定同位体のピークに対するイオン強度比で定量す
る．診断指標，内部標準物質を**表 2** に示す．

3. 羊水中化合物の安定性

　羊水中の有機酸は，少なくとも 4 週間は室温でも
安定である．一方アシルカルニチンは，室温に放置
されると 1 週間で約半量が分解し，誤判定となる危
険がある[3]．検体搬送，保存環境などに注意を要する．

● 出生前診断で注意すべきこと

　遺伝カウンセリングでは同じ病気の出る確率を情
報提供するが，家族にとっては「陽性」か「陰性」
かのどちらかである．重篤な病気の家族的背景を
もって相談されるものであり，出生前診断では絶対
に誤診が許されない．また結果確定に時間がかかる
と，妊娠中絶の機会を逸することになる．

文　献

1）長谷川有紀，山口清次．先天性代謝異常の出生前診断．
　周産期医学 2008；**38**（Suppl.）：161-164
2）Shigematsu Y, et al. Prenatal diagnosis of organic acidemias
　based on amniotic fluid levels of acylcarnitines. *Pediatr Res*
　1996；**39**：680-684
3）Hasegawa Y, et al. Prenatal diagnosis for organic acid disor-
　ders using two mass spectrometric methods, gas chromatog-
　raphy mass spectrometry and tandem mass spectrometry. *J
　Chromat B* 2005；**823**：13-17
4）Bo R, et al. A fetus with mitochondrial trifunctional protein
　deficiency：Elevation of 3-OH-acylcarnitines in amniotic
　fluid functionally assured the genetic diagnosis. *Mol Genet
　Metab Rep* 2016；**6**：1-4

（山口清次）

11）内分泌疾患の特殊検査
Special examination for endocrine disease

● 先天性副腎過形成症の二次検査での LC-MS/MS 法

先天性副腎過形成症（CAH）では早産児，未熟児の偽陽性率が高いことが知られている．これは主に2つの要因による．1つは実際に早産児，未熟児では17-ヒドロキシプロゲステロン（17-OHP）が高値を呈するためである．加えて，胎児副腎由来の種々のステロイドが 17-OHP の測定に用いる酵素免疫法の抗体と交差反応を示すことによる．

近年わが国でも CAH の新生児スクリーニング（NBS）の二次検査方法として，LC-MS/MS を用いて 17-OHP とともに，コルチゾール（F），アンドロステンジオン（4AD），21-デオキシコルチゾール（21-DOF），11-デオキシコルチゾール（1-1DOF）を測定し，偽陽性率を低下させる試みが報告されている[1]〜[3]．ステロイド代謝マップを図に示した．さらに単にステロイド代謝物を測定するだけではなく，21-水酸化酵素欠損症（21-OHD）で増加する 17-OHP や 4AD や 11-DOF の比率を指標とする方法が試みられている[1][2]．

札幌市からの報告によれば，要精密検査基準として 17OHP≧50 ng/mL，または在胎 37 週以上かつ 17OHP≧20 ng/mL，または 21DOF≧2 ng/mL，要再採血基準として 17OHP≧2.5 ng/mL かつ 11DOF/17OHP≦0.2 かつ 17OHP+4AD/F≧0.1 と設定した結果，要再採血率は 0.31% から 0.061% に低下した．特に 36 週以前の児の要再採血率は 0.30% から 0.055% まで減少した[2]．さいたま市の報告でも偽陽性率を半減できたとしている[3]．今後 CAH の NBS で偽陽性率の低減に広く応用されることが期待される．

● 尿中ステロイドプロフィルによる CAH 診断

本間らはガスクロマトグラフ質量分析法（GC/MS）―選択的イオンモニタリング法を用いた新生児の尿中ステロイドプロフィル検討を行い，21-OHD，P450 オキシドレダクターゼ（POR）欠損症での診断の有用性を確立している[4][5]．ここではその主要な

ポイントを概説する．

1. 正常プロフィル

コルチゾール（F）はおもに，11-β ヒドロキシステロイド脱水素酵素タイプ 2 によりコルチゾン（E）に変換され，このコルチゾンが還元され，テトラヒドロコルチゾン（tetrahydrocortisone：THE）［5β THE＋5αTHE］となり，尿中に排泄される．また副腎アンドロゲンである 4AD は尿中に 11 ヒドロキシアンドロステロン（11-OHAn）として排泄される．

2. 21-OHD

21-OHD では，過剰に蓄積する 17-OHP が 11β 水酸化酵素により 21-DOF に変換され，最終的に尿中プレグナントリオロン（pregnanetriolone：Ptl）として排泄されるため，尿中 Ptl は増加する（図 1A）．一方尿中 THEs の排泄は低下，4AD の過剰のため尿中 11-OHAn は増加する（図 1A）．

3. POR 欠損症

POR 欠損症では 21-水酸化酵素，17-水酸化酵素の両者の活性が低下する（図 1B）．その結果尿中 THEs の排泄は低下，中間代謝物である 17-OHP の産生量は 21-OHD に比較すると少ないが，正常に比し多いため，尿中 Ptl は増加する．しかし 4AD は増加しないため，尿中 11-OHAn は 21-OHD に比較し低値を示す．

本間らは Ptl/THEs により正常と一過性の高 17-OHP 血症を 21-OHD と POR 欠損症から鑑別し，さらに尿中 11-OHAn の上昇に有無により 21-OHD と POR 欠損症を感度特異度 100% で鑑別可能であることを明らかにしている[4][5]．

文献

1) 藤倉かおり，他．高速液体クロマトグラフィータンデム質量分析計による先天性副腎過形成症スクリーニング二次検査法の検討．日マススクリーニング会誌 2013；23：85-92
2) 山岸卓弥，他．高速液体クロマトグラフィータンデム質量分析法を用いて先天性副腎過形成症スクリーニングの判定基準の検討．日マススクリーニング会誌 2016；26：43-50
3) 磯部充久，他．さいたま市における高速液体クロマトグラフィータンデム質量分析法を用いた先天性副腎過形成症スクリーニングの実績．日マススクリーニング

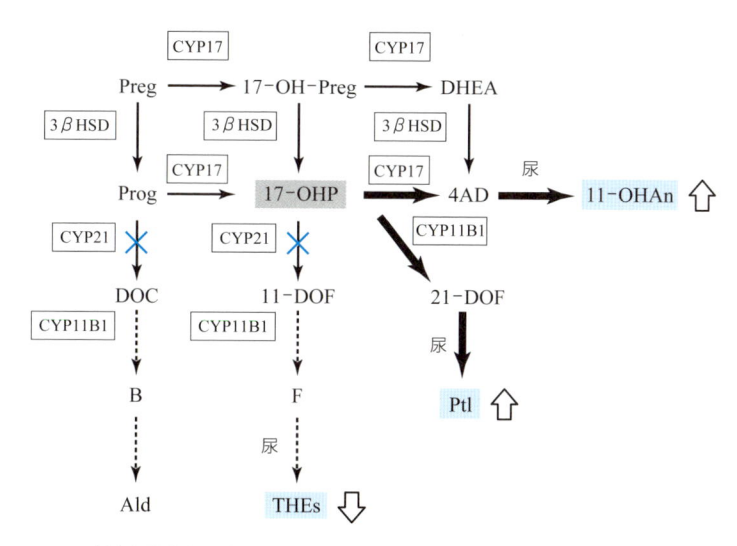

A：21-水酸化酵素欠損症では 17-OHP が蓄積し，CYP11B1 で 21-DOF に変換される
　　ため，21-DOF が上昇し，尿中 Ptl は増加する．また副腎アンドロゲン産生も高
　　まるため，尿中 11-OHAn も増加する．一方尿中 THEs は正常に比較し減少す
　　る．➡：増加，┈➤：減少，✖：代謝障害部位

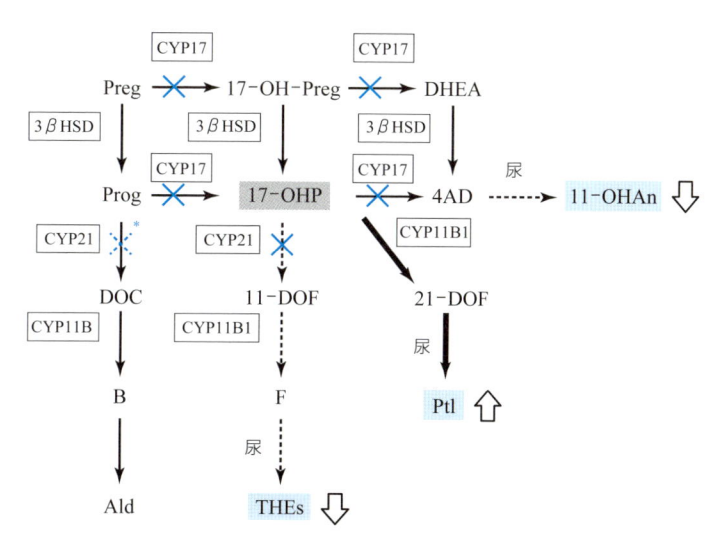

B：P450 オキシドレダクターゼ欠損症では 17-水酸化酵素の機能低下により 11-
　　OHAn は 21-水酸化酵素欠損症に比較し，上昇しない．また 17-OHP，21-DOF
　　は 21-水酸化酵素欠損症ほどではないが，正常に比較し上昇するため，尿中 Ptl
　　は正常に比較し，高値を示す．➡：増加，┈➤：減少，✖：代謝障害部位

図1　副腎皮質でのステロイド合成経路（尿中ステロイドプロフィル）

＊：理論上 Prog から Doc への変換の障害が推定されるが，ほとんどの症例で Ald 分泌不全を伴うことはない
Preg：プレグネノロン，Prog：プロゲステロン，DOC：デオキシコルチコステロン，B：コルチコステロン，Ald：アルドステロン，
17-OHP：17-ヒドロキシプロゲステロン，11-DOF：11-デオキシコルチゾール，F：コルチゾール，DHEA：デヒドロエピアンドロス
テロン，4AD：アンドロステンジオン，11-OHAn：11-ヒドロキシアンドロステロン，21-DOF：21-デオキシコルチゾール，Ptl：プレ
グナントリオロン，THEs：テトラヒドロコルチゾン

会誌 2019：**28**：53-62

4）Koyama Y et al. Two-step biochemical differential diagnosis
　of classic 21-hydroxylase deficiency and cytochrome P450
　oxidoreductase deficiency in Japanese infants by GC-MS
　measurement of urinary pregnanetriolone/tetrahydrocorti-
　sone ratio and 11β-hydroxyandrosterone. *Clin Chem*

2012：**58**：741-747

5）本間桂子．尿中ステロイドプロフィルによる新生児副
　腎皮質疾患の早期診断．小児科臨床 2013：**66**：199-
　207

（田島敏広）

第6章

新生児スクリーニングの精度管理

1）新生児スクリーニングの精度（品質）保証システム

Quality assurance of newborn screening

● 新生児スクリーニングと精度（品質）保証システム

　新生児スクリーニング（NBS）の精度保証には，表1に示すようにスクリーニング，フォローアップ，評価と改善，教育と広報の4要素で構成される．NBSの品質保証システムの構築と運用では，①上記4要素のNBSの品質に影響を与える因子（品質指標）の特定とその管理基準を設定すること，②設定した品質指標をモニターすること，③品質指標が基準内に管理されているどうかを確認・評価すること，④問題が発生した品質指標が是正措置により解決されているか確認すること，さらに①から④のサイクルを継続的に行い，品質の改善を図ることが求められる．NBS検査室の品質保証システムの構築と運用では，臨床検査室の国際規格のISO 15189[1]に規定されている品質マネジメントシステムと検査結果の品質を保証するために必要な要求事項が参考となる．

　NBSの品質保証は，検査機関における測定値だけではなく，両親への説明と同意の取得，採血から検体受付，検査結果の報告，陽性例のフォローアップ，NBSの有効性の再検証までのNBSシステムを構成するすべてのプロセスが含まれる．

　わが国のNBSの実施主体は都道府県・政令指定都市（以下，自治体）であり，産婦人科等医療機関，検査機関，コンサルタント医師，精密検査・診断・治療専門医療機関の協力体制が不可欠となっている．このため，自治体にはNBS（連絡）協議会を設置して，関係機関や関係者間の連携と情報共有を図り，NBSの精度保証システムを継続的に改善することが要求される．日本マス・スクリーニング学会も新生児マス・スクリーニング検査施設基準[2]においてその重要性を指摘している．

● 新生児スクリーニングの品質保証における精度管理

　NBSの品質保証として行われる精度管理を，NBSの検査前，検査，検査後の各プロセスにおける品質指標，検査の質への影響とその対策を表2〜表4に

表1 新生児スクリーニングの構成要素とその内容

構成要素	内容
スクリーニング	・説明と同意の取得，採血， ・適切な検査法とカットオフ値の決定，検査の実施，精度管理，判定，検査結果報告
フォローアップ	・再採血対象児の速やかな2回目採血と検査の実施 ・精密検査対象児の速やかな受診と診断 ・治療方針の決定，治療の開始，長期管理，予後調査
評価と改善	・スクリーニングシステム評価と改善による質の向上 ・患者・家族・社会の利益とスクリーニング費用の適正度の評価
教育と広報	・妊婦，患者と家族，一般市民，NBS関連医療関係者を対象とした教育 ・新生児スクリーニングの重要性の認知度の向上

まとめた．

1．検査前プロセス

　検査前プロセスでは，産科医療機関の説明により両親がNBSの意義を理解して検査に同意し，濾紙血検体が適正に採取され，速やかに検査施設へ送付されることが検査データの信頼性（検査の質）の確保において極めて重要となる．表2に検査前プロセスの品質指標，検査の質への影響，対策を記載した．

2．検査プロセス

　検査プロセスでは，迅速な検査の開始，検査室の環境・設備，測定・分析装置，器具の保守点検，検査試薬の保管管理，検査スタッフの検査能力・人員配置・教育研修，統計学的精度管理の実施，適正なカットオフ値の設定が品質指標となる．表3に検査プロセスの品質指標，検査の質への影響，対策を記載した．

3．検査後プロセス

　検査後プロセスでは，検査機関からの検査結果の報告とその後のフォローアップが迅速かつ確実に行

表2 NBS における検査前プロセスの品質指標，検査の質への影響とその対策

品質指標	検査の質への影響	対策
NBS の説明と同意	両親・保護者の NBS 認知度の低下	産婦人科等医療機関と自治体の連携による教育，広報の実施
採血用濾紙とその保管	濾紙の違いや汚染による検査データの変動	指定の専用濾紙の使用 濾紙の保管，使用時の汚染防止
母子の情報記載	検体の取り違えによる誤った検査結果の報告	専用濾紙様式で指定された項目を記載後に採血
採血日齢	日齢による検査データの変動	日齢4から6での採血の確保
採血方法	血液量の不足および過剰による検査データの変動	足底部からランセットによる採血 採血用濾紙の円を超える採血量
採血後の乾燥	乾燥温度，クロマト効果による検査データの変動	室温，水平状態で3〜4時間乾燥
哺乳状態	哺乳量および負荷の違いによる検査データの変動	一定哺乳量の確保 哺乳から採血までの時間
濾紙血検体の送付	時間経過による測定物質の変化	採血から24時間以内に送付
濾紙血検体の受付	採血後の測定物質の変化	採血から検体受領までの期間の確認
不適切検体の取扱	検査結果報告の遅延	2回目採血の迅速な依頼

表3 NBS における検査プロセスの品質指標，検査の質への影響とその対策

品質指標	検査の質への影響	対策
検査開始	結果報告の遅れ	検体受付から24時間以内に開始
検査室の環境		室内の温度，湿度，照明を設定基準内に確保
測定・分析装置		標準作業書による定期的な保守管理
検査試薬		標準作業書による適切な保管と管理
検査スタッフ	分析測定の精確度の低下	教育研修による検査 実施能力の確保，適切な人員管理
測定・分析		標準作業書による検査の実施
内部精度管理		標準作業書による統計学的内部精度管理の実施
外部精度管理		定期的な外部精度管理への参加による評価
カットオフ値	偽陽性，偽陰性の増加	適正なカットオフ値の設定

われることが重要である．わが国の NBS では初回採血検体が軽度異常値による再採血判定，検査不能検体による不適切判定，出生体重 2,000 g 未満の2回目採血[3]は検査機関と産婦人科医療機関の連携より行われているが，2回目の採血が適切に行われないと対象疾患の発症前の発見に重大な支障をきたすことになる．一方，精密検査対象児のフォローアップは検査機関から相談を受けたコンサルタント医師と検査機関，自治体の保健所・保健センター，採血を担当した産婦人科医療機関の主治医が連携して行われている．精密検査対象児が診断・治療専門医療機関を迅速に受診できる体制が必須である．さらに，確定診断結果と予後データは NBS システムの改善に極めて重要な情報であり，追跡調査体制の確立と

NBS（連絡）協議会のもとでの評価を行うことが求められている．**表4** に検査後プロセスの品質指標，検査の質への影響，対策を記載した．

📖**参考文献**

1) 日本規格協会（訳）．ISO 15189：2012 臨床検査室―品質と能力に関する要求事項 Medical laboratories--Requirements for quality and competence. 日本規格協会，2012
2) 日本マス・スクリーニング学会．新生児マス・スクリーニング検査施設基準．日マス・スクリーニング会誌 2011；**21**：207-209
3) 日本小児内分泌学会，他．新生児マス・スクリーニングにおける低出生体重児の採血時期に関する指針．日マス・スクリーニング会誌 2006；**16**：6-7

（福士　勝）

表4 NBS における検査後プロセスの品質指標，検査の質への影響とその対策

品質指標	検査の質への影響	対策
検査結果報告		検査結果の緊急度に対応した報告
検査不能検体	検査結果報告の遅延	2 回目採血依頼後の迅速な採血と検査実施
出生体重 2,000 g 未満		学会ガイドラインによる確実な 2 回目採血
初回採血陽性再採血		再採血依頼後 3 日以内の採血の確保
精密検査の実施	診断と治療開始の遅延	関係機関の連携による迅速な受診
確定診断結果と予後調査	NBS の適切な評価不能	追跡調査体制の確立によるデータ収集・解析・評価の実施

memo22　精度，正確度，精密度

1. 精度（accuracy）

　精確さともいい，真の値との一致の程度と定義される．正確度/真度（trueness）と精密度（精密さ：precision）を結合したものである．正確度/真度（trueness）は真の値に対する比であり，精密度は同一試料の繰返し測定値のばらつきの程度が標準偏差（standard deviation：SD）や変動係数（coefficient of variation：CV）で表される．

2. 正確度/真度（trueness）

　測定で得られた値が真値にどれだけ近いかを表す指標であり，複数回測定を繰返して得られたデータの平均値と真値との比で表される．

3. 精密度（precision）

　検査室内精密度には，

①併行精度（繰返し精度/同時再現性：repeatability）：同一検体を用いて同一方法で同一測定者が同一装置を用いて，短時間に繰返し測定を行って得られたデータから求めた再現性

②日内精度（日内再現性：within-day precision）：同一検体を用いて同一方法で同一測定者が同一装置を用いて，1 日の中で異なる測定を行って得られたデータから求めた再現性

③日間精度（日間再現性：between-day precision）：同一検体を用いて同一方法で同一装置を用いて，日間にわたる測定を行って得られたデータから求めた再現性

の 3 つがある．

　検査室間精密度は，検査室間再現精度（reproducibility）として同一検体を用いて同一方法，異なる試験室で異なる測定者が異なる装置を用いて測定を行って得られたデータから求めた再現性で表される．

（福士　勝）

memo23　新生児スクリーニング（NBS）の精度管理関連のおもな用語

1. 外部精度管理（external quality control：EQC）

　第三者機関が複数の検査施設を対象として，正常から患者レベルの検体の検査データを評価することにより，各検査施設で実施されている日常検査の結果が許容範囲内にあることを確認し，その技術水準が維持されていることを保証すること．なお，外部精度管理の実施では，すべての検査施設の内部精度管理において精密度が要求される基準を満たしていることが必要である．

　わが国の NBS の外部精度管理は，スクリーニング実施主体の都道府県・政令指定都市から委託された NPO 法人タンデムマス・スクリーニング普及協会が，都道府県・政令指定都市の指定検査機関を対象として定期的に技能試験（proficiency test：PT）と精密度管理試験（quality contrd test：QC）を行っている．

2. 技能試験（熟達度試験，PT）

外部精度管理の手法の一つであり，検査施設間比較により参加した複数の検査施設の技能試験用検体の測定結果，統計量などから，事前に定めた評価基準に従って，参加検査施設の成績を判定する．

わが国の NBS では，自治体から委託された NPO 法人タンデムマス・スクリーニング普及協会が，外部精度管理の一環として行っている．新生児スクリーニング対象疾患に対応する検査指標を含む乾燥濾紙血検体が，すべての NBS 検査施設へ送付され，正常および陽性判定の正確さの評価と，設定されているカットオフ値の適正性の評価も行っている．

3. 精密度管理試験（QC）

わが国の NBS では，自治体から委託された NPO 法人タンデムマス・スクリーニング普及協会が外部精度管理の一環として，タンデムマス・スクリーニング対象疾患のすべての検査指標を 4 濃度レベルで含む乾燥濾紙血検体を NBS 検査施設に送付し，5 日間連続で 5 重測定を行ったデータから精密度（再現性）の評価と施設間差の評価を行っている．

4. 内部精度管理（internal quality control：IQC）

検査施設が，ルーチン検査の実施ごとに，全ての測定項目について内部精度管理検体や患者検体を用いて標準作業書に従い検査を行い，正確度と精密度が要求される範囲内にあるかどうかを種々の内部精度管理手法により管理を行い，自施設の検査精度の維持と向上を図ること．

わが国の NBS 検査施設では，日本マススクリーニング学会の検査施設基準や検査実施基準に準じて，精度管理検体と新生児検体の測定データを用いる内部精度管理を行っている．精度管理検体測定データによる内部精度管理では，$\bar{x}$–R（CV または SD）管理図により行われている．新生児検測定体データが正規分布の場合の内部精度管理ではその平均値の変動を管理し，非正規分布の場合は新生児検体測定値の中央値，四分位数に加えて低値側 1, 5 パーセンタイル値，高値側 95, 99 パーセンタイル値の変動を管理することにより検査の再現性を評価している．

5. $\bar{x}$ 管理図・$\bar{x}$–Rs 管理図

$\bar{x}$ 管理図は測定ごとに内部精度管理試料を複数回測定した値の平均値をプロットして，週間，月間の長期間変動を管理できる．R 管理図は測定ごとに内部精度管理試料を複数回測定した値の差を日内変動として管理できる．Rs 管理図は測定ごとに内部精度管理試料の前回測定値との差を日間変動として管理できる．精度管理試料により系統誤差と偶然誤差の両者を評価するためには，高精度な管理が必要であり，精度管理試料として 2 種類以上を使用することが推奨されている．

6. カットオフ値（臨床判断値，病態識別値：cut-off value）

検査結果の陽性・陰性の判定，医学的管理の意思決定に用いられる値であり，感度と特異度の関係から ROC（receiver operatorating curve）曲線を用いて解析して導かれる．

NBS では検査施設が検査法の精度，新生児検体測定値分布および患者検体測定値から感度と特異度を考慮して決定されている．

7. 変動係数（CV）と相対標準偏差（relative standard deviation：RSD）

標準偏差 s を平均値 $\bar{x}$ で割った値を相対標準偏差（RSD）あるいは変動係数（CV）と呼び，通常は百分率（%）で示す．相対的なばらつきの統計量を表すものである．すなわち，$RSD = CV = s / \bar{x} \times 100$（%）で示される．

（福士　勝）

2）新生児スクリーニングの外部精度管理
External accuracy management of newborn screening

1977年に新生児スクリーニング（NBS）が公的事業として全国で開始された．事業化に際して，「都道府県知事又は指定都市の市長は，本事業の検査精度の維持向上を図るため，検査に関する精度試験等を適当と認める精度管理機関に委託して行い，その結果に基づき，関係者に対し，必要な指導を行うものとする」と規定され，日本公衆衛生協会によるNBS検査の外部精度管理事業がスタートした．

● タンデムマス法導入以前

対象として「フェニルケトン尿症，メープルシロップ尿症，ホモシスチン尿症，ガラクトース血症，先天性甲状腺機能低下症，先天性副腎皮質過形成」の6疾患をスクリーニングする方式が確立して以降，外部精度管理の中心的な取り組みは，「技能試験（proficiency testing：PT）」であった．これは「複数枚送付される試験検体について，通常業務と同様にひと通りの検査を実施し，陽性項目名と測定値を遅滞なく（1週間以内に）報告できるかを評価する」というもので，毎月1回行われていた．

● タンデムマス法導入以降

タンデムマス法の自治体事業化を機に，「NPO法人タンデムマス・スクリーニング（TMS）普及協会」が各自治体から外部精度管理事業を受託し，外部精度管理試験の実務を国立成育医療研究センター研究所マススクリーニング研究室（MS研）へ委託する体制への変更がなされた．試験方法の設定や結果の評価等については，日本マススクリーニング学会技術部会・TMS普及協会・MS研の三者で構成する「NBS精度管理合同委員会」を設置して，協議の上で方針決定をすることとなった．

内容面は，タンデムマス機器を用いる精密微量分析の評価方法として「精度試験（quality control：QC）」が新たに採用されるとともに，PT試験は任意の9疾患の「陽性検体」と正常検体を組み合わせて10枚1組を各検査機関へ送付し，「陽性項目名＋疑われる疾患名」の報告を求める形式へ改められた．2014年度以降，QC試験を年1回，PT試験は年3回とし，

全体として四半期に1回の試験実施を基本パターンとして，検査精度の維持向上につなげるべく，試験方式と評価方法の見直しを行っている．直近の試験（2018年度：37検査機関）でも新たな変更が加えられており，以下はその概要である．

1．PT試験の実際

タンデムマス法の一次対象疾患・ガラクトース血症・先天性甲状腺機能低下症・先天性副腎皮質過形成を網羅する17種類の乾燥血液濾紙検体を各検査機関に郵送し，各検体の「陽性項目名＋疑われる疾患名」の報告を求める．これに加えて新たに，各検体（献血由来血液）に含まれている正常レベルの各指標物質についても，すべての測定値（＝シングルアッセイデータ）の報告を求める．陽性判定の正誤および，各指標項目について13〜15検体（指標項目により異なる）でのシングルアッセイデータの変動係数（CV）を評価する．

これまでの誤判定項目の内訳は，C5-OHが2件で，他はC5，CPT2指標，ロイシン，ガラクトースが各1件であった．PT試験では，各検査機関の内部標準試薬と検体前処理法も照会しており，その組み合わせによる測定値分布の比較も試みた．群間差が明らかな項目として，2017年度第1回・第2回のC5-OH測定値分布を図1に示す．内部標準試薬の違いによる影響が大きいことが看取される．

2．QC試験の実際

タンデムマス法の一次対象疾患に関する指標それぞれについて，4段階の濃度〔正常新生児検体レベル（base），カットオフ付近（low），即精検レベル（middle），著明高値域（high）〕に調整した乾燥血液濾紙検体を，各検査機関へ郵送する．各検体について1日5回ずつ5日間測定し，データを分析機器からCSVファイル形式で出力後，専用サーバへアップロードする．現行NBSのタンデムマス分析手法では，指標濃度の真値を定めて測定値の正しさを評価することができない．そこで，「5回測定×5日間」の測定値の日間および日内変動係数（CV）を評価対

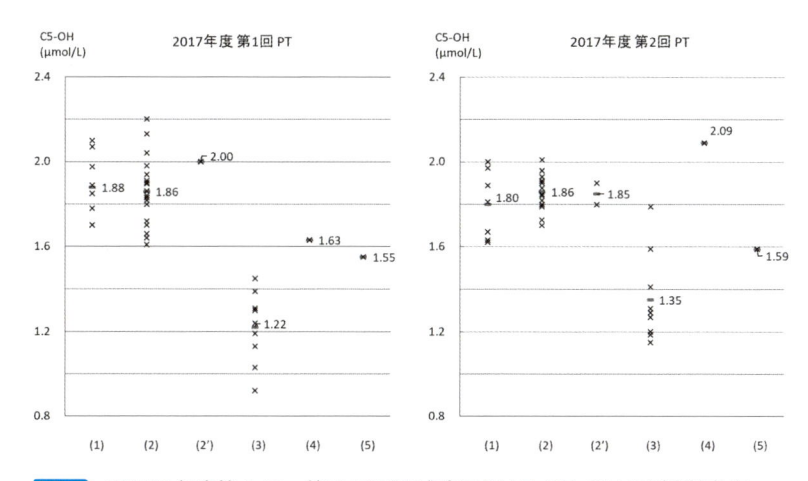

図1 2017 年度第 1 回・第 2 回 PT 試験における C5-OH の測定値分布

(1)～(5) は前処理法と内部標準試薬の種類を示す

(1) 非誘導体化・内部標準 A, (2) 非誘導体化・内部標準 B, (2') 非誘導体化・内部標準 B', (3) 非誘導体化・内部標準 C, (4) 非誘導体化・内部標準 D, (5) 誘導体化・内部標準 A

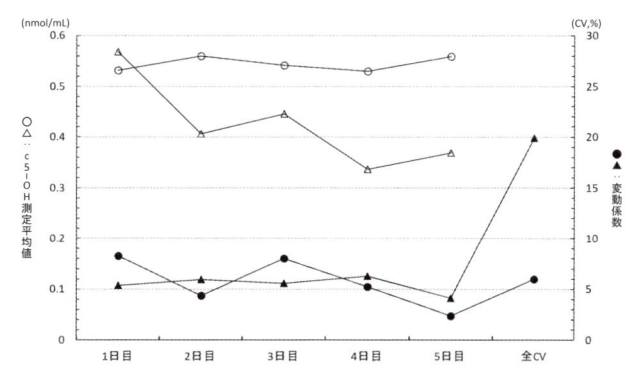

図2 2018 年度 QC 試験 QC 試験における C16-OH の日内および日間変動係数

○：検査機関 A の日内平均値, △：検査機関 B の日内平均値, ●：検査機関 A の変動係数, ▲：検査機関 B の変動係数

検査機関 A（○●）・検査機関 B（△▲）とも各測定日の変動は小さいが, 検査機関 A の測定値が 5 日間を通じて安定しているのに対し, 検査機関 B では測定日ごとの変動が大きく, 全測定値での変動係数を押し上げる要因となっている.

象とし, 良好な分析精度の基準を「low および middle 濃度で CV≦10%」に設定している.

2018 年度 QC 試験で, 日間変動・日内変動の影響が可視化された事例を図2に示す.

● 今後の課題

世界的な課題として, タンデムマス分析の精度管理や標準化に関する方法論は確立されておらず, よりよい評価法を模索していく必要がある. 今後の方向性としては, 試験検体の濃度段階を増やして, 検

出限界・定量限界・定量範囲の評価も可能にしていくことが検討されている. また, より本質的な課題として, 全国の NBS を可能な限り標準化することが求められている.

📖 **文 献**

但馬　剛, 他. マススクリーニング検査の外部精度管理：現状と改革の方向性. 日マススクリーニング会誌 2018；**28**：229-234

（但馬　剛）

3）タンデムマス・スクリーニングの内部精度管理

Internal quality control of newborn screening using tandem mass spectrometry

● 概要

タンデムマス・スクリーニングでは，対象疾患ごとの指標について，適正なカットオフ値を設定し，定期的に検査精度を検証する必要があり，検査精度の維持・向上を目的に，各自治体はタンデムマス・スクリーニング普及協会に精度管理事業を委託し，全国37か所の検査実施機関すべてが参加している．

● 検査実施機関が行う内部精度管理

タンデムマス・スクリーニングで必要とされる精度管理については，日本マススクリーニング学会が「タンデムマス・スクリーニングの検査施設基準及び検査実施基準」として規定しているが[1]，各検査実施機関が実施すべき内部精度管理として，以下の3つが代表的なものである．

① 内部精度管理試料を用いる方法（$\bar{x}$ 管理図，内標の強度変動グラフ）

② 新生児検体・患者検体データを用いる方法（測定値ヒストグラム，測定値分布）

③ スクリーニング実施状況を用いる方法（再採血率，精査率，発見頻度，陽性的中率）

新生児スクリーニング（NBS）検体の多くは正常検体であることから，②の方法として，検査ごとまたは一定期間ごとに測定値のヒストグラムや基礎統計量を確認し，カットオフ値の適正性を検証することにより，検査精度の維持・向上と施設間差の解消が可能となる．この内部精度管理を支援するツールとして運用されているタンデムマス検査 Web 解析システム（以下，「Web 解析システム」）について解説する．

● タンデム検査 Web 解析システム

Web 解析システムは，クラウドサーバ上に構築した．Web ブラウザを用いて，検査実施機関ごとの ID とパスワードによりログイン後，検査データの更新や解析結果をリアルタイムで表示できる（図1）．

1．測定値データ，患者データ

Web 解析システムで扱う検査データは以下の2種類である．

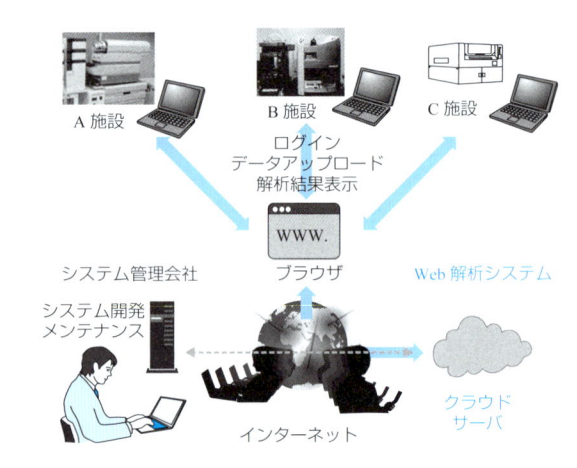

図1 Web 解析システムのイメージ

① 測定値データ：タンデムマス検査の26種類の指標の平均，標準偏差，パーセンタイル値などの基礎統計量，カットオフ値などの集計データ

② 患者データ：スクリーニングで精密検査となり，診断が確定した患者または保因者，並びに，正常個体と判定された偽陽性例のタンデムマス検査データ，診断名

なお，患者データは，検査データと診断名のみで個人情報は含まれず，他施設からはどの施設の患者であるかを特定することはできない．

2．箱ひげ図による測定値分布

検査実施機関ごとの測定値分布は箱ひげ図により表示し，指標ごとのカットオフ値，その指標で発見される患者データ，偽陽性例，保因者をプロットしている（図2）．

測定値分布から以下の評価が可能である．

① カットオフ値と99%値との関係からカットオフ値の適正さの確認

② 箱の大きさやひげの長さなどからばらつきの度合い（精密度）

③ 中央値の比較による測定値の正しさ（正確度）

3．Z スコアによる標準化

タンデムマス・スクリーニングでは，各施設の測定値分布やカットオフ値が異なることから，他施設

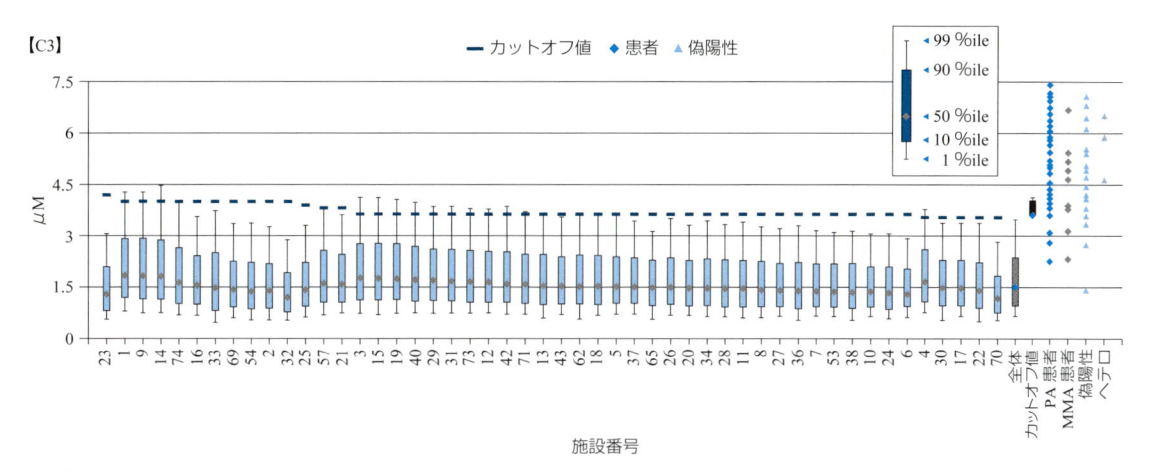

【C3】

図2 測定値分布

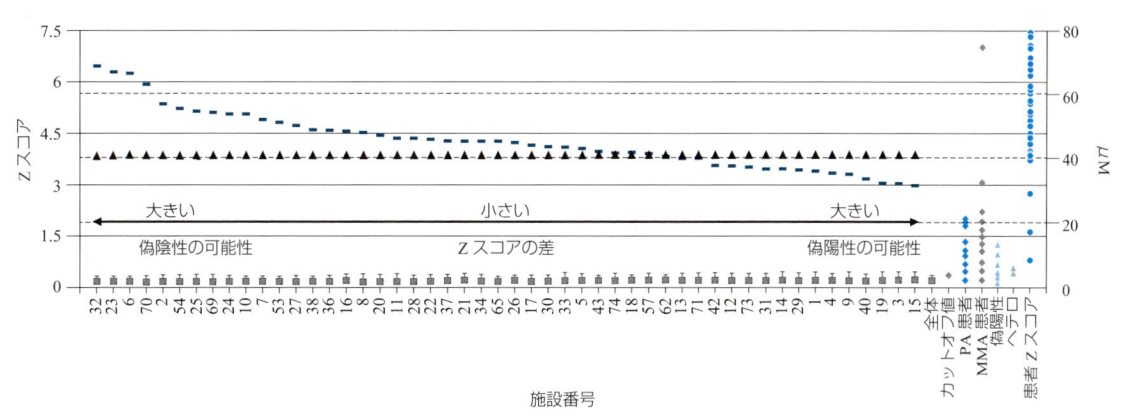

【C3】（PA, MMA）

図3 カットオフ値 Z スコア

との測定値の比較には，各施設の測定値分布で標準化する必要がある．このため，Web 解析システムでは，患者データやカットオフ値の Z スコアを計算し，「患者最小推定値」と「カットオフ値 Z スコア」を推定した[2]．

「患者最小推定値」はスクリーニングで発見された患者の最小値について，自施設ではどのくらいの値に測定されるかの目安となる値として推定した．「カットオフ値 Z スコア」は患者最小値の Z スコアとの比較により，患者最小推定値がカットオフ値とどれくらい離れているかを目視でき，プロットの両端側に位置する施設ほど，カットオフ値の設定に適適正性を欠いている可能性が高いことを示している（図3）．

● 新しい精度保証システム

これまで内部精度管理支援を目的として運用して

きた Web 解析システムは，現在，外部精度管理結果の管理との統合を目指し，新たな「新生児マススクリーニング精度保証システム」を開発中である．このシステムでは，外部精度管理事業（PT 試験と QC試験）と内部精度管理支援事業（Web 解析システムと実施状況調査）の全体を網羅し，将来的にすべて，Web ベースで管理・運用できる．

文　献

1) 日本マススクリーニング学会技術システム検討委員会（旧），他．タンデムマス・スクリーニングの検査施設基準及び検査実施基準．日マススクリーニング会誌2013：**22**：85-95．http://www.jsms.gr.jp/download/11_4_20140129.pdf
2) 花井潤師，他．タンデムマス検査データ Web 解析システムの有用性について．日マススクリーニング会誌2017：**27**：35-42

（花井潤師）

4）タンデムマス対象疾患以外の内部精度管理

Internal quality control of newborn screening
—congenital hypothyroidism, congenital adrenal hyperplasia, galactosemia—

● スクリーニングの検査法

厚生労働省は2018年3月に発出した母子保健課長通知「先天性代謝異常等検査の実施について」[1]の別表で，新生児スクリーニング（NBS）の対象となる疾病とその検査法を示している．わが国で現在使用されている先天性甲状腺機能低下症（CH），先天性副腎過形成（CAH），ガラクトース血症（GAL）スクリーニングの検査指標，検査法およびその測定原理を表1に示した．

1．CH および CAH スクリーニング

検査指標は TSH と FT_4 および 17-OHP であり，検査試薬は免疫化学測定法による酵素免疫測定法，時間分解蛍光免疫測定法，多項目同時蛍光測定法を応用した体外診断医薬品が市販され，濾紙血検体の TSH，FT_4，17-OHP の定量が検査室レベルで可能である．CAH スクリーニングの二次検査法として推奨されている液体クロマトグラフ-タンデム質量分析法は，17-OHP を含む関連ステロイドの一斉分析が可能であり，偽陽性例の低減に効果があることが報告されている[2]．

2．GAL スクリーニング

検査指標には Gal と Gal-1-P 濃度とガラクトース代謝酵素活性がある．Gal と Gal-1-P 濃度の測定はガラクトース脱水素酵素またはガラクトース酸化酵素と NAD-NADH 系の蛍光強度，さらにレサズリン-レゾルフィン系を追加した蛍光強度から Gal，Gal-1-P を定量する体外診断薬医薬品が市販されている．濾紙血検体 GALT および GALE 活性の測定は反応液を専用濾紙にスポットし乾燥後に紫外線ランプ照射による蛍光の有無を確認する定性法と蛍光分光光度計で蛍光強度を測定する定量法がある．体外診断医薬品がないため研究用試薬または自家製試薬で測定されている．

● スクリーニングの内部精度管理

1．分析性能の妥当性（validation）および同等性の確認（verification）

新たな NBS 検査試薬の使用開始時には，体外診断医薬品ではメーカーが規定する性能と同等であるかを検証すること，研究用または自家製試薬では分析性能の妥当性を評価することが求められる．

妥当性および同等性の確認では，分析性能の指標となる検出限界（limit of detection），定量下限（limit of quantification），測定範囲（range），精度（precision），正確度（accuracy），特異性（specificity）が NBS 検査法として満足しているかを評価することが求められる．

2．内部精度管理の方法

内部精度管理は，分析性能が日々のルーチン検査で維持されていることを確認し，報告する検査結果の信頼性を確保するために行う．CH，CAH，GAL の NBS 内部精度管理方法を表2にまとめた．

内部精度管理は精度管理検体と新生児検体を用いて行う．管理検体による内部精度管理は，アッセイごとの精度管理検体の x̄-R または x̄-SD/CV 管理図，または Levey-Jennings 管理図の Westgard マルチルール[3]により精密度の管理を行う．

なお，管理限界は検査法の精度と正確度，検査指標の疾患特異度を考慮して設定すべきである．NBS ではアッセイごとの検体分布の平均値と標準偏差，または中央値と四分位数などの変動管理も極めて有用な手法であり，精度管理検体による内部精度管理と併せてルーチンベースで実施することが推奨される．

3．再採血率と精密検査率の適正度の検証

NBS 検査施設では，再採血率と精密検査率の適正度を定期的に検証することにより偽陽性率と偽陰性率の低減を図ることが求められる．NPO法人タンデムマス・スクリーニング普及協会の内部精度管理支援プログラムの一環として，1年に1回全国の新生児スクリーニング検査施設の対象疾患ごとの年間検査数，再採血数，精密検査数の調査（実施状況調査）が行われ，対象疾患ごとの再採血率と精密検査率の施設間差の評価結果が検査施設に報告されている．検査施設では自施設の再採血率と精密検査率を全国

表1 CH・CAH・GAL スクリーニングの検査法，測定原理，検査試薬（2019 年9 月現在）

対象疾患	検査指標	検査法	測定原理	体外診断医薬品の有無
先天性甲状腺機能低下症	甲状腺刺激ホルモン（TSH）遊離サイロキシン（FT4）	免疫化学測定法	酵素免疫測定法 時間分解蛍光免疫測定法 多項目同時蛍光測定法	有 有 有
先天性副腎過形成症	17-ヒドロキシプロゲステロン（17-OHP）	免疫化学測定法	酵素免疫測定法 時間分解蛍光免疫測定法 多項目同時蛍光測定法	有 有 有
		質量分析法	液体クロマトグラフ-タンデム質量分析法	無 研究用有
ガラクトース血症	ガラクトース（Gal）ガラクトース-1-リン酸（Gal-1-P）	酵素法	ガラクトース脱水素酵素法 ガラクトース酸化酵素法	有 研究用有
	ガラクトース-1-リン酸ウリジルトランスフェラーゼ活性（GALT 活性）	定性/半定量酵素活性測定法（ボイトラー法）	NADP-NADPH 系蛍光強度の定性または定量	無 研究用有
	UDP-ガラクトースエピメラーゼ活性（GALE 活性）	定性酵素活性測定法	NADP-NADPH 系蛍光強度の定性	無 自製試薬

表2 CH，CAH，GAL の新生児マス・スクリーニングの内部精度管理手法

	内部精度管理手法	管理指標	有用性	限界
精度管理検体	$\bar{x}$-R $\bar{x}$-Rs $\bar{x}$-SD/CV	$\bar{x}$：正確さの偏り R：精密さ（日内変動） SD/CV：精密さ（日内変動）	$\bar{x}$ の管理で正確さの経時変化と R または CV で精密さを管理 SD/CV は1 ランで管理試料を多数測定時に有用	日内・日差変動に有意な差がないことが条件 管理限界設定時の測定再現性に依存
	Westgard マルチルール	ランダム誤差：13S，R4S 系統誤差：2of 32S，31S，R4S，10X	誤差検出感度を維持して誤った検出の低減を図り，リアルタイムに管理可能	管理限界設定時の測定再現性に依存
新生児検体	平均値法	平均値と管理限界（95% 信頼限界＝基準範囲の中間値 $\pm（1.96\,SD/\sqrt{n}$）を使用）	長期間の経時変化（シフト・ドリフト）の検出 精密さの評価は不可	検体数が少ない場合，性別，採血日齢，出生時体重，在胎週数が変動要因となる
	パーセンタイル値法	1，5，10，25，50，75，90，95，99 パーセンタイル値の変動	非正規分布でも利用可能 検査数が少ない施設でも25，50，75 パーセンタイル値の変動は少ないため有用	管理限界の設定基準が確立されていないため，今後さらに検討が必要

データと比較することにより，適正なカットオフ値の検証が可能であり，より精確度の高い検査を行うため積極的に利用することが望まれる．

文　献

1）厚生労働省子ども家庭局母子保健課．子母発 0330 第2号 先天性代謝異常等検査の実施について．厚生労働省，2018

2）山岸卓也，他．高速液体クロマトグラフィータンデム質量分析法を用いた先天性副腎過形成症スクリーニングの判定基準の検討．日マス・スクリーニング会誌 2016；**26**：43-50

3）Westgard JO, et al. Multi-Rule Shewhart chart for quality control in clinical chemistry. *Clin Chem* 1981；**27**：493-501

（福士　勝）

第7章

新生児スクリーニングの
コンサルテーション

1）タンデムマス・スクリーニング（TMS）コンサルテーションセンター

Tandem mass screening（TMS）consultation center

● 目的

タンデムマス・スクリーニング（TMS）の対象疾患は，種類が多いが個々の疾患は稀少疾患で，馴染みの少ない疾患名が多く，臨床現場で新生児スクリーニング陽性者を前にすると，データのみかた，診断治療方針，あるいは医療補助制度等で戸惑うこともある．そこで，中央にコンサルテーションセンター（TMS コンサルセンター）を窓口にして全国のエキスパートにアクセスできる仕組みがある．

● 窓口

NPO 法人タンデムマススクリーニング普及協会の TMS コンサルテーション窓口（03-3376-2550）を通じて，相談内容によってエキスパートの意見を聞くことができる．

● 専門スタッフ

日本マススクリーニング学会から推薦された TMS 対象疾患を専門とする小児科医，検査技術者のチームからなる．

● 相談対象者

産科医療機関，小児医療機関，マススクリーニング検査機関，自治体の担当部署（保健師を含む）．一般市民，患者家族からの直接の相談は受けない（主治医を介して受ける方針）．

● 相談内容

検査データの評価，診断治療の方法，特殊検査提供施設と手続き，医療制度など．

● 診断のための特殊検査を提供する主な施設

図に 2015 年時点の特殊検査の提供可能施設をあげている．各施設で可能な検査項目は異なり，また担当する自治体のみを対象としているところも多いので注意を要する．

（山口清次）

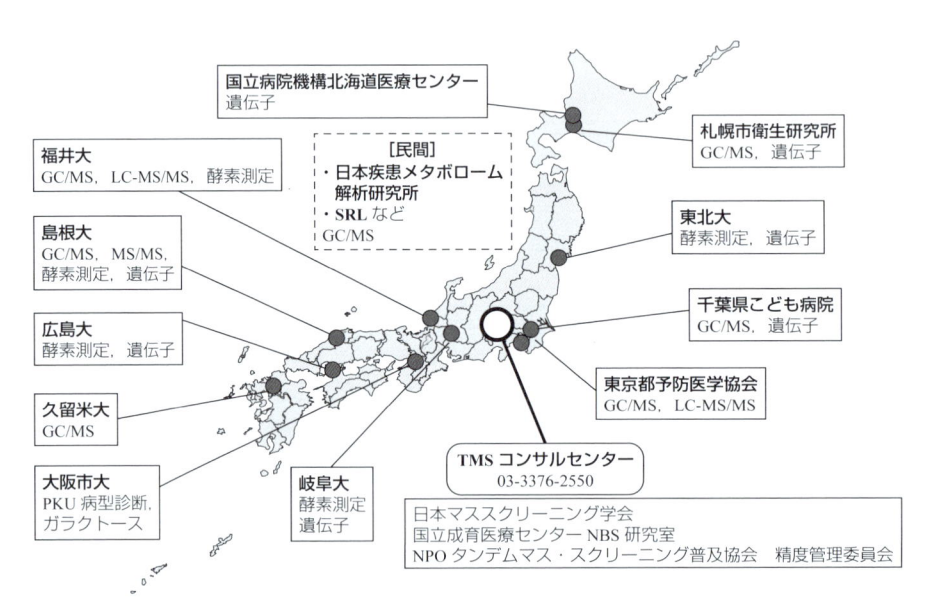

図 TMS コンサルテーションセンターを窓口にした全国ネットワーク（特殊検査提供施設，2015 年時点）

全国どこからでも TMS コンサルセンターに電話アクセスが可能．相談の内容によって専門家にアクセスして意見をもらうことが可能である．TMS スクリーニングの疾患を診断するための特殊検査提供施設を示す（2015 年時点）．提供する項目は各施設で異なる．また特殊検査の要望に応じるのは担当自治体のみとしているところもある．

2）これまでに相談のあったいくつかの Q & A

　本稿では，これまでタンデムマス・スクリーニング普及協会のコンサルテーションセンターへの質問事例を参考にして，実際の回答例をもとに Q & A 形式で紹介する．コンサルテーションセンターは日本マススクリーニング学会から推薦を受けたマススクリーニング施設技術者や医師から構成されており，全国から質問を受け付けるシステムである．質問方法等の詳細についてはホームページを参照．タンデムマス検査で鑑別を行う疾患はいずれも稀少疾患であり，現場の主治医が鑑別診断や検査結果の解釈，治療についての決定を円滑に行うことは必ずしも容易ではない．このような場合，コンサルテーションセンターを利用することで全国どこからでも，迅速に専門家にアクセスできるため，有効に活用していただきたい．

自治体からの質問：検体の採取および送付時期とその根拠について

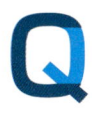

　今年から新生児スクリーニングの担当部署に配属されました．産科医療機関での検体採取から検体送付までの期間，指定検査機関での検体受付から検査開始，検査結果の報告までの期間について，ガイドライン等がありますか？また，その根拠についても教えてください．祝祭日が長期で重なる時や，郵送の事情等ですぐに送付ができない場合はいかがでしょうか．

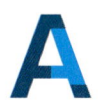

　日本マススクリーニング学会のガイドライン（タンデムマス・スクリーニングの検査施設基準，検査実施基準 日本マススクリーニング学会誌 23 巻 3 号）で以下のとおり言及されています．

1．採取検体の送付について

　産科医療機関などで日齢 4 ～ 6 で採血された濾紙血検体は，3 ～ 4 時間の乾燥後，採血当日または24 時間以内に検査機関へ送付することが推奨されています．なお，年末年始，長期連休などの対応は，行政機関から委託されている指定検査機関が受付，検査体制を産科医療機関にあらかじめ知らせておくことになっています．各地域で行政，指定検査機関，産科医療機関の緊密な連携体制を確立しておく必要があります．

　なお，濾紙血検体の採血後 24 時間以内の検査機関への送付が必要な理由は，①濾紙血に含まれるスクリーニング対象疾患の指標物質が保管，保存によって低下するものがあり，検査で偽陰性となる可能性があるため，②濾紙血検体の受付が遅れると検査開始も遅くなり，対象疾患によってはその間に発症してしまう可能性があるため，です．

2．検査結果の報告について

　指定検査機関での検査は，濾紙血検体の受付から 24 時間以内（ワーキングデー）に開始し，検査結果の報告は通常であれば検体受付後 1 ～ 3 日（ワーキングデー）とされています．検査値が高い場合は同じ濾紙を用いて再検査を行うこともありますが，遅くとも検査を受付して 7 日以内には検査結果が確定している必要があります．

フェニルアラニン値軽度高値例の対応について

マススクリーニングでフェニルアラニン（Phe）値が初回，再検で 120 nmol/mL（2 mg/dL）を少し超えた値であったため紹介されました．血漿アミノ酸分析では Phe 120 nmol/mL 前後で経過し，蛋白制限は行っていません．本症例は引き続き良性持続性高 Phe 血症として経過観察でよいか，あるいは何か精査を行った方がよいでしょうか．

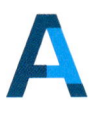

本症例は血中 Phe 値が 120 μmol/L 以上であり軽症高 Phe 血症と考えられますが，高 Phe 血症の全例に BH$_4$ 欠損症の鑑別が必要です．精密検査のときか，遅くとも生後 1 カ月以内に血液・尿プテリジン分析と乾燥濾紙血ジヒドロプテリジン還元酵素（DHPR）活性の測定をしてください．BH$_4$ 欠損症の鑑別には，BH$_4$・1 回負荷試験は必須の検査ではありませんが，血中 Phe 値が 720 μmol/L 以上の場合に実施します．これらの特殊検査を実施可能な施設については先天代謝異常学会のホームページを参照ください（http://jsimd.net/iof/iof_02.html）．

・治療については 4 歳までは血中 Phe 値が 240 nmol/mL 以下であれば治療の必要はありません．

・乳児期早期に母乳で栄養されている場合は血中 Phe 値が 240 nmol/mL 以下でも乳児期後半に母乳が出にくくなり人工乳に切り替えたり，離乳食を始めると血中 Phe 値が上昇し，240 nmol/mL を越えて治療が必要になる場合がありますので，1 歳までは血中 Phe 値の測定が必要です．

無症状のメチルマロン酸血症もしくはプロピオン酸血症疑い例の対応について

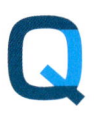

正常経腟分娩で出生．新生児スクリーニング 1 回目で C3：4.2 nmol/mL と C3/C2 比 0.30 と基準値を超えていました．再検でも C3：4.8 nmol/mL，C3/C2 比 0.43 と上昇傾向を認めました．本人は無症状のままです．尿中有機酸分析の適応かどうかを教えてください．

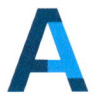

C3，および C3/C2 比が基準値を超えた場合，これらはプロピオン酸血症およびメチルマロン酸血症の指標であるため，尿中有機酸分析による鑑別診断が必要です．症状がない場合でも，各疾患の軽症型やビタミン B$_{12}$ 欠乏の可能性があります．治療の有無を考える上でも速やかに鑑別診断が必要です．精査時の一般検査の内容や精密検査への流れ，診断後の治療やフォローに関しては『新生児マススクリーニング対象疾患等診療ガイドライン 2019』が参考になります．尚，ガイドラインは日本先天代謝異常学会のホームページからも閲覧が可能です（http://jsimd.net/pdf/newborn-mass-screening-disease-practice-guideline2015.pdf，2015 年版）．

※尿中有機酸分析は保険適用のある検査であり，早期に診断を確定し不必要な再検査などを減らすことも大切なことである．

C5-OH 値が徐々に上昇する場合への対応について

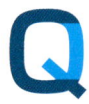

C5-OH が高値でフォロー中の現在 1 歳 4 カ月男児です．極低出生体重児でした．新生児スクリーニングでは初回，再検査は正常判定でしたが，3 カ月時の C5-OH が 1.3 nmol/mL（基準値＜1.0）であったため精密検査で当科を受診しました．血液検査，アミノ酸分析，尿中有機酸分析では異常は認めませんでした．全身状態も良好なため経過観察しており発達も伸びておりますが，C5-OH が 10

カ月時 2.86 nmol/mL，1 歳 1 カ月時 3.03 nmol/mL と高値のままです．食事等の影響なのか，ほかに疑うべき疾患があるのか，正常な変動なのか判断に悩んでいます．今後の方針，検査の必要性などについて教えてください．

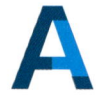

タンデムマス検査で C5-OH が高値を示す疾患としては，以下の疾患があげられます．

1）マルチプルカルボキシラーゼ欠損症（ビオチン欠乏を含む）

2）3-メチルクロトニルグリシン尿症

3）3-ヒドロキシ-3-メチルグルタコン酸尿症

4）β ケトチオラーゼ欠損症

　本症例では上記疾患を初期の尿中有機酸分析で除外していますが，C5-OH が上昇していることもありもう一度尿中有機酸分析を行う必要もありそうです．本症例のように新生児期の C5-OH は正常で，時間経過とともに C5-OH 高値となる例がよく報告されていますが，対応についての明確な指針が示されていないのが現状です．

　一部の症例ではビオチン欠乏症を反映している事が明らかになっています．このような症例では栄養状態の改善にともない C5-OH 上昇も改善します．しかし，ビオチン欠乏がないにも関わらずその生化学的な異常が持続する症例もあります．母がメチルクロトニルグリシン尿症（3-MCC 欠損症）などの罹患者であることが，児の C5-OH の上昇を契機に判明した例も報告されています．この場合は十分な説明を行ったのち，母のタンデムマス分析等を行うことから診断する事ができます．また，このような C5-OH 上昇持続例がメチルクロトニルグリシン尿症の保因者であったという報告も散見されます．

MCAD 欠損症の疑い例：精密検査は必要かどうか

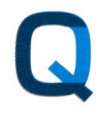

　在胎 30 週 6 日 1,530 g で出生の男児です．新生児スクリーニングの初回検査（日齢 5）は絶食中であったが異常なし．日齢 15 の再検では C0：5.63 nmol/mL（カットオフ値＜10.0）でしたが，経腸量がふえた日齢 31 の再検査では体重 1,940 g で C0：32.89 nmol/mL と正常化しました．しかし，この時に C8：0.06 nmol/mL，C10：0.04 nmol/mL と正常でしたが，C8/C10 1.50 と高値であったことから MCAD 欠損症の疑いとして精密検査になりました．同日の尿中有機酸スクリーニングでは異常値なし．ガイドラインには通常発症していない場合には異常値を指摘できないとも記載があります．今のデータで疑診として精査をすべきでしょうか．

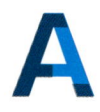

　MCAD 欠損症の疑いについて，そもそも問題の日齢 31 においても C8，10 はともに正常域にあります．たまたま C10 が 0.04 と低かったため C8/C10＝1.5 とカットオフを超えたと考えます．私達の経験した症例では発症してなくてもこの時期は必ず C8，C10，C8/C10 の全てが基準値以上を示しており，C8/C10 比の高値のみで（C8，C10 は正常）即精査の必要はないと考えます．

（小林弘典）

1）タンデムマス分析における MRM イオン一覧

Selected ions in MRM analysis

		アシルカルニチン	非誘導体化			誘導体化[*3]
	表　記	おもな化合物	分子イオン[*1]	断片イオン[*1]	中性断片[*2]	分子イオン
1	C0	遊離カルニチン（IS：d_9–C0）	162（171）	103		218
2	C2	アセチルカルニチン（IS：d_3–C2）	204（207）	85		260
3	C3	プロピオニルカルニチン（IS：d_3–C3）	218（221）	85		274
4	C4	ブチリルカルニチン（IS：d_3–C4）	232（235）	85		288
5	C5：1	チグリルカルニチン	244	85		300
6	C5	イソバレリルカルニチン（IS：d_9–C5）ピバロイルカルニチン	246（255）	85		302
7	C6	ヘキサノイルカルニチン	260	85		316
8	C5–OH	3-ヒドロキシイソバレリルカルニチン（IS：d_3–C5–OH）2-メチル-3-ヒロドキシブチリルカルニチン	262（265）	85		318
9	C5–DC	グルタリルカルニチン（IS：d_3–C5–DC）	276（279）	85		388
10	C8	オクタノイルカルニチン（IS：d_3–C8）	288（291）	85		344
11	C10	デカノイルカルニチン（IS：d_3–C10）	316（319）	85		372
12	C12	ドデカノイルカルニチン（IS：d_3–C12）	344（347）	85		400
13	C14：1	テトラデセノイルカルニチン	370	85		426
14	C14	テトラデカノイルカルニチン（IS：d_3–C14）	372（375）	85		428
15	C16	パルミトイルカルニチン（IS：d_3–C16）	400（403）	85		456
16	C16–OH	ヒドロキシパルミトイルカルニチン	416	85		472
17	C18：1	オクタデセノイルカルニチン	426	85		482
18	C18	ステアリルカルニチン（IS：d_3–C18）	428（431）	85		484
19	C18：1–OH	ヒドロキシオクタデセノイルカルニチン	442	85		498
20	Val	バリン（IS：d_8–Val）	118（126）	72（80）	46	174
21	Ile/Leu	ロイシン/イソロイシン（IS：d_3–Leu）	132（135）	86（89）	46	188
22	Met	メチオニン（IS：d_3–Met）	150（153）	104（107）	46	206
23	Phe	フェニルアラニン（IS：d_6–Phe）	166（172）	120（126）	46	222
24	Cit	シトルリン（IS：d_2–Cit）	176（178）	113（115）	63	232
25	Tyr	チロシン（IS：$^{13}C_6$–Tyr）	182（188）	136（142）	46	238

[*1]：MS1 で検出される分子イオンは［M＋H］$^+$であり，m/z 値で示す．アシルカルニチンの断片イオン（プロダクトイオン）は MS2 で検出され，C0 が m/z：103 である以外は m/z：85 である

[*2]：中性断片はニュートラルロスで失われる断片の質量数

[*3]：ブチル誘導体の分子イオン

分子イオンはプリカーサーイオンと同義（MS1 で検出），断片イオンはプロダクトイオンと同義（MS2 で検出）

IS：内部標準

対応する IS のない化合物の IS：C5：1 は d_9–C5，C6 は d_9–C5，C16–OH は d_3–C16，C18：1 と C18：1–OH は d_3–C18

（重松陽介）

2）おもな診断マーカーのカットオフ参考値（血液濾紙）

Diagnostic markers of diseases detectable on tandem mass spectrometry（blood filter paper）

疾患分類	疾患名	診断マーカーのタンデムマス所見（濾紙血） （比以外の単位は nmol/mL）
有機酸代謝異常症	メチルマロン酸血症[*1]	$C3>3.6$ & $C3/C2>0.25$
	プロピオン酸血症[*1]	$C3>3.6$ & $C3/C2>0.26$
	イソ吉草酸血症[*1]	$C5>1.0$
	グルタル酸血症 I 型[*1]	$C5-DC>0.25$
	マルチプルカルボキシラーゼ欠損症[*1]	$C5-OH>1.0$
	メチルクロトニルグリシン尿症[*1]	$C5-OH>1.0$
	HMG 血症[*1]	$C5-OH>1.0$
	β ケトチオラーゼ欠損症[*2]	$C5-OH>0.6$ & $C5:1>0.025$
	IBD 欠損症	$C4>1.0$
脂肪酸酸化異常症	CPT1 欠損症[*1]	$C0/[C16+C18]>100$
	CPT2 欠損症[*1]	$C16>3.0$ & $[C16+C18:1]/C2>0.62$
	CACT 欠損症[*2]	$C16>3.0$ & $[C16+C18:1]/C2>0.63$
	VLCAD 欠損症[*1]	$C14:1>0.4$ & $C14:1/C2>0.013$
	TFP/LCHAD 欠損症[*1]	$C16-OH>0.05$ & $C18:1-OH>0.05$
	MCAD 欠損症[*1]	$C8>0.3$ & $C8/C10>1.0$
	全身性カルニチン欠乏症[*2]	$C0<10$
	グルタル酸血症 II 型[*2]	$C8>0.3$ & $C10>0.4$ & $C12>0.4$

【別掲】アミノ酸代謝異常症カットオフ参考値（血液濾紙）

アミノ酸代謝異常症	フェニルケトン尿症[*1]	$Phe>180$
	メープルシロップ尿症[*1]	$[Leu+Ileu]>350$ & $val>250$
	ホモシスチン尿症[*1]	$Met>80$
	シトルリン血症 I 型[*1]	$Cit>100$
	アルギニノコハク酸尿症[*1]	$Cit>100$
	シトリン欠損症[*2]	$Cit>38$ & $Cit/Ser>0.25$ （$Tyr>200$, $Phe>120$, $Met>80$）

[*1]：タンデムマス・スクリーニング一次対象疾患
[*2]：タンデムマス・スクリーニング二次対象疾患
CPT1, CPT2：カルニチンパルミトイルトランスフェラーゼ-I, -II, CACT：カルニチン・アシルカルニチントランスロカーゼ,
VLACD：極長鎖アシル-CoA 脱水素酵素, TFP：ミトコンドリア三頭酵素, LCHAD：長鎖 3-ヒドロキシアシル-CoA 脱水素酵素,
MCAD：中鎖アシル-CoA 脱水素酵素, HMG：3-ヒドロキシ-3-メチルグルタル酸, IBD：イソブチリル-CoA 脱水素酵素
注：記載したカットオフ値は福井大学で用いている非誘導体化参考値（全身性カルニチン欠乏症以外は正常上限値）である. 施設間
　　差, 機器間差があるので数値は各施設で調整が必要である

（重松陽介，湯浅光織）

3）血清アシルカルニチン測定の基準値

Reference values for serum acylcarnitine

アシルカルニチン	施設 A (非誘導体化法)		施設 B (誘導体化法)		施設 C (非誘導体化法)
	対照小児参照値 (mean±SD，μM)	カットオフ値 (μM)	対照小児参照値 (mean±SD，μM)	カットオフ値 (μM)	カットオフ値 (μM)
C0	31.3±8.4	10.0[*1]，80.0[*2]	35.97±8.40	20.0[*1]	(25–100)[*4]
C2	6.2±2.1	10.0	9.05±2.65	15.0	(4–60)[*4]
C3	0.52±0.29	2.5	0.39±0.12	2.0	3.5
C4	0.25±0.09	1.0	0.17±0.02	1.0	1.0
C4–OH	0.03±0.02	0.25	—	0.61	1.0
C5：1	0.012±0.005	0.050	0.033±0.012	0.090	0.04
C5	0.10±0.04	1.0	0.15±0.05	1.0	0.7
C5–OH	0.06±0.03	0.15	0.06±0.01	0.30	0.25
C5–DC	0.10±0.04	0.25	0.06±0.02	0.25	0.25
C6	0.04±0.02	—	0.1±0.03	0.20	0.15
C8	0.07±0.06	0.20	0.11±0.03	0.25	0.3
C10	0.13±0.12	0.20	0.16±0.06	0.45	0.3
C12	0.06±0.05	0.20	0.07±0.03	0.20	0.2
C14：1	0.08±0.04	0.20	0.05±0.03	0.20	0.2
C14	0.03±0.02	0.20	0.05±0.02	0.12	0.2
C16	0.09±0.04	0.20[*3]	0.08±0.03	0.25	0.2
C18：1	0.11±0.05	0.20[*3]	0.13±0.06	0.25	0.4
C18	0.04±0.02	—	0.05±0.01	0.13	0.3
C16–OH	0.005±0.001	0.015	0.009±0.002	0.027	0.07
C18：1–OH	0.005±0.001	0.015	0.007±0.002	0.023	0.05

[*1]：下限カットオフ値
[*2]：上限カットオフ値
[*3]：CPT2 欠損症の新生児期精密検査のカットオフ値は別に設定されている（p.zzz）．
[*4]：目安としている range
注：参照値について（A，B，C は，異なる検査施設を表している）
　A：異化亢進の無い（C2＜10）乳幼児の値
　B：C2 上昇のない学童期までの小児の値
　C：安定している小児の値（病態評価の時の参考値として利用しているもの）
注：異化亢進があると C2 が上昇するとともに様々なアシルカルニチンが上昇するので，C2 値を考慮した鑑別診断が必要
注：タンデムマス法での測定値は，検査機器毎の変動（機器間差）を考慮して，あくまで参考値とすべきである

（重松陽介）

4）尿中有機酸の基準値（GC/MS 分析）

Reference value of urinary organic acids（GC/MS）

尿中有機酸の基準値は，年齢，検体前処理法，分析条件等によって比較的差が大きい．新生児・乳児では，検体採取のタイミングによる変動が大きく，また有機酸排泄量は全体的に多い傾向がある．以下の表は 2 歳〜8 歳の小児の基準値（参考値）である．

表　尿中有機酸の参考値

有機酸類	基準値	有機酸類	基準値
1）分枝アミノ酸代謝系		4）ジカルボン酸類	
Methylacetoacetate	<2	adipate	0〜12
2-mehthyl-3-OH-butyrate	0〜11	suberate	<2
tiglylglycine	<2	sebacate	<2
propionylglycine	<2	ethlmalonate	0〜7
3-OH-propionate	3〜10	methylsuccinate	0〜3
3-OH-valerate	<2	2-OH-glutarate	0〜16
methylcitrate	0〜12	5）乳酸・ピルビン酸・TCA 回路	
methylmalonate	<2	lactate	0〜25
isovalerylglycine	<2	pyruvate	0〜12
3-OH-isovalerate	0〜46	2-OH-butyrate	<2
methylcrotonylglycine	<2	2-ketoglutarate	0〜152
methylglutaconate	0〜9	fumarate	<2
methylglutarate	0〜7	malonate	<2
3-OH-3-methylglutarate	11〜36	6）ケトン体	
2-OH-isovalerate	<2	3-OH-butyrate	0〜3
2-keto-isovalerate	<2	acetoacetate	<2
2-keto-isocaproate	<2	7）その他	
2-keto-3-methylvalerate	<2	glycerol	0〜40
2）芳香族アミノ酸代謝系		pyloglutamate	42〜115
phenylpyruvate	0〜4	uracil	2〜22
phenyllactate	<2	orotate	0〜11
4-OH-phenylpyruvate	<2	4-OH-butyrate	<2
4-OH-phenyllactate	<2	mevalonate	<2
4-OH-phenylacetate	6〜28	mevalonolactone	<2
succinylacetaone	<2	suberylglycine	<2
N-acetyltyrocine	<2	3-OH-isobutyrate	2〜33
3）リジン・トリプトファン代謝系		N-acetylaspartate	<2
2-keto-adipate	<2	oxalate	0〜54
2-OH-adipate	<2	glycolate	11〜103
glutarate	<2	L-glycarate	0〜9
3-OH-glutarate	0〜3	homogentisate	<2

単位は nmol/mol Cre

（Sweetman L. Organic acid analysis. Hommess FA（eds.）．Techniquess in Diagnostic Human Biochemical Genetics. Wiley-Liss Inc., 1991：143-176 より一部改変）

（山口清次）

5）ガラクトース関連の基準値

Indices and cutoffs for galactosemia

ガラクトース血症の新生児スクリーニング（NBS）は，欧米白人で頻度が高く，乳糖・ガラクトース摂取制限で重篤な症状を予防・軽減できる，Ⅰ型＝ガラクトース-1-リン酸ウリジルトランスフェラーゼ（GALT）欠損症を目標として開始された．当初の検査は GALT 活性低下の有無を評価する「ボイトラー法」だったが，ガラクトース濃度の測定（ペイゲン法・酵素法）が追加されると，ガラクトース代謝酵素の欠損症以外にも様々な原因で陽性所見を生じることが明らかになった．

国内で NBS が始まってから 40 年以上が経過した現在，その間に得られた多くの知見を背景に，このスクリーニング検査で「発見できる疾患」「発見すべき疾患」については，専門家の間でも見解が分かれている．このような状況は，スクリーニング指標の基準値設定にも影響しており，検査機関によって大きな差異が存在する．各地域での具体的な基準値設定と陽性率・患者発見状況等については，検査機関や専門家へ個別に照会する必要がある．

1．ボイトラー法

「蛍光無し」ないし「蛍光微弱」を陽性とする．ただし，ガラクトース濃度の上昇を伴わない場合は，血液濾紙検体の状態不良による GALT の失活，あるいはグルコース-6-リン酸脱水素酵素欠損症の可能性が考えられる．

2．酵素法（現在全国 37 検査施設のうち 31 施設で実施．基準値のうしろの（ ）内は施設数を示す）

①ガラクトース（Gal，mg/dL）

陽性基準値	3.0（22），3.5（1），4.0（4），5.0（2），6.0（6），8.0（1），設定なし（1）
即精査基準値	6.0（2），8.0（2），10.0（14），12.0（1），20.0（2），3.0かつボイトラー蛍光無し（1），6.0かつボイトラー蛍光無し（1），設定なし（14）

②ガラクトース-1-リン酸（Gal-1-P，mg/dL）

陽性基準値	10.0（2），12.0（1），15.0（24），18.0（1），20.0（2），25.0（1），設定なし（6）
即精査基準値	15.0（1），20.0（2），設定なし（34）

③総ガラクトース（T-Gal，mg/dL）

陽性基準値	7.0（1），8.0（1），9.0（2），10.0（2），12.0（1），基準値設定なし（30）
即精査基準値	20.0（1），9.0かつ GALT 活性低下（1），設定なし（35）

（但馬　剛）

6）内分泌関連の基準値

Reference range of endocrine hormone

　内分泌関連基準値について記載した．日齢，月数により正常値が異なることはもちろん，各種ホルモン測定キットによっても異なる．したがって今回の値はおおよその目安である．

項目	単位	基準値	
TSH	IU/mL	早産児（28〜36週）の生後1週	0.7〜27
		満期産児　生後4日まで	1.0〜38.9
		生後2〜20週	1.7〜9.1
FT$_3$	pg/mL	臍帯血	0.5〜1.7
		生後5日	3.7〜2.1
		生後10日	2.4〜4.8
		1〜3カ月	3.5〜5.2
FT$_4$	ng/dL	臍帯血	0.87〜1.39
		生後5日	0.1〜4.67
		生後10日	0.45〜3.99
		1〜3カ月	1.40〜1.74
Thyroglobulin	ng/mL	出生時〜生後35カ月	10.6〜92.0
尿中ヨード[1]	μg/mg Cre	生後4〜6日	＜17
17-hydroxy progesterone（17-OHP）	ng/mL	新生児	0.92〜2.38
		小児	0.0〜1.91
Cortisol	μg/dL	1歳未満	7.8〜17.8
ACTH[2]	pg/mL	1歳未満	11.1〜35.0
Aldosterone[2]	ng/dL	生後0〜6日	12.12〜111.2
		生後7〜27日	19.7〜78.68
Plasma Renin Activity（PRA）[2]	ng/mL/hr	生後0〜6日	4〜17.5
		生後7〜27日	3.66〜11.14

[1]：藤倉かおり，他．先天性甲状腺機能低下症スクリーニング精密検査時の尿中ヨードについて．札幌市衛生研究所年報 2018；45：45-49 による
[2]：血漿

（田島敏広）

7）小児慢性特定疾病と指定難病

specific pediartric chronic disease and intractable diseases specified by the Japanese goverment

2015 年 1 月 1 日に難病の患者に対する医療等に関する法律（難病法）と児童福祉法の一部を改正する法律（改正児童福祉法）が施行された．これにより，公平かつ安定的な医療費助成の制度のもと，難病対策の充実がはかられた．新生児スクリーニング対象疾患はすべて小児慢性特定疾病になっているが，一部の疾患は指定難病には認定されていない（表 1～表 3）．

表 1 新生児スクリーニング対象疾患における小児慢性特定疾病と指定難病（2019 年 7 月 1 日時点）

厚労省課長通知指定の 20 疾患	疾患名		小児慢性特定疾病（厚労省告示番号）	指定難病（厚労省告示番号）
アミノ酸代謝異常				
○	1.	フェニルケトン尿症	17	240
○	2.	ホモシスチン尿症	19	—
○	3.	メープルシロップ尿症	20	244
○	4.	シトルリン血症 1 型	1	251
○	5.	アルギニノコハク酸尿症	2	251
—	6.	高アルギニン血症	6	251
—	7.	高チロシン血症 1 型	8	241
—	8.	シトリン欠損症	14	318
有機酸代謝異常				
○	9.	プロピオン酸血症	107	245
○	10.	メチルマロン酸血症	110	246
○	11.	イソ吉草酸血症	96	247
○	12.	3-ヒドロキシ-3-メチルグルタル酸尿症	103	—
○	13.	マルチプルカルボキシラーゼ欠損症	106	255
○	14.	3-メチルクロトニルグリシン尿症	104	—
○	15.	グルタル酸尿症 1 型	98	249
—	16.	3-ケトチオラーゼ欠損症	108	322
脂肪酸代謝異常				
○	17.	極長鎖アシル CoA 脱水素酵素欠損症	43	—
○	18.	三頭酵素欠損症	44	317
○	19.	中鎖アシル CoA 脱水素酵素欠損症	48	—
○	18.	カルニチンパルマトイルトランスフェラーゼ-1 欠損症	41	316
○	20.	カルニチンパルマトイルトランスフェラーゼ-2 欠損症	42	316
—	21.	カルニチンアシルカルニチントランスロカーゼ欠損症	40	316
—	22.	グルタル酸尿症 2 型	99	250
—	23.	全身性カルニチン欠乏症	46	—
糖質代謝異常症				
○	24.	ガラクトース血症	59～61	25
内分泌疾患				
○	25.	先天性甲状腺機能低下症	17～20	—
○	26.	先天性副腎過形成	50～56	81

表2 小児慢性特定疾病と指定難病の概要

	小児慢性特定疾病	指定難病
対象年齢	18 歳未満の児童 （継続は 20 歳未満まで）	制限なし
補助根拠	児童福祉法	難病の患者に対する医療等に関する法律
実施主体	都道府県・指定都市・中核市 （110 実施主体）	都道府県 （47 実施主体）
厚労省所管課	難病対策課	難病対策課
対象疾患	2019 年 3 月現在 813 疾病	2019 年 3 月現在 331 疾病
医療費助成の基準 （重症度の影響）	小児慢性特定疾病に罹患していれば助成される．さらに，重症患者認定を受けた場合，自己負担の上限額が下がる．	指定難病と診断され，重症度分類等に照らして病状の程度が一定程度以上の場合に助成される．ただし，軽症者でも，高額な医療を継続することが必要な患者は，医療費助成の対象となる．
給付人数	年間推計約 15 万人	年間推計約 150 万人
給付金額	年間推計約 320 億円	年間推計約 1,820 億円

表3 医療費助成の仕組み

階層区分	階層区分の基準		患者負担割合：2 割					
			自己負担上限額（外来＋入院）					
			小児慢性特定疾病に係る医療費助成		難病に係る医療費助成			
			重症[※1]			高額かつ長期[※2]		
			一般	人口呼吸器 等装着者	一般	一般	人工呼吸器 等装着者	
生活保護	—		0	0	0	0	0	0
低所得 I	市町村民税 非課税 （世帯）	本人年収 ～80 万円	1,250	1,250		2,500	2,500	
低所得 II		本人年収 80 万円超～	2,500	2,500		5,000	5,000	
一般所得 I	市町村民税 課税以上 7.1 万円未満 （約 160 万円～約 370 万円）		5,000	2,500	500	10,000	5,000	1,000
一般所得 II	市町村民税 7.1 万円以上 25.1 万円未満 （約 370 万円～約 810 万円）		10,000	5,000		20,000	10,000	
上位所得	市町村民税 25.1 万円以上 （約 810 万円～）		15,000	10,000		30,000	20,000	
	入院時の食費		1/2 自己負担			全額自己負担		

（月額：円）

[※1]：「重症」とは，①高額な医療費が長期的に継続する者〔医療費総額が 5 万円/月（例えば医療保険の 2 割負担の場合，医療費の自己負担が 1 万円/月）〕を超える月が年間 6 回以上ある場合），②現行の重症患者基準に適合するもの，のいずれかに該当．

[※2]：「高額かつ長期」とは，月ごとの医療費総額が 5 万円を超える月が年間 6 回以上ある者（例えば医療保険の 2 割負担の場合，医療費の自己負担が 1 万円を超える月が年間 6 回以上）．

（窪田　満）

8）先天性代謝異常症の患者会

Patient community for inborn error of metabolism

表1 新生児マススクリーニング対象疾患の患者会

患者会	対象疾患	代表者名	URL
シトルリン血症の会	シトリン欠損症 シトルリン血症（古典型・I型） 成人発症II型シトルリン血症（CTLN2）	（会長）杉村誠司 （事務局）北澤健二	http://citr-pfg.net/
全国尿素サイクル異常症患者と家族の会	尿素サイクル異常症	（代表）朝美あゆみ	http://ameblo.jp/nucda/
PKU 親の会連絡協議会	フェニルケトン尿症	（代表）塚田　功	http://japan-pku.net/
日本MSUDの会	メープルシロップ尿症	（代表）藤原和子 （事務局）阿波凡子	http://msud-japan.com/
ひだまりたんぽぽ ＜有機酸・脂肪酸代謝異常症の患者家族の会＞	有機酸・脂肪酸代謝異常症	（代表）柏木明子	http://hidamari-tanpopo.main.jp/

対象疾患名50音順

表2 上記以外の先天代謝異常症の患者会（先天代謝異常症を内包する患者会を含む）

患者会	対象疾患	代表者名	URL
異染性白質ジストロフィー患者家族の会	異染性白質ジストロフィー	（会長）吉崎安浩 （事務局）高橋　洋	http://mldpf2012.jimdo.com/
ウィルソン病友の会	ウィルソン病	（代表）小峰恵子 （事務局）君島　敬	http://www.jawd.org/
クラッベ病患者とその家族の会	クラッベ病	（会長）武田正道 （事務局）岩前紳一	http://www.krabbe-support.net/T1.htm
glut1異常症患者会	グルコーストランスポーター1欠損症	（代表）古田智子	http://blogs.yahoo.co.jp/glut1glut https://www.facebook.com/glut1ds
日本ゴーシェ病の会	ゴーシェ病	（事務局）小野寺　綾	http://gaucherjapan.com/
小児神経伝達物質病家族会	小児神経伝達物質病	（代表）山田章子	http://www.jpnd.org/
KapuaHouse	先天代謝異常症	（代表）高城美香 （役員）武藤美紀	
日本ニーマン・ピック病の会	ニーマンピック病A，B，C型	（代表理事）大坪寛明 （理事・患者代表）野口希 （会計・事務・家族代表）大坪雅子	https://m.facebook.com/JapanNPD/
ニーマンピック病C型患者家族の会	ニーマンピック病C型	（会長）高藤恒泰 （事務局）水澤　実	http://www.npcj.net/
全国ファブリー病患者と家族の会（別称）ふくろうの会	ファブリー病	（会長）原田久生 （役員）佐々木奈津子 （事務局）北畠　剛	http://www.fabrynet.jp/
FabryNEXT	ファブリー病・ライソゾーム病	（代表）石原八重子	https://fabry-next.com/

患者会	対象疾患	代表者名	URL
NPO 法人 ALD の未来を考える会/A-Future	副腎白質ジストロフィー	（理事長）本間りえ	http://ald-family.com/
特定非営利活動法人 全国ポンペ病患者と家族の会	ポンペ病	（理事長）岡崎俊文 （副理事）星 和明	http://pompe-family.com/index.php
ミトコンドリア病患者・家族の会	ミトコンドリア病	（代表）山中雅司	http://mitochon.net/
日本ムコ多糖症患者家族の会	ムコ多糖症 ムコリピドーシス ガラクトシアリドーシス GM1/GM2-ガングリオシドーシス	（会長）秋山武之 （事務局）吉井一絵	http://www.mps-japan.org/
メンケス病患者家族会 SMILE	メンケス病	（代表）田中清美	
GM1・GM2 Meetings	GM1/GM2-ガングリオシドーシス	（GM1 代表）佐野妙子 （GM2 代表）吉井一絵 （事務局）関口貴美	http://gm1gm2.wix.com/gm1gm2meetings
認定 NPO 法人難病のこども支援全国ネットワーク	難病（その他）	（代表）小林信秋 （役員）丸山節子	http://www.nanbyonet.or.jp/

対象疾患名 50 音順

（窪田 満）

9）役に立つサイト情報
Useful websites

1．日本マススクリーニング学会

http://www.jsms.gr.jp/

わが国での新生児スクリーニング（NBS）の概要がわかり，特に NBS 関連情報から，全国の NBS 検査実施施設や都道府県指定都市の所管部門の一覧を調べることができる．過去の厚生労働省母子保健課の NBS 関連通知文書も見ることができる．会員であれば，会員専用ホームページから，学会誌の閲覧が可能である．

2．日本先天代謝異常学会

http://jsimd.net/index.html

精密検査施設など，貴重な情報が多い．

3．日本小児内分泌学会

http://jspe.umin.jp/

医療者向けのページから各疾患のガイドラインにアクセスできる．

4．NPO 法人タンデムマス・スクリーニング普及協会

https://tandem-ms.or.jp/

タンデムマス・スクリーニングに関する様々な情報を得ることができ，コンサルト，尿中有機酸分析，血中アシルカルニチン分析等の問い合わせが可能．

5．AMED 難治性疾患実用化研究事業

「新生児マススクリーニング対象疾患等の診療に直結するエビデンス創出研究」

http://www.jsiem.com/index.html

NBS 対象疾患の遺伝子診断の申込みもここからできる．

6．国立成育医療研究センター研究所マススクリーニング研究室

http://nrichd.ncchd.go.jp/massscreening/original/mainpage.html

参考資料とリンク集が充実していて，非常に役に立つ資料を読むことができる．

7．小児慢性特定疾病情報センター

https://www.shouman.jp/

小児慢性特定疾病に関わる様々な情報を得ることができる．特に対象疾病の概要，診断の手引きは診療において大変役に立つものであり，申請の際の意見書も PDF でダウンロードできる．

8．難病情報センター

http://www.nanbyou.or.jp/

指定難病に関して，疾患ごとの解説，概要・診断基準などが記載されており，臨床調査個人票を PDF でダウンロードすることができる．

9．厚生労働省の難病対策のホームページ

https://www.mhlw.go.jp/stf/seisakunitsuite/bunya/kenkou_iryou/kenkou/nanbyou/index.html

厚労省の難病対策に関してよくまとまっており，以下の難病情報センターのページとともに医療費助成の仕組みに関して理解できる．

http://www.nanbyou.or.jp/entry/5460

10．厚生労働省社会保障審議会

（児童部会小児慢性特定疾患児への支援の在り方に関する専門委員会）

https://www.mhlw.go.jp/stf/shingi/shingi-hosho_126716.html

小児慢性特定疾病について話し合われている審議会．

（窪田　満）

索 引

■ 和文索引

欧文索引

ギリシア文字索引

編者略歴

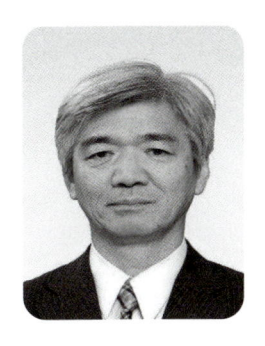

山口清次 (*Yamaguchi Seiji*)

現　職
島根大学医学部小児科学特任教授（雲南市立病院名誉顧問兼任）

略　歴
1975 年　岐阜大学医学部卒業後，岐阜大学小児科（折居忠夫教授），徳島大学酵素研（勝沼信彦教授），信州大学医学部生化学（橋本　隆教授），米国エール大学遺伝研（Professor K. Tanaka & P. Rinaldo）などでの研修を経て，1993 年～2016 年島根県立医科大学（現：島根大学）小児科学教授，2016 年より現職.

専　門
有機酸・脂肪酸代謝異常の病因と病態の研究. 1980 年代初めからわが国の小児科医としてはいち早く質量分析を用いた先天代謝異常の研究を始め，「GC/MS データ自動解釈自動診断プログラム」を開発した. また，有機酸代謝異常症の一つである β ケトチオラーゼ欠損症の欠損蛋白の同定，脂肪酸代謝異常症の一つである VLCAD 欠損症の初例報告など，この領域で世界的な実績がある. 2006 年から 2016 年度まで厚生労働省「新生児マススクリーニング研究班」の班長（計 12 年間）として，タンデムマス法の新生児マススクリーニングへの導入を進めた.

おもな役職
日本マススクリーニング学会理事長（2010～2019 年），日本小児科学会元理事，日本先天代謝異常学会元理事，日本医用マススペクトル学会理事，国際新生児スクリーニング学会アジア太平洋地区理事（2016～2019），日本 SIDS・乳幼児突然死予防学会監事など.

その他
日本先天代謝異常学会賞（2004），日本マススペクトル学会賞（2012），ベトナム保健省より勲章授与 Medal of People's Health（2016），アジア太平洋小児科学会 Outstanding Asian Pediatrician Award 受賞（2018）

よくわかる新生児マススクリーニングガイドブック

ISBN978-4-7878-2389-2

2019 年 11 月 20 日 初版第 1 刷発行

※前書
「タンデムマス・スクリーニングガイドブック」
初版 2013 年 4 月 24 日発行

編　　　集	山口清次	
発 行 者	藤実彰一	
発 行 所	株式会社　診断と治療社	

〒 100-0014　東京都千代田区永田町 2-14-2　山王グランドビル 4 階

TEL:03-3580-2750(編集)　03-3580-2770(営業)

FAX:03-3580-2776

E-mail:hen@shindan.co.jp(編集)

eigyobu@shindan.co.jp(営業)

URL:http://www.shindan.co.jp/

ジャケットデザイン　浦野道代(株式会社　サンポスト)

印刷・製本　三報社印刷株式会社